基本
公共卫生知识
1000问

主　　编	郑永东	蒋军刚		
副主编	穆晓红	王茂林	王玉琴	
编　　委	王转平	邵小文	牟永军	张玉龙
	刘应周	崔亚军	安　萍	胡永平
	邵建峰	周　处	马国丑	周　丽

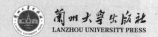

兰州大学出版社
LANZHOU UNIVERSITY PRESS

图书在版编目（ＣＩＰ）数据

基本公共卫生知识1000问 / 郑永东，蒋军刚主编
. -- 兰州 ：兰州大学出版社，2018.7（2019.9重印）
ISBN 978-7-311-05386-4

Ⅰ．①基… Ⅱ．①郑… ②蒋… Ⅲ．①公共卫生－卫
生服务－问题解答 Ⅳ．①R199.2-44

中国版本图书馆CIP数据核字(2018)第171534号

策划编辑　宋　婷
责任编辑　李江霖
封面设计　陈　文

书　　名	基本公共卫生知识1000问
作　　者	郑永东　蒋军刚　主编
出版发行	兰州大学出版社　（地址:兰州市天水南路222号　730000）
电　　话	0931-8912613(总编办公室)　0931-8617156(营销中心)
	0931-8914298(读者服务部)
网　　址	http://press.lzu.edu.cn
电子信箱	press@lzu.edu.cn
印　　刷	甘肃新亚印务有限公司
开　　本	710 mm×1020 mm　1/16
印　　张	20.75
字　　数	380 千
版　　次	2018年7月第1版
印　　次	2019年9月第2次印刷
书　　号	ISBN 978-7-311-05386-4
定　　价	48.00元

（图书若有破损、缺页、掉页可随时与本社联系）

—— 前 言 ——

国家基本公共卫生服务项目是促进基本公共卫生服务均等化的重要内容，也是我国公共卫生制度建设的重要组成部分。自2009年启动以来，在城乡基层卫生服务机构得到了普遍开展，取得了显著的成效。

近年来，随着农村卫生改革的不断深化、农村卫生事业的蓬勃发展，对于负责具体实施公共卫生服务项目的乡镇卫生院、社区卫生服务中心（站）、村卫生室的医卫人员的学习和培训，以及进一步提高规范管理水平和服务效率显得更加迫切。但是，目前符合基层医卫人员需求的实用工具书比较少，为了解决这个现实问题，更好地贯彻落实党和国家关于"关注基层、服务基层"的农村卫生工作政策，认真规范地实施好国家基本公共卫生服务项目，满足基层医卫工作者的需要，不断提升其在具体工作中的各项服务技能和水平，我们认真组织编写了《基本公共卫生服务1000问》。

本书紧紧抓住基层医卫人员的基本公共卫生服务知识现状，从服务项目居民健康档案管理、健康教育、预防接种、孕产妇健康管理、老年人健康管理等十三项内容中，科学合理地、有针对性地选择了基层广大医卫人员普遍需求的，最为关注的、实用的最基本规范知识和疑难焦点问题，突出体现了知识的规范性、严谨的科学性、技术的实用性和内容的通俗性。

本书既可作为县、乡、村三级医疗机构医卫人员的培训教材，又可作为工具用书，对于帮助读者深入了解和掌握国家基本公共卫生服务规范和基本知识，提高医卫专业技术人员公共卫生服务和突发性公共卫生服务应急处置能力，具有重要的指导作用。

　　书中使用的专业名词、数据、单位名称等均以国家标准和高等医学院校有关教材为依据。在编写过程中，得到许多同行的热心帮助和大力支持，在此我们一并表示诚挚的谢意。

　　由于编者水平有限，编写过程中难免有疏漏和错误，恳请广大读者批评指正。

编　者

2018年7月

—— 目 录 ——

第一章

居民健康档案管理服务规范

1. 什么是居民健康档案？

居民健康档案指居民身心健康（正常的健康状况、亚健康的疾病预防、健康保护促进、非健康的疾病治疗等）过程的规范、科学记录，是以居民个人健康为核心、贯穿整个生命过程、涵盖各种健康相关因素、实现信息多渠道动态收集、满足居民自身需要和健康管理的信息资源。

2. 为什么要建立居民健康档案？

居民健康档案是居民健康保健不可缺少的医学资料，它记录了我们每个人疾病的发生、发展、治疗和转归的过程。通过比较一段时间来所检查的资料和数据，居民可发现自己健康状况的变化，疾病发展趋向、治疗效果等情况，有利于居民采取有针对性的保健措施。同时，建立了健康档案的居民还可以在本辖区的社区卫生服务机构得到方便及时的、免费的公共卫生服务。另外，建立电子健康档案后再去医院看病，给医生诊治疾病也带来很大的方便，医生看到有些检查近来已经做过，就可避免重复检查。对于社区卫生服务机构而言，通过建立个人、家庭和社区健康档案，可以了解和掌握社区居民的健康状况和疾病构成，发现社区居民主要健康问题和卫生问题，为筛选高危人群、开展疾病管理和采取针对性预防措施奠定基础；也便于社区责任医生定期对老年人、妇女、儿童及高血压、糖尿病慢性病患者等重点人群进行随访和健康指导。

3. 建立居民健康档案遵循的原则是什么？

居民健康档案的建立是一项长期而系统的工作，建立过程中应遵循以下原则：

（1）逐步完善的原则。社区居民健康档案中部分内容需要通过长期的观察、分析、综合，才能做出全面、准确的判断，从而逐步完善。

（2）资料收集前瞻性原则。社区居民健康档案记录的重点为过去曾经影响、仍然在影响、将来还会影响个体、家庭健康的问题及影响因素，档案的重要性有时并非马上就能认识到，将伴随个体、家庭所面临问题的变化而变化。因此，在描述某一问题时，应遵循前瞻性原则，注意收集与问题密切相关的信息资料，并及时更新和保存。

（3）基本项目动态性原则。社区居民健康档案中的一些基本项目尚不能包含影响到个体或家庭健康的全部资料，故在应用中应对一些不符合实际或已发生变迁的资料进行及时的更新、补充。

（4）客观性和准确性原则。社区居民健康档案的客观性和准确性是其长期保存、反复使用的价值所在。因此，在收集资料时，社区护士应在接受服务对象或其家属提供主观资料的同时，通过家庭访视、社区调查获得更多的客观资料。

（5）保密性原则。社区居民健康档案可能涉及个人、家庭的隐私问题，社区医务工作者应充分保障当事人的权利和要求，不得以任何形式泄露。

4. 居民健康档案管理的服务对象有哪些？

辖区内常住居民（指居住半年以上的户籍及非户籍居民），以0~6岁儿童、孕产妇、老年人、慢性病患者、严重精神障碍患者和肺结核患者等人群为重点。

5. 社区健康档案的重要性是什么？

只有建立完整、真实的社区卫生健康档案，社区卫生服务工作者才能了解居民对社区卫生服务的需求，从而提供优质、综合、连续的社区卫生服务，提高社区居民的健康水平，改善社区卫生状况。

6. 健康档案建立后居民每年可以享受哪些服务？

居民每年可以享受的服务有：

（1）孕产妇产前5次体检（孕前期12周，孕中期16~20周、21~24周、25~36周，孕后期37~40周），其中孕前期检查包括血尿常规、血糖、血脂、肝功、肾功、乙肝五项、艾滋病、梅毒、血型和B超，孕中期检查包括血红蛋白、尿蛋白、血糖和B超，孕晚期包括B超检查和宫高、腹围检查。产后2次体检（产后7天和42天），其中产后7天检查测量体温、血压和一般情况指导。

（2）儿童从出生到三周岁可以体检10次（7天、满月、3个月、6个月、8个月、12个月、18个月、24个月、30个月、36个月），其中6个月、18个月、30个月检测血红蛋白，其他为一般检查和健康指导。3～6岁每年体检一次，体检项目有：血红蛋白、视力、口腔检查和内科一般检查。

（3）65岁老年人每年体检一次，体检项目包括血尿常规、血糖、血脂、肝功、肾功、心电图、B超和一般检查。

（4）慢病患者每年可以体检一次，还有每季度4次随访，如果控制不好，一周随访一次，此项工作由各村乡村医生完成。

（5）重性精神病患者每年随访4次、体检1次。

7. 居民健康档案管理服务主要包括哪几项？

主要包括以下几项：居民健康档案的内容；居民健康档案的建立；居民健康档案的使用；居民健康档案的终止和保存。

8. 居民健康档案的服务内容是什么？

居民健康档案的服务内容包括个人基本信息、健康体检、重点人群健康管理记录和其他医疗卫生服务记录。

（1）个人基本信息包括姓名、性别等基础信息和既往史、家族史等基本健康信息。

（2）健康体检包括一般健康检查，生活方式、健康状况及其疾病用药情况，健康评价等。

（3）重点人群健康管理记录包括国家基本公共卫生服务项目要求的0～6岁儿童、孕产妇、老年人、慢性病、严重精神障碍和肺结核患者等各类重点人群的健康管理记录。

（4）其他医疗卫生服务记录包括上述记录之外的其他接诊、转诊、会诊记录等。

9. 居民健康档案由谁建立？

（1）辖区居民到乡镇卫生院、村卫生室、社区卫生服务中心（站）接受服务时，由医务人员负责为其建立居民健康档案，并根据其主要健康问题和服务提供情况填写相应记录，同时为服务对象填写并发放居民健康档案信息卡。建立电子健康档案的地区，逐步为服务对象制作发放居民健康卡，替代居民健康档案信息卡，作为电子健康档案进行身份识别和调阅更新的凭证。

（2）通过入户服务（调查）、疾病筛查、健康体检等多种方式，由乡镇卫生院、村卫生室、社区卫生服务中心（站）组织医务人员为居民建立健康档案，并根据其主要健康问题和服务提供情况填写相应记录。

10. 已建立居民电子健康档案信息系统的地区如何建立电子健康档案？

应由乡镇卫生院、村卫生室、社区卫生服务中心（站）工作人员通过入户服务（调查）、疾病筛查、健康体检等多种方式为个人建立居民电子健康档案，并按照标准规范上传区域人口健康卫生信息平台，实现电子健康档案数据的规范上报。

11. 如何保存健康档案相关记录表单、体检单等？

医疗卫生服务过程中填写的健康档案相关记录表单、体检单等，应装入居民健康档案袋统一存放。居民电子健康档案的数据存放在电子健康档案数据中心。

12. 什么情况下需要终止居民健康档案？

居民健康档案的终止缘由包括死亡、迁出、失访等，均需记录日期。对于迁出辖区的还要记录迁往地点的基本情况、档案交接记录等。

13. 居民健康档案如何保存？

纸质健康档案应逐步过渡到电子健康档案，纸质和电子健康档案由健康档案管理单位（即居民死亡或失访前管理其健康档案的单位）参照现有规定中的病历的保存年限、方式负责保存。

14. 居民健康档案管理服务的具体要求有哪些？

（1）乡镇卫生院、村卫生室、社区卫生服务中心（站）负责首次建立居民健康档案、更新信息、保存档案；其他医疗卫生机构负责将相关医疗卫生服务信息及时汇总、更新至健康档案；各级卫生计生行政部门负责健康档案的监督与管理。

（2）健康档案的建立要遵循自愿与引导相结合的原则，在使用过程中要注意保护服务对象的个人隐私，建立电子健康档案的地区，要注意保护信息系统的数据安全。

（3）乡镇卫生院、村卫生室、社区卫生服务中心（站）应通过多种信息采集方式建立居民健康档案，及时更新健康档案信息。已建立电子健康档案的地区应保证居民接受医疗卫生服务的信息能汇总到电子健康档案中，保持资料的连续性。

（4）积极应用中医药方法为居民提供健康服务，记录相关信息纳入健康档案管理。

15. 如何对居民健康档案进行编码和信息识别？

居民健康档案统一采用17位编码制进行编码，以国家统一的行政区划编码为基础，以村（居）委会为单位，编制居民健康档案唯一编码。同时将建档居民的身份证号作为身份识别码，为在信息平台上实现资源共享奠定基础。

16. 按照健康档案管理要求，居民健康档案的填写以及对体格检查结果的单据的保存有什么样的要求？

按照国家有关专项服务规范要求记录相关内容，记录内容应齐全完整、真实准确、书写规范、基础内容无缺失。各类检查报告单据和转、会诊的相关记录应粘贴留存归档。如果服务对象需要可提供副本，已建立电子版化验和检查报告单据的机构应将化验及检查的报告单据交居民留存。

17. 居民健康档案保管应具备怎样的条件？

健康档案管理要按照防盗、防晒、防高温、防火、防潮、防尘、防鼠和防虫等要求妥善保管健康档案，指定专（兼）职人员负责健康档案的管理工作，保证健康档案完整、安全。电子健康档案应有专（兼）职人员维护。

18. 电子健康档案在建立时应遵循哪些标准和规范？应与哪些系统相衔接？

电子健康档案在建立完善、信息系统开发、信息传输全过程中应遵循国家统一的相关数据标准与规范。电子健康档案信息系统应与新农合、城镇基本医疗保险等医疗保障系统相衔接，逐步实现健康管理数据与医疗信息以及各医疗卫生机构间数据互联互通，实现居民跨机构、跨地域就医行为的信息共享。

19. 对于同一个居民患有多种疾病的，如何填写随访记录表格？

其随访服务记录表可以通过电子健康档案实现信息整合，避免重复询问和录入。

20. 填写居民健康档案个人信息表的出生日期时应注意什么？

个人信息表中的出生日期应根据居民身份证的出生日期，按照年（4 位）、月（2 位）、日（2 位）顺序填写，如 1949 年元月 1 日出生的，应为 19490101。

21. 居民健康档案个人信息表中工作单位应如何填写？

工作人员应填写目前所在工作单位的全称；离退休者填写最后工作单位的全称；下岗待业或无工作经历者需具体注明。

22. 居民健康档案个人信息表中药物过敏史应如何填写？

个人信息表中药物过敏主要注意青霉素、磺胺或者链霉素过敏，如有其他药物过敏，请在其他栏中写明名称。

23. 填写居民健康档案时家族史指什么？填表时应注意什么？

家族史是指直系亲属（父亲、母亲、兄弟姐妹、子女）中是否患过所列出的具有遗传性或遗传倾向的疾病或症状。有则选择具体疾病名称对应编号的数字，可以多选。没有列出的应在相应的地方写明。

24. 居民健康档案健康体检表中体育锻炼怎么填写？

体育锻炼是指主动锻炼，即有意识地为强体健身而进行的活动，不包括因工作或其他需要而必需进行的活动，如为上班骑自行车、做强体力工作等。锻炼方式填写最常采用的具体锻炼方式。

25. 居民健康档案表格填写时职业暴露情况指什么？

职业暴露情况指因患者职业原因造成的化学品、毒物或射线接触情况。如有，需填写具体化学品、毒物、射线名或填不详。

26. 居民健康档案表格填写时职业病危险因素接触史指什么？

职业病危险因素接触史是指因患者职业原因造成的粉尘、放射物质、物理因素、化学物质的接触情况。如有接触史，则需填写具体粉尘、放射物质、物理因素、化学物质的名称等。

27. 完整的居民健康档案具体包含哪些表格？

完整的居民健康档案应包含居民健康档案封面、个人基本信息表、健康体检表、重点人群健康管理记录表（各类人群随访服务记录）、其他医疗卫生服务记录表（接诊记录表、会诊记录表、双向转诊单）、居民健康信息卡。

28. 个人信息表的功能是什么？

个人信息表用于居民首次建立健康档案时填写。如果居民的个人信息有所变动，可在原条目处修改，并注明修改时间或重新填写。若失访，在空白处写明失访原因；若死亡，写明死亡日期和死亡原因；若迁出，记录迁往地点基本情况、档案交接记录。0～6岁儿童无须填写该表。

29. 哪些情况下需要填写体检表？

体检表主要用于老年人、高血压、2型糖尿病和严重精神障碍患者等的年度健康检查。一般居民的健康检查可参考使用，肺结核患者、孕产妇和0～6岁儿童无须填写。

30. 健康体检表中对老年人的认知、情感状态粗筛方法是什么？

老年人认知功能粗筛方法：告诉被检查者"我将要说三件物品的名称（如铅笔、卡车、书），请您立刻重复"。过1分钟后请其再次重复。如被检查者无法立即重复或1分钟后无法完整回忆三件物品名称为粗筛阳性，需进行"简易智力状态检查量表"检查。

老年人情感状态粗筛方法：询问被检查者"你经常感到伤心或抑郁吗"或"你的情绪怎么样"。如回答"是"或"我想不是十分好"，为粗筛阳性，需进行"老年抑郁量表"检查。

31. 居民健康档案封面主要包含哪些内容？

健康档案封面的内容包括居民的档案编号、姓名、现住址、户籍地址、联系电话、所在乡镇（街道）名称及村（居）委会名称、建档单位、建档人、责任医生、建档日期。

32. 接诊记录表的作用是什么?

居民由于急性或短期健康问题接受咨询或医疗卫生服务时应填写接诊记录表,以能够如实反映居民接受服务的全过程。

33. 居民健康档案管理制度是什么?

(1)加强档案的管理和收集、整理工作,有效地保护和利用档案。健康档案要采用统一表格,在内容上要具备完整性、逻辑性、准确性、严肃性和规范化。

(2)建立专人、专室、专柜保存居民健康档案,居民健康档案管理人员应严格遵守保密纪律,确保居民健康档案安全。居民健康档案要按编号顺序摆放,指定专人保管,转诊、借用必须登记,用后及时收回放于原处,逐步实现档案微机化管理。

(3)为保证居民的隐私权,未经准许不得随意查阅和外借。在病人转诊时,只写转诊单,提供有关数据资料,只有在十分必要时,才把原始的健康档案转交给会诊医生。

(4)健康档案要求定期整理、动态管理,不得有死档、空档出现,要科学地运用健康档案,每月进行一次更新、增补内容及档案分析,对辖区卫生状况进行全面评估,并总结报告保存。

(5)居民健康档案存放处要做到"十防"(即防盗、防水、防火、防潮、防尘、防鼠、防虫、防高温、防强光、防泄密)工作。

(6)达到保管期限的居民健康档案,销毁时应严格执行相关程序和办法,禁止擅自销毁。

34. 居民健康档案建档制度是什么?

(1)居民建档率要符合市卫生局的要求。设立健康档案资料室,以户为单位,一人一档的原则为家庭和居民建立健康档案。

(2)健康档案要集中在档案室保管,按行政村名和编号顺序存放,档案专柜存放,保持整洁、美观和规范有序,逐渐实行计算机化管理。

(3)居民健康档案应由全科医师负责填写,责任医生对健康档案按照65岁以上老人、儿童、孕产妇、慢性病人及重性精神病人等进行分类专册登记,档案盒要设目录和分类信息登记。

(4)定期开展随访工作,及时记录居民健康体检、临床诊治、职业体检等相关内容,对发现的健康问题,进行有针对性的健康干预。

（5）资料管理人员及责任医师，应及时登记已经获取的各种信息，并进行分析统计，及时反馈。

35. 居民健康档案信息管理制度是什么？

（1）加强信息化建设。及时准确收集、整理、统计、分析管理相关信息。鼓励利用计算机管理健康档案。

（2）每个月定期向上级主管部门报告新增建档花名册、报表及其他相关资料。按要求上报的各种统计数据和信息，不得拒报、迟报、虚报、瞒报、伪造或篡改。

（3）建立健全居民健康档案信息登记、统计制度，做好统计汇编，遵守各种信息资料的保密制度。计算机化健康档案，要在技术上加强用户权限和密码管理设计，使所有操作和使用者在获得认可后，才能登录。

（4）根据统计指标，定期分析工作效率、工作质量，及时总结经验、发现问题、改进工作。

（5）逐步健全网络信息系统，做好数据录入及整理工作。

（6）严格执行计算机操作规范，定期对计算机进行保养、维护及数据备份。

36. 建立居民健康档案岗位责任制度是什么？

（1）负责健康档案文本保管、资料微机输入，保持微机内的记录与文本记录一致，并做到同步更新及动态变更，管理有序。

（2）居民健康档案应保证居民信息资料的完整性与可利用性。

（3）非档案资料管理人员，不得随意翻阅已经建好的各种档案资料。未经档案资料管理人员同意，任何人不得调出、转借各种档案资料。凡非本人管辖区居民的诊疗情况应及时反馈给辖区责任医生，以便纳入该居民本人的健康档案；凡居民因大病转上级医院住院时应随带健康档案，出院后继续交由社区责任医生保管并及时将本次住院概况记入档案。

（4）责任医生是辖区内居民健康档案建档的第一责任人。对填写健康档案的责任医生应进行培训。按统一的规范来描述记录，内容要真实可靠、符合逻辑，不得随意涂改。如有改动，责任医生必须签字，以示负责。要做到字迹清晰、格式规范统一。

（5）对各科室（站）查阅、使用电子版健康档案设置不同层级的使用权限，保证信息安全。调阅或更新档案必须有登记。

（6）熟练运用各种卫生服务管理软件，保证信息渠道通畅，每月有资料汇总、统计、分析，主要数据上墙。做好信息的开发利用工作。

37. 慢性非传染性疾病管理制度是什么？

（1）设专（兼）职人员管理慢性病工作，建立辖区慢性病防治网络，制订工作计划。

（2）对辖区高危人群和重点慢性病定期筛查，掌握慢性病的患病情况，建立信息档案库。

（3）对人群重点慢性病分类监测、登记、建档、定期抽样调查，了解慢性病发生发展趋势。

（4）针对不同人群开展健康咨询及危险因素干预活动，举办慢性病防治知识讲座，发放宣传材料。

（5）对本辖区已确诊的两种慢性病（高血压、糖尿病）患者进行控制管理。为慢性病患者建立健康档案，实行规范管理，跟踪随访，详细记录。

（6）建立相对稳定的医患关系和责任，以保证对慢性病患者的连续性服务。

38. 慢性病监测制度是什么？

（1）公共卫生管理科全面负责慢性病监测管理工作。科主任为本辖区相关业务的管理者和监督者，各经管医生是慢性病的报告责任人。

（2）报告范围：高血压、糖尿病。

（3）接诊医生发现确诊的上述两种需要报告的病例，定期内向公共卫生管理科报告，公共卫生管理科收到报告卡，审核合格登记后，及时向市疾控中心报出卡片。

（4）各种表卡填写要完整，字迹要清楚，不漏项。

（5）凡未按要求上报者，按年度考核细则的规定与考核挂钩，若隐瞒不报的，一经查实加倍处罚。

39. 健康教育工作管理制度有哪些？

（1）制订健康教育工作计划，定期召开例会，开展健康教育和健康促进工作。

（2）建立健康教育宣传板报、橱窗，定期推出新的有关各种疾病的科普知识，倡导健康的生活方式。

（3）开通辖区健康服务咨询热线（专线），提供健康心理和医疗咨询等服务。

（4）针对不同人群的常见病、多发病开展健康知识讲座，解答居民最关心的健康问题。

（5）发放各种健康教育手册、书籍，宣传普及防病知识。

（6）完整保存健康教育计划、宣传板小样、工作过程记录及效果评估等资料。

40. 资料管理应遵循哪些制度？

（1）各种文件、计划、宣传资料等是工作的重要组成部分，必须严格管理好，由专人负责管理，专室存放。

（2）资料主要包括四大部分：计算机资料，网络技术资料，多媒体、音像资料和文字资料。这四类资料应分类存放、分类管理。

（3）文字资料中的教材、参考书、工具书等应按图书分类统一编目注册登记，杂志、报纸、合订本、宣传折页、海报等均须统一登记编目。

（4）音像资料中的录音带、录像带、软盘、光盘等必须分类登记编目，分类存放，并定期检查其质量变化情况。

（5）计算机资料、网络技术资料等应按操作系统、应用软件、工具软件等分类管理，注意用时升级、更新等，并配备相应的杀毒软件。

（6）资料必须始终为卫生工作服务，其他人员均可借阅有关资料，但必须履行以下手续：

1）每借阅一次登记一次，每次限借5盘、5本或5盒，如遇多集多本连续资料也只能依次归还后再续借。

2）每次借阅期限不得超过一星期，如因工作需要继续借阅者必须办理续借手续。

3）孤本资料或数量较少的资料均不外借，可临时使用。

4）借出资料归还时，资料人员必须认真检查，如发现有损坏者必须照价赔偿，如资料丢失，应要求借阅人重新购买完全相同的资料进行赔偿，或处以原资料价值的3～5倍罚款。

（7）所有人员不得以任何借口为别人借阅本单位的资料。

（8）声像资料因其版权所有，借阅人不得翻录，如有未经许可私自翻录的，责任自负。

（9）外地的部门或人，如因工作需要借阅资料的，必须经领导批准，并办理正常的借阅手续。

（10）宣传资料收发做到每张（份）出入库有登记、有签字。

41. 老年保健工作制度是什么？

（1）设专（兼）职人员负责老年保健工作，建立网络，制订工作计划。

（2）对辖区内老年人的基本情况和健康状况，进行调查、登记，建立健康档案。

（3）对以乡镇（社区）居家养老形式为主的老年人进行服务需求评估，提供医疗护理、康复、保健服务及精神慰藉、舒缓治疗服务。

（4）对患有慢性病的老人进行管理，进行饮食、运动、合理用药、合理就医指导。

（5）对于高危老人，进行健康指导、行为危险因素干预。

（6）开展多种形式的健康教育，对老年人进行疾病的预防、自我保健、常见伤害预防、自救和他救等指导。

42. 如何规范进行随访服务？

（1）要定期走访村（居）委会老年人，至少每3个月入户走访一次辖区登记在卡的老年人，及时掌握老年人变化情况，见面率达90%以上。

（2）对新出院老年患者的第一次随访，应根据疾病的分期，对患者及家属进行康复治疗指导，完整填写相关随访记录。

（3）对疾病期、波动期、人在户不在、户在人不在的老年病人进行随访，了解病人的病情变化、治疗情况、去向，填写随访记录。

（4）指导老年患者按时服药，观察患者可能出现的药物副反应，动员老年人参加村（社区）组织的健康活动。

（5）随访期间发现生活困难、符合免费服药治疗标准的老年患者，与有关部门协商，使患者享受免费药物治疗。

第二章
健康教育服务规范

43. 基本公共卫生服务中健康教育服务的内容有哪些？

（1）宣传普及《中国公民健康素养——基本知识与技能（试行）》，配合有关部门开展公民健康素养促进行动。

（2）对青少年、妇女、老年人、残疾人、0～6岁儿童家长、农民工等人群进行健康教育。

（3）开展合理膳食、控制体重、适当运动、心理平衡、改善睡眠、限盐、控烟、限酒、控制药物依赖、戒毒等健康生活方式和可干预危险因素的健康教育。

（4）开展高血压、糖尿病、冠心病、哮喘、乳腺癌和宫颈癌、结核病、肝炎、艾滋病、流感、手足口病和狂犬病、布病等重点疾病健康教育。

（5）开展食品安全、职业卫生、放射卫生、环境卫生、饮水卫生、计划生育、学校卫生等公共卫生问题健康教育。

（6）开展应对突发公共卫生事件应急处置、防灾减灾、家庭急救等健康教育。

（7）宣传普及医疗卫生法律法规及相关政策。

44. 健康教育服务的形式有哪些？

（1）提供健康教育资料

1）发放印刷资料

印刷资料包括健康教育折页、健康教育处方和健康手册等。放置在乡镇卫生院、村卫生室、社区卫生服务中心（站）的候诊区、诊室、咨询台等处。每个机构每年提供不少于12种内容的印刷资料，并及时更新补充，保障使用。

2）播放音像资料

音像资料包括录像带、VCD、DVD等视听传播资料，机构正常应诊的时间内，在乡镇卫生院、社区卫生服务中心门诊候诊区、观察室、健教室等场所或宣传活动现场播放。每个机构每年播放音像资料不少于6种。

（2）设置健康教育宣传栏

乡镇卫生院和社区卫生服务中心宣传栏不少于2个，村卫生室和社区卫生服务站宣传栏不少于1个，每个宣传栏的面积不少于2平方米。宣传栏一般设置在机构的户外、健康教育室、候诊室、输液室或收费大厅的明显位置，宣传栏中心位置距地面1.5～1.6米高。每个机构每两个月最少更换1次健康教育宣传栏内容。

（3）开展公众健康咨询活动

利用各种健康主题日或针对辖区重点健康问题，开展健康咨询活动并发放宣传资料。每个乡镇卫生院、社区卫生服务中心每年至少开展9次公众健康咨询活动。

（4）举办健康知识讲座

定期举办健康知识讲座，引导居民学习、掌握健康知识及必要的健康技能，促进辖区内居民的身心健康。每个乡镇卫生院和社区卫生服务中心每月至少举办1次健康知识讲座，村卫生室和社区卫生服务站每两个月至少举办1次健康知识讲座。

（5）开展个体化健康教育

乡镇卫生院、村卫生室和社区卫生服务中心（站）的医务人员在提供门诊医疗、上门访视等医疗卫生服务时，要开展有针对性的个体化健康知识和健康技能的教育。

45. 健康教育服务的要求是什么？

（1）乡镇卫生院和社区卫生服务中心应配备专（兼）职人员开展健康教育工作，每年接受健康教育专业知识和技能培训不少于8学时。树立全员提供健康教育服务的观念，将健康教育与日常提供的医疗卫生服务结合起来。

（2）具备开展健康教育的场地、设施、设备，并保证设施设备完好，可以正常使用。

（3）制订健康教育年度工作计划，保证其可操作性和可实施性。健康教育内容要通俗易懂，并确保其科学性、时效性。健康教育材料可委托专业机构统一设计、制作，有条件的地区，可利用互联网、手机短信等新媒体开展健康教育。

（4）有完整的健康教育活动记录和资料，包括文字、图片、影音文件等，并存档保存。每年做好年度健康教育工作的总结评价。

（5）加强与乡镇政府、街道办事处、村（居）委会、社会团体等辖区其他单位的沟通和协作，共同做好健康教育工作。

（6）充分发挥健康教育专业机构的作用，接受健康教育专业机构的技术指导和考核评估。

（7）充分利用基层卫生和计划生育工作网络和宣传阵地，开展健康教育工作，普及卫生计生政策和健康知识。

（8）运用中医理论知识，在饮食起居、情志调摄、食疗药膳、运动锻炼等方面，对居民开展养生保健知识宣教等中医健康教育，在健康教育印刷资料，音像资料的种类、数量，宣传栏更新次数以及讲座、咨询活动次数等方面，应有一定比例的中医药内容。

46. 健康教育的工作指标有哪些？

（1）发放健康教育印刷资料的种类和数量。
（2）播放健康教育音像资料的种类、次数和时间。
（3）健康教育宣传栏设置和内容更新情况。
（4）举办健康教育讲座和健康教育咨询活动的次数和参加人数。

47. 健康教育服务对象有哪些？

辖区内常住居民。

48. 健康的含义是什么？

健康是指身体、心理和社会适应能力均处于良好状态。

49. 健康新概念是什么？

人们对健康的需求随着社会的进步和发展，也在日益增长。21世纪的健康应是大健康时代，我们要从小开始注重良好的生活行为习惯的培养，加强自我保健意识。

50. 人类健康有哪四个层次？

人类的健康分为身体健康、心理健康、道德健康和社会适应健康四个层次。

后一个健康层次，是以前一个健康层次为基础而发展的、比前一个更高级的健康层次，四者结合可谓"全面健康"。

51. 决定健康的因素有哪些？

世界卫生组织调查表明，每个人的健康与寿命，60%取决于自己，15%取决于遗传因素，10%取决于社会因素，8%取决于医疗条件，7%取决于气候环境影响。

52. 影响健康的十大恶习是哪些？

影响健康的十大恶习分别为：一、紧张。情绪紧张易使人患高血压、头痛、失眠。二、滥用药物。产生药物成瘾或引起意外中毒。三、暴食。是引起肥胖、高血压、糖尿病、心血管疾病的原因。四、过度运动或缺少运动。五、不注意身体的警告。身体不舒服应及时去医院检查。六、任意中断治疗，这样会使疾病复发。七、过度节食或素食，使身体缺少必要的营养。八、吸烟。称为慢性自杀，也危害他人健康。九、酗酒。过量饮酒会损害中枢神经系统，并对肝脏的机能有毒害作用。十、进食致癌物质。如被黄曲霉素污染的食物，烟熏的食物等。

53. 健康教育的含义是什么？

健康教育是通过有计划、有组织、有系统的社会和教育活动，促使人们自觉地采纳有益于健康的行为和生活方式，消除或减轻影响健康的危险因素，预防疾病，促进健康，提高生活质量。

54. 健康教育的核心是什么？

健康教育的核心是教育人们树立健康意识，促使人们改变不健康的行为生活方式，养成良好的行为生活方式，以降低或消除影响健康的危险因素。通过健康教育，能帮助人们了解哪些行为是影响健康的，并能自觉地选择有益于健康的行为生活方式。

55. 健康教育的目是什么？

增强人们的健康，使个人和群体实现健康的目的；提高和维护健康；预防非正常死亡、疾病和残疾的发生；改善人际关系，增强人们的自我保健能力，使人们破除迷信，摒弃陋习，养成良好的卫生习惯，倡导文明、健康、科学的生活方式。

56. 健康教育的目标是什么？

健康教育的目标是"知、信、行"。"知"就是普及健康的科学知识。"信"就是使人们相信科学有益健康，并建立起获得健康的信念。"行"就是把信念变为实际行为，落实健康行为。

57. 衡量健康的三项指标及城市居民死因顺位是什么？

衡量社会健康的三项指标：人均预期寿命、孕产妇死亡率、五岁以下儿童死亡率。

我国城市人口死亡的主要疾病的顺位排列：脑血管病、肿瘤、呼吸系统疾病、心血管病、意外伤害和中毒。

58. 什么是健康促进？

健康促进是指运用行政或组织手段，广泛动员和协调社会各相关部门以及社区、家庭和个人，使其履行各自对健康的责任，共同维护和促进健康的社会行为和社会战略。

59. 社会适应良好状态的具体表现有哪些？

社会适应的良好状态是指能与自然环境、社会环境保持良好的接触，并对周围的环境有良好的适应能力，有一定的人际交往能力，能有效应对日常生活、工作中的压力，正常地进行工作、学习和生活。

60. 什么是健康的生活方式？

健康生活方式，是指有益于健康的习惯化的行为方式。

61. 健康生活方式的具体表现有哪些？

生活有规律，没有不良嗜好；讲求个人卫生、环境卫生、饮食卫生；讲科学、不迷信；平时注意保健，生病及时就医；积极参加健康有益的文体活动和社会活动。

62. 七大营养素是哪些？它们对人体有哪些作用？

七大营养素为蛋白质、脂肪、糖、维生素、无机盐、水、纤维素。对人体的作用分别为：

蛋白质：是构成身体细胞的基本物质。

脂肪：是供给人体热能的营养素。

糖：是人体重要能量来源。

维生素：是维持人体新陈代谢和各种生理功能所必需的物质。

无机盐：是骨骼和牙齿的重要组成成分。

水：是人体的重要组成成分。

纤维素：能促进肠蠕动，加速食物残渣的排泄。

63. 食物中毒如何预防？

第一，不吃病死禽、畜肉；第二，不吃腐败变质食物；第三，不吃被农药污染的食物；第四，不吃发芽的土豆（马铃薯）。

64. 合理膳食对提高人体免疫力有何影响？

人体的免疫力大多取决于遗传基因，但是环境的影响也很大，其中饮食就有很大的影响力。科学研究得出，人体免疫系统活力的保持主要靠食物。有些食物的成分能协助刺激免疫系统，增加免疫能力。缺乏这些营养素，会严重影响身体的免疫系统机能。均衡的营养不仅能满足人体的需要，而且对预防疾病、增强抵抗力有着重要作用，适量的蛋白质、维生素 E、维生素 C、胡萝卜素、维生素 B、锌、硒、钙、镁等物质可增加人体免疫细胞的数量。特别是春天，容易干燥上火，饮食要清淡为宜。而且这时新鲜的水果、蔬菜也很丰富，正是补充维生素、提高免疫力的好时机。人们的日常饮食应包括蛋白质（豆蛋白、鸡、鱼、蛋和瘦肉等）、高纤维碳水化合物（全麦面包、燕麦、糙米和其他高纤维制品）、绿叶蔬菜和含果胶较高的水果（菠菜、白菜、甘蓝、芹菜、苹果、梨子、橘子、香蕉等）和必要的脂肪（亚麻籽油、鱼油、豆油、红花油、核桃、芝麻、南瓜子等）。

65. 加强锻炼对提高人体免疫有什么影响？

人体自身的免疫系统是人体疾病的最好的"预防者和医生"。适量的锻炼能促进人体的内循环和内分泌，促进人体脏器机能的提升并维持在一个较高的水平，从而有效地提高人体自身的免疫力，像耐力练习、舞蹈、太极拳、气功、健身操等能提高人体免疫能力，其影响程度取决于锻炼者的运动习惯、运动种类、运动强度及年龄、性别、体质状况等因素。比如年轻人可以活动量大一些，如跳健身操等，年老者则需要一些舒缓的运动项目，如气功、太极等。慢跑是最简单而又最受人喜爱的健身锻炼方法，但慢跑要注意时间和速度，一般在30分钟左右，每分钟的速度以150米为宜。但在此要提醒各位锻炼者，在锻炼时一定要注意适度、持续和循序渐进，避免锻炼时间间隔太长或强度太大，在人体过度疲劳、休息不足时不应强迫锻炼，否则会没有效果或免疫力不升反降。

66. 情绪对人体健康的作用是什么？

焦虑和悲观的情绪会给人体的植物神经造成不良影响，从而影响到内分泌系统和免疫系统，造成一段时间内人体免疫力急剧下降。人们常见的"上火"长口疮，实际上就是焦虑的情绪影响到人体免疫力，而使长时间潜伏在人体中的病菌得到了机会。如果长时间处在焦虑和悲观的情绪里，可能会对人体造成更大的伤害。

人体在心情愉快时，其内脏器官活动会发生改变，如心脏跳动更均匀有力、肺活量增加、肠胃平滑肌蠕动加快，呼吸、消化、循环系统都得到很好开发，肌体免疫功能得到增强，人也会变得容光焕发。良好的情绪可使生理功能处于最佳状态，反之则会降低某些生理功能，使人体免疫系统发生紊乱，从而引发各种疾病。

因此，我们应该学会对人谦让宽容，性情豁达开朗，保持良好心情。具体的"管理压力"的技巧，如静坐、放松和睡眠，使人产生幸福感，进而影响到血压、心跳和肌肉紧张度等交感神经的协调作用，促进机体健康。

67. 心脑血管患者最安全的运动方式是什么？

心脑血管患者最安全的运动方式是步行。

68. 一氧化碳或煤气中毒后，应该如何处理？

一氧化碳或煤气中毒的原因是大脑供血不足和缺氧，应立即将中毒人员搬到通风处，有条件时尽快吸氧。

69. 世界无烟日的基本内容是什么？

联合国世界卫生组织定于每年5月31日为世界无烟日。宣传吸烟有害，呼吁吸烟者在这一天主动停止或放弃吸烟。

70. 香烟中使人成瘾的物质是什么？能导致心脑血管疾病的有毒化合物是什么？

香烟中使人成瘾的物质主要是尼古丁；能导致心脑血管疾病的有毒化合物是烟焦油和一氧化碳。

71. 什么叫被动吸烟？

吸烟者呼出的烟雾和纸烟直接燃烧所产生的烟雾使不吸烟者也受到伤害，成为不吸烟的吸烟者。

72. 吸烟对人体有什么危害？

烟草烟雾中含有尼古丁、煤焦油、一氧化碳等有毒物质，会导致肺癌、冠心病、气管炎等多种疾病；吸烟污染空气，危害子女及他人健康；吸烟浪费金钱，也是引发火灾的重要原因。

73. 戒烟对健康的益处是什么？

35岁以前戒烟，因吸烟引起心脏病的机会可降低90%；59岁以前戒烟，在15年内死亡的可能性仅为继续吸烟者的一半；即使年过60岁才戒烟，肺癌病死率仍大大低于继续吸烟者。

74. 有效戒烟的方法有哪些？

（1）厌恶法。买几包不想抽的烟，在最不想抽的时候，强迫自己抽，直到对烟恶心为止。另外在患感冒或消化道疾病时对香烟常产生一种生理上的自然厌恶，此时戒烟效果显著。

（2）恐惧法。多了解吸烟有害的书籍、广播和资料，从而产生恐惧，增强在心理和情绪上戒烟的动力。

（3）代偿法。想抽烟时，用别的东西代偿，转移注意力，如口香糖、瓜子等。

（4）戒烟反应对付法。头晕时洗脸、淋浴；嘴里难受时漱口；喉咙干时喝茶、咖啡；实在想抽时叼烟斗、嚼口香糖；焦虑胸闷时做10次深呼吸；感到无聊时听音乐、深呼吸；疲倦时深呼吸、休息；失眠时喝牛奶、放松身体；等车等人时吃瓜子、嚼口香糖；参加宴会时避免和抽烟的人攀谈；谈话时喝茶、喝咖啡。

75. 吸烟者戒烟后为什么体重会增加？

对于吸烟者，戒烟后体重往往会明显增加，一般增加4～5 kg。主要是吸烟的人戒烟后会降低人体新陈代谢的基本速度，并且会通过吃更多的食物来替代吸烟，因此吸烟的人戒烟后体重在短时间内会增加。

76. 适量饮酒对身体有益吗？

健胃祛风，增进食欲，消除疲劳，有助睡眠。

77. 大量饮酒有什么危害？

大量饮酒会导致酒精中毒，损伤大脑神经和肝细胞，诱发胃炎、肝炎、肝硬化等；重者造成昏迷或死亡；酒后受孕出生的后代易出现智力迟钝，肢体畸形。

78. 你认为狂犬病是可以防治的吗？

狂犬病是国家法定传染病，属乙类传染病，是可以预防的，只要不让犬类咬伤，或是舔破损皮肤就不会有被感染的可能，但是一旦感染，几乎没有治愈的可能。所以就是"可防不可治"。

79. 如何预防流感？

流感是急性呼吸道传染病，传染性强，传播速度快。由于流感是病毒性传染病，没有特效的治疗手段，因此预防措施非常重要。预防流感主要应做好以下几个方面：

（1）要保持良好的个人及环境卫生，勤洗手，使用肥皂或洗手液并用流动水洗手，不用污浊的毛巾擦手。双手接触呼吸道分泌物后（如打喷嚏后）应立即洗手。

（2）打喷嚏或咳嗽时应用手帕或纸巾掩住口鼻，避免飞沫污染他人；流感患者在家或外出时应佩戴口罩，以免传染他人。

（3）要均衡饮食、适量运动、充足休息，避免过度疲劳。

（4）每天开窗通风数次（冬天要避免穿堂风），保持室内空气新鲜。在流感高发期，尽量不到人多拥挤、空气污浊的场所；不得已必须去时，最好戴口罩。

（5）在流感流行季节前接种流感疫苗也可减少感染的机会或减轻流感症状。

80. 流感防治误区有哪些？

（1）服用维生素抗流感。各种维生素好处多多，这是显而易见、毋庸置疑的，但它们却不能使人远离流感。使用抗病毒药和各种维生素在内的综合诊治才是最理想的疗法。

（2）户外可减少得流感风险。我们在户外常常会遇到很多人，而他们中间就完全可能有流感病人。尤其是在流感高发季节，在人群活动密集的场所往往更容易被感染。

81. 婴幼儿如何预防流感？

6个月以上的婴幼儿应及时注射流感疫苗；多补充维生素，多锻炼，增强抵抗力；保证充足的睡眠，注意保暖；流感期间尽量避免带宝宝到人多的公共场所；另外，也可采用中医调理的方法进行预防。

82. 如何预防麻疹？

麻疹是麻疹病毒引起的急性传染病，传染性很强。多发生于3个月至7岁的小儿，尤其是3岁以下的婴幼儿最为多见。麻疹病毒存在于患儿口腔、鼻腔及眼分泌物中，当患儿咳嗽、打喷嚏或呼吸时，病毒随飞沫散布到周围空气中，没有出过麻疹又没有注射过麻疹疫苗的小孩吸进了麻疹病毒，90%以上就会被传染。目前发病者在未接受疫苗的学龄前儿童、免疫失败的十几岁儿童及青年人中多见。而且一旦患了麻疹，没有特效治疗，因此要从以下几方面做好本病的预防。

（1）应首先做好预防接种工作，有计划地按时接种麻疹疫苗，使机体获得对麻疹的自动免疫能力。我国规定初种年龄为8个月，不宜过早接种。

（2）对于密切接触了麻疹患儿的易感儿应检疫观察3周，并给予注射丙种球蛋白或胎盘球蛋白，使其获得暂时性保护而不致发生麻疹或仅发生较轻的麻疹。

（3）控制传染源。早期发现麻疹患儿即应早期隔离，避免其他孩子与之接触，以阻断其传播。麻疹患儿一般要隔离到出疹后6天，如并发肺炎，应延长隔离期至疹后10天。

（4）切断传播途径。患儿衣物应在阳光下暴晒，患儿曾住房间应通风并用紫外线照射消毒。同时应开展麻疹知识宣传教育，了解防治麻疹的常识，提高群众防病保健的水平。流行季节中易感儿童应尽量少去公共场所。

83. 如何对水痘病人进行护理？

（1）注意消毒与清洁。对接触了水痘疱疹液的衣服、被褥、毛巾、敷料、玩具、餐具等，根据情况分别采取洗、晒、烫、煮、烧消毒，且不与健康人共用，同时还要勤换衣被，保持皮肤清洁。

（2）定时开窗。空气流通也有杀灭空气中病毒的作用，但房间通风时要注意防止患者受凉，尽可能让阳光照射，打开玻璃窗。

（3）退烧。如有发烧情形，最好是以冰枕、毛巾、多喝水等物理退烧法，吃富有营养易消化的饮食，要多喝开水和果汁。

（4）注意病情变化。注意病情变化，如发现出疹后持续高热不退、咳喘、或呕吐、头痛、烦躁不安，惊厥时应及时送医院就医。

（5）避免用手抓破疱疹。特别是注意不要抓破面部的疱疹，以免引起化脓感染，若病变损伤较深，有可能留下瘢痕，要把孩子的指甲剪短，保持手的清洁。

84. 肺结核病是由什么引起的？是传染病吗？如果是，传播途径是什么？

肺结核病是由结核杆菌引起的国家法定乙类传染病，传播途径为呼吸道飞沫传播。

85. 怀疑得了肺结核病最好到哪里去检查和治疗？肺结核病能治好吗？到哪里检查和治疗肺结核病能享受国家免费政策？

怀疑得了肺结核病最好到结核病防治的专业机构去检查和治疗；得了肺结核病如果坚持正规治疗可以治愈；到结核病防治的专业机构或定点医院治疗，可以享受国家优惠政策。

86. 如何预防肺结核病？

（1）消灭传染源。建立结核病监测网络，及时发现病人，积极彻底治疗，可迅速控制传染源。有效的化疗虽然需数月才能使痰菌阴转，但2周内可使患者的传染性降低到几乎消失。

（2）保护易感人群。接种卡介苗是预防结核病最有效的办法，新生儿出生时即接种，以后每5年补种，直至15岁。接种卡介苗有划痕法和皮内注射法两种。在青少年中，对结素试验阳性者，可采用异烟肼化学性预防，每日300mg，持续半年到1年。

（3）切断传播途径。活动期病人戴口罩，不随地吐痰，防止大笑和情绪激昂的讲话；保持室内通风，空气清洁，进行紫外线照射消毒等，都是切断传播途径的有效手段。

87. 如何护理肺结核患者？

（1）要予以关心和耐心解释，保持镇静，消除病人紧张、恐惧心理，应保持安静休息，宜向患侧卧位。

（2）病人突然在咯血过程中出现胸闷、烦躁、呼吸困难或咯血不畅，应立即采取侧卧位，保持呼吸道畅通，同时尽快通知急救中心或社区医疗人员，就地进行抢救，待病情平稳后再进行搬动或转送。

（3）饮食应给予流质或半流质易消化食物，每次进食应温凉且不宜过多，同时注意保持大便通畅。

（4）合理膳食

1）供给充足的蛋白质和铁。饮食中应多吃瘦肉、动物肝脏、豆腐、豆浆等。这些食物不仅富含优质蛋白质和铁元素，而且又无增痰上火之弊，对增强病人体质有利，能提高抗病力，促进损伤组织的修复。

2）多吃含有维生素A、C及钙质的食物。含维生素A的食物有润肺、保护气管之功效，如猪肝、蛋黄、鱼肝油、胡萝卜、韭菜、南瓜、杏等；含维生素C的食物有抗炎、抗癌、防感冒的功能，如大枣、柚、番茄、青椒等；含钙的食物能增强气管抗过敏能力，如猪骨、青菜、豆腐、芝麻酱等。需注意的是，奶制品可使痰液变稠，不易排出，从而加重感染，所以要限制牛奶及其制品的摄入。

3）增加液体摄入量。大量饮水，有利于痰液稀释，保持气管通畅；每天饮水量至少2000 mL（其中包括食物中的水分）。

4）经常吃食用菌类能调节免疫功能。如香菇、蘑菇含香菇多糖、蘑菇多糖，可以增强人体抵抗力，减少支气管哮喘的发作。

88. 什么是艾滋病（AIDS）？

艾滋病又称获得性免疫缺陷综合征（英文缩写AIDS），是人类受到HIV病毒感染后，免疫功能受到破坏，导致人体发生多种难以治愈的机会感染或肿瘤，最终导致死亡的严重疾病。HIV是人类免疫缺陷病毒的英文缩写。

89. 何为艾滋病病毒感染者？

体内有艾滋病病毒，但未出现艾滋病临床症状和体征的人称为艾滋病病毒感染者。

90. 艾滋病传播的途径是什么？

艾滋病通过性接触、血液和母婴垂直传播三种途径传播。

91. 从艾滋病病毒感染到发展成艾滋病病人潜伏期有多长？

潜伏期依传播途径不同而不同，艾滋病病毒感染后，一般5～10年发展为艾滋病病人。

92. 艾滋病病毒急性感染期有哪些主要临床表现？

感染艾滋病病毒后1～2周左右，50%～70%的感染者因HIV血症和免疫系统急性损伤而产生一系列症状。包括：发热、咽痛、盗汗、关节痛、淋巴结肿大、皮疹和肝脾肿大等。持续2～4周后进入无症状期。

93. 艾滋病的临床表现分为几期？

艾滋病病毒感染后临床上分为4期。Ⅰ期：急性感染期；Ⅱ期：无症状期；Ⅲ期：临床期（持续性全身淋巴结肿大综合征）；Ⅳ期：终末期。

94. 什么是艾滋病病毒的窗口期？

艾滋病病毒感染人体后，需要一段时间才能产生出能够检测出来的足够数量的抗体。自感染艾滋病病毒到血液中能够检测出艾滋病病毒抗体为止，这段时间称为"窗口期"。

95. 窗口期有多长时间，有什么意义？

窗口期一般为2周～3个月，有极少数人可长达6个月。在窗口期做HIV抗体检测，结果有可能是"阴性"，但其血液中已有艾滋病病毒，可以传染给他人。

96. 我国目前艾滋病流行有哪些特点？

（1）流行范围广，全国低流行与局部地区和特定人群中的高流行并存。目前全国34个省级行政区均有疫情报告，全国平均感染率仍处于较低水平，但某些地区和某些人群中感染率较高，例如云南、广西、四川等省的部分地区。

（2）面临艾滋病发病和死亡高峰。

（3）传播模式及途径发生变化。目前经性传播成为主要传播方式，经静脉注射吸毒传播的比例呈下降趋势。

（4）疫情由高危人群向一般人群扩散。

97. 一般的生活和工作接触会不会传染艾滋病？

一般的接触如握手、拥抱、礼节性亲吻、共同进餐等不会传染艾滋病。

98. 蚊虫叮咬会不会传播艾滋病？

蚊虫叮咬不会传播艾滋病。

99. 使用安全套能否预防艾滋病？

使用质量合格的安全套可以有效降低艾滋病、性病传播的概率。

100. 艾滋病的传染源有哪些？

艾滋病的传染源是艾滋病病人和无症状的艾滋病病毒携带者。

101. 有高危行为后应该怎么办？

发生高危行为后（如不洁性生活、吸毒），应主动到当地正规、有资质的艾滋病检测点和实验室做HIV抗体筛查检测。

102. 艾滋病属于哪类传染病？

艾滋病属于乙类传染病。

103. 什么是艾滋病患者的卡波氏肉瘤？

艾滋病患者因免疫功能缺陷常继发肿瘤，其中最常见的肿瘤是卡氏肉瘤。这是一种主要累及皮肤的肿瘤，可出现于全身皮肤，四肢多见，呈深紫色斑块，皮损附近淋巴结肿大，皮损可发展为不易愈合的溃疡或霉菌感染。

104. 哪些人群是高危人群？

静脉注射吸毒人群、暗娼人群、男男同性恋人群及性病患者。

105. 为什么不把艾滋病病毒感染者和病人隔离起来？

从艾滋病病毒感染的途径来看，它不像其他烈性传染病那样会主动传染。

106. 艾滋病病毒的存活力有多大?

艾滋病病毒在外界的抵抗力弱,不易存活,干燥、高温几小时到几天可死亡。血液成分在室温可存活15天,对热比较敏感,加热80℃30分钟、100℃20分钟可灭活。对一般消毒剂敏感,25%以上浓度酒精、0.2%次氯酸钠、漂白粉、2%福尔马林浸泡可灭活病毒。但对射线和紫外线不敏感。

107. 预防艾滋病应采取哪些措施?

艾滋病虽然不能治愈,但完全可以预防。拒绝毒品,珍爱生命,不与他人共用注射器等;保持一个性伴侣,要洁身自爱,不卖淫嫖娼和乱交;接受输血或血液制品时,要求使用经过艾滋病病毒抗体检测阴性的血液及其制品;在接受任何刺皮肤的医疗操作或美容操作时,要求使用一次性或经过严格消毒的器械;正确使用安全套,注意有效期和质量;患有性病时要及时到正规医疗机构咨询、检查和治疗;怀疑自己感染了艾滋病病毒时,应及早到有条件的医疗单位(如当地疾控中心、正规医院等)咨询、检查和治疗。

108. 何为安全性行为?

安全性行为是指以下几种情况:只有一个固定的性伴侣;不做肛交、口交,不做湿吻(唾液交流),不共用性玩具;不与HIV感染者发生性接触;正确使用安全套(可减少感染HIV的机会,但不是绝对安全)。

109. 什么是肠道传染病?

肠道传染病是一组经消化道传播的疾病。常见的主要有伤寒、副伤寒、细菌性痢疾、霍乱、甲型肺炎、细菌性食物中毒等。肠道传染病病人的病原体从病人和病原携带者的粪便、呕吐物中排出,污染了周围环境,再通过水、食物、手、苍蝇、蟑螂等媒介经口腔进入胃肠道,在人体内繁殖、产生毒素引起发病,并继续排出病原体再传染给其他健康人。

110. 肠道传染病的传播途径有哪些?

(1)经水传播。由于生活饮水源被肠道传染病病人和病原携带者的粪便、呕吐物中排入水中或洗涤病人的衣裤、器具、手等造成了水源污染,可引起霍乱、伤寒、细菌性痢疾的暴发流行。

(2)经食物传播。在食品的加工、储存、制作、运输、销售等过程中被肠道传染病的病原体污染，可造成局部的流行和暴发流行。

（3）接触传播。通过与病人握手，使用或接触过病人的衣物、文具、门具、门把手、人民币等造成病原体传播。

（4）昆虫传播。有些肠道传染病的病原体可在人体内存活一段时间，通过到处活动的苍蝇、蟑螂等昆虫进行传播。

111. 如何预防肠道传染病？

（1）积极开展爱国卫生运动，加强对粪便、垃圾和污水的卫生管理，发动群众灭蝇、灭蟑螂。

（2）注意饮食卫生。不吃腐烂变质食物，生吃蔬菜、瓜果一定要洗烫，剩饭、剩菜要煮后再吃，食具要经常消毒。饮食服务行业、食品加工销售单位和集体食堂，要认真执行食品卫生法。

（3）搞好饮水卫生。不喝生水，喝开水。保护好水源，严防污染。饮水用具要定期消毒，保证饮水卫生。

（4）讲究个人卫生。养成饭前、便后洗手的习惯。常剪指甲、勤换衣服。食堂、饮食业工作人员更要讲究个人卫生，定期体格检查，发现有传染病，应及时调离工作岗位。

112. 如何预防乙脑？

灭蚊、防蚊是预防控制乙脑的重要措施，接种乙脑疫苗是目前最有效的预防方法，乙脑疫苗的接种对象为6个月～6岁儿童。

113. 如何预防慢性支气管炎？

一是戒烟，吸烟是引起慢性支气管炎的重要因素；二是加强个人卫生，养成良好的卫生习惯；三是经常锻炼，增强体质，预防感冒；四是改善环境卫生，处理"三废"，消除大气污染。

114. 如何预防菌痢？

（1）管理传染源，对腹泻病人要进行早期诊断，及时隔离治疗。

（2）加强饮食、饮水、环境卫生管理，食具要消毒，粪便及排泄物应深埋或加漂白粉消毒，防止粪便流失污染水源、食品等。

（3）注意个人卫生，养成饭前便后洗手、生吃瓜果要洗净、不喝生水等良好卫生习惯。

115. 忙碌的一天如何安排更为合理？

（1）起床。早晨起床后由于人的身体仍处在不完全清醒状态，身体各项机能也不能迅速达到最佳运动状态，所以每天应该早起十分钟，做全身的关节活动和韧带的押拉放松，这样既能使人快速适应活动状态，同时还能提高身体的柔韧性。

（2）早餐。早餐必须要吃，因为人在早晨是最缺乏营养的时候，必须有碳水化合物和蛋白质等营养物质的摄入，才能保证我们有精力很好地完成上午的工作。

（3）上班途中。出门以后，我们可以进行快步走，提高心肺功能的同时，会提高腿部力量及爆发力，走路时最好用前脚掌着地，可以保护脚踝关节。

（4）等车或车中。在等车或是在车里不要坐着，手扶着车里或车站上的固定物体，身体站直，双脚与髋关节同宽，提起脚后跟，缓慢放下，反复进行30次，练习3组，每组之间注意抖动小腿放松，这个动作主要练习小腿和膝盖、踝关节的稳定性。

（5）上班中。下车后可以用比较缓和的速度走到单位，放松一下紧张的神经和身体，准备开始工作。在工作的时候注意每隔30分钟，活动腰部，每隔10分钟活动颈部，只需要几秒钟做环绕动作即可。这样会减少颈椎病和腰椎病的发生。

（6）下班途中。走到车站后，进行旋转脚踝和髋关节的动作，使身体的疲劳得到一定程度的缓解。在车上，保持站立姿势，进行双脚交替站立练习，提高身体协调能力和稳定能力。

（7）回到家中。吃过晚饭以后，进行20～30分钟的散步，最好在户外树木较多的地方。再次回到家后，进行3～5组的仰卧卷腹和俯卧撑练习，提高核心部位和上肢的力量。之后，不要再进食，但可以喝杯牛奶，提高睡眠质量。然后便可以准备休息了。

116. 春季易发生哪些疾病？如何进行防控？

春天气温多变，气候变化无常，冷暖不稳定且多风，细菌病毒等致病微生物便会乘机肆虐，易造成一些呼吸道传染病的流行如流感、流脑、水痘、风疹等；同时不稳定的气候往往会使人情绪波动，影响到人的内分泌及生物钟，导致心血管及精神病的发生。另外，春暖花开，空气中飘浮各种花粉、颗粒、尘埃、尘螨，对过敏性体质者易诱发变态反应引起过敏性皮炎、过敏性鼻炎、麻疹等。我们应做好以下预防工作：

（1）过敏体质的人不要过多地晒太阳，可用防晒霜保护。外出游玩要随身带风油精，抹后防虫。桃花等花类观赏就好，不要用手接触花粉，以免过敏。

（2）注意保持室内空气流通，毛巾、被褥要常晒太阳，多吃蔬菜水果，补充维生素C和B，少吃辛辣刺激的东西。加强营养，加强运动，提高人体免疫力。儿童要按时进行预防接种。

（3）保持良好的生活习惯和人际关系，充实生活。保证良好的睡眠，保持良好的心理状态，不可打乱生物钟。如生活习惯、心理状态发现异常及时找专科医生咨询。

（4）有心血管疾病的人应少参加剧烈和刺激的运动，并要控制饮食。根据天气变化适当保暖，平时生活要有一定规律。老年人如有心血管方面的疾病要经常测量血压、血脂，不可以参加激烈的运动。肉少吃，多吃蔬菜水果，提倡低脂、低钠、低糖饮食。

117. 秋季以防燥护阴、滋阳润肺养生为准则，我们该如何合理搭配膳食？

秋季天高气爽、气候干燥，秋燥之气易伤肺。因此，秋季饮食宜清淡，少食煎炒之物，多食新鲜蔬菜水果，蔬菜宜选用大白菜、菠菜、冬瓜、黄瓜、白木耳；肉类可食兔肉、鸭肉、青鱼等；多吃一些酸味的食品，如广柑、山楂等。适当多饮水，多吃些萝卜、莲藕、香蕉、梨、蜂蜜等润肺生津、养阴清燥的食物；尽量少食或不食葱、姜、蒜、辣椒、烈性酒等燥热之品及油炸、肥腻之物。体质、脾胃虚弱的老年人和慢性病患者，晨起可以粥食为主，如百合莲子粥、银耳冰片粥、黑芝麻粥等，可多吃些红枣、莲子、百合、枸杞子等清补、平补之品，以健身祛病，延年益寿，但不能猛吃大鱼大肉，瓜果也不能过食，以免伤及肠胃。另外，要特别注意饮食清洁卫生，保护脾胃，多进温食，节制冷食、冷饮，以免引发肠炎、痢疾等疾病。

118. 老年人秋季锻炼与着衣有什么窍门？

秋季是户外活动的黄金季节。在此季节老年人应加强体育锻炼。秋季要早睡早起，晨起后要积极参加各种活动健身锻炼，可选择登高、慢跑、快走、冷水浴等锻炼项目。

秋季气温逐渐下降，早、晚温差较大，老年人既要注意防寒保暖，又不能过早、过多添加衣物，在此季节只要不是过于寒冷，就要尽量让机体保持于凉爽状态，让身体得以锻炼，使其具有抗御风寒的能力。但是金秋季节，气候变化无常，老年人要顺应气候变化，适当注意保暖，以防止感冒和引发呼吸道等各种疾病，要根据天气情况，及时增减衣服，防寒保暖，防病保健。

119. 冬季怎样的室内环境更有益于健康？

（1）一氧化碳中毒是冬季室内环境的直接杀手。主要原因是人们在房间用煤炉取暖，燃料的不完全燃烧和排烟不良造成的一氧化碳中毒，病人最初感觉为头痛、头昏、恶心、呕吐、软弱无力，大部分病人会迅速发生抽筋、昏迷症状，如救治不及时，可很快呼吸抑制而死亡。所以，居住在煤炉取暖房间的居民千万要注意。另外，居民冬季洗澡和生活中使用燃气热水器时如果不注意保持空气流通，也会造成一氧化碳中毒。

（2）各种化学污染危害严重。由于建筑、装饰和家具产生的有害气体甲醛、氨气、苯系物和放射性物质氡等有害物质会大量聚集，虽然大部分化学性污染物质在冬季低温的环境中释放量比较小，但由于人们为了防寒保暖，不注意开窗通风，室内环境中的有害物质的浓度就会增高，因此，冬季装饰装修造成的室内环境污染危害更严重。

（3）生物性污染造成的各种呼吸系统疾病增多。冬季多发的各种流行病、传染病都与封闭的室内环境有关。而冬季又是各种呼吸系统疾病的多发季节，室内空气中污染物质主要对人体的呼吸系统和黏膜产生刺激，使人的免疫力下降，对人们健康的危害更大。所以要经常开窗通风。

（4）冬季室温过低或过高对健康都不利。由于冬季室外温度比较低，如果室内温度过高，室内外温差悬殊，人体难以适应，不但容易患伤风感冒，严重的会使心脑血管病人猝死。反之，如果室内温度过低，则会使人体代谢功能下降，脉搏、呼吸减慢，呼吸道黏膜的抵抗力减弱，诱发呼吸道疾病。所以，国家《室内空气质量标准》规定，冬季室内温度的标准值为16 ℃～24 ℃，达到这个标准的室内温度就是舒适的室内温度。

120. 冬季是肺心病的高发期，我们该如何预防？

肺心病病人冬季常易复发、加重或恶化。肺心病病人应该有选择地进行耐寒锻炼，因为寒冷与气温骤变是慢性支气管炎、肺心病复发的重要因素，耐寒锻炼对减少复发有积极意义。耐寒锻炼可从夏季开始，以冷水洗脸、洗鼻孔、洗脚，逐渐用冷水擦洗面颈部，1个月后进而擦洗四肢乃至全身，并在阳光下做呼吸操。待天凉时也要坚持下去，早晚到室外活动。冬季因寒冷可改用温水擦洗，到室外散步，但要注意衣着冷暖，及时增加衣服，不要由于受凉而引起感冒，诱发肺心病。

121. 容易造成急慢性胃炎和溃疡病等胃病的不良习惯有哪些?

（1）吃得过快。狼吞虎咽，囫囵吞枣，食物咀嚼不充分，消化液分泌不足，食物难以充分消化，久而久之，易致胃病。

（2）吃得过饱。暴饮暴食，不仅使胃的消化能力难以承受，造成消化不良，有时还可导致急性胃扩张、胃穿孔等严重疾患。

（3）边读（玩）边吃。有些人喜欢一边看报，一边吃、饮，或边玩边吃。这样，由于阅读或玩时大量血液供脑，供胃肠消化吸收的血液相对减少，影响消化吸收，长期下去，易致慢性胃病。

（4）常吃零食。经常吃零食，会破坏胃消化酶分泌的正常规律，使胃经常"打无预备之仗"，得不到正常合理的休息，易"积劳成疾"。

（5）蹲着吃饭。这种进食方式，使腹部及消化道血管受挤压，不利于血液供给。

（6）多吃冷食。多食冷食品会降低胃的温度，使胃的抗病能力下降，一般冷食中致病性微生物含量也往往较多，因此多食冷食易导致胃病。

（7）烟酒过度。吸烟可增加溃疡病和胃癌的发病率。而饮酒过度，则可损伤胃黏膜，造成胃出血、胃穿孔等；经常大量饮酒，可影响胃液分泌，降低胃酸活性，使人食欲下降。

（8）食物过辣。经常进食辛辣食品，可刺激胃黏膜充血，久而久之，可导致慢性胃炎。

122. 如何保持口腔卫生? 怎样正确刷牙?

每天刷牙两次以上，饭后、睡前更重要。

正确刷牙的方法：竖刷法刷牙，每次3～5分钟。

123. 良好的饮食习惯是什么?

饭前便后洗手，进食定时定量，不吃腐败变质食品，不暴饮暴食，不酗酒。

124. 为什么提倡多食蔬菜、水果?

多食蔬菜和水果不仅可以增加营养，还可预防贫血和癌症。

125. 剩饭菜为什么要热后再吃？

饭菜剩下后，易被微生物污染，回锅热透，杀死细菌，破坏毒素，可防止食物中毒。

126. 营养过剩对健康有什么影响？

使人体过于肥胖，易患高血压、冠心病。

127. 心理健康表现在哪些方面？

心理健康主要表现在以下几个方面：智力发育正常，有自知之明，有良好的人际关系，经常保持稳定、乐观的良好情绪。

128. 随地吐痰有什么危害？

痰液里的细菌和病毒会随尘土飞扬，传播疾病，污染环境。

129. 为什么不要随地大小便？

污染环境、水源，造成苍蝇生长繁殖的条件，引起疾病传播，不文明，伤风败俗。

130. 共用毛巾有什么害处？

容易相互传染疾病（如沙眼、红眼病、皮肤病等）。

131. 饮水卫生要做到哪些？

喝煮沸过的温开水，不喝生水，不与他人共用水杯。

132. 为什么不能喝生水？

喝生水易传播肠道传染病。

133. 室内噪音应不超过多少分贝？

夜间不能超过45分贝，白天不能超过50分贝。

134. 居室内温度应保持在摄氏多少度？

冬季16～24 ℃，夏季24～26 ℃。

135. 为什么要勤晒被褥？

被褥在晾晒过程中，受日光紫外线照射，可以杀伤部分病原菌，又可以使棉絮蓬松保暖。

136. 怎样注意胃的保健？

不暴饮暴食，不吸烟、不酗酒，少吃腌制、熏制、油炸食品，乐观开朗、劳逸结合。

137. 蛋白质缺乏对人体会有哪些影响？

发育减慢，体重减轻；易患贫血及感染；严重时可引起水肿，妇女出现闭经等。

138. 吃盐过多对健康有什么影响？

易引起高血压、心脏病和动脉粥样硬化等病变，使心脏病病人的病情加重。

139. 每天应吃多少盐？

成人每天适宜的食盐量是 6 g 以下。

140. 高血压患者的饮食应注意什么？

饮食要清淡，要低脂肪、低盐、多维生素、不吸烟、不酗酒。

141. 吃糖过多有什么危害？

影响食欲，发生龋齿，导致肥胖症，易骨折，诱发癌症，影响寿命。

142. 怎样注意心脏保健？

经常锻炼，不吸烟，低脂饮食，心情愉快，睡眠充足。

143. 人体缺碘有什么危害？

影响胎儿生长发育，造成智力低下或痴呆；婴幼儿发育迟缓，影响智力；引起甲状腺肿大。

144. 为什么饭前便后要洗手？

可预防肠道传染病和寄生虫病。

145. 厕所、粪坑应离开水源多远为宜？

30米以外。

146. 灭鼠方法有哪些？

第一种，堵洞；第二种，放鼠夹、粘鼠板和其他灭鼠工具；第三种，投鼠药。

147. 蚊子能传播哪些疾病？

疟疾、流行性乙型脑炎（乙脑）等。

148. 苍蝇能传播哪些疾病？

传播痢疾、霍乱、伤寒、病毒性肝炎等肠道传染病。

149. 蟑螂的危害是什么？

携带寄生虫卵、肝炎病毒和伤寒杆菌等，通过污染食物传播疾病。

150. 什么是冠心病？

指冠状动脉粥样硬化，导致血流不畅，使心肌缺血、缺氧而引起的心脏病。

151. 乙型肝炎的传播途径是什么？

输血，输液，母婴传播，日常生活接触（共餐、共用牙刷）。

152. 最常见的性病有哪些？

淋病、梅毒、艾滋病。

153. 婚前检查有什么好处？

彼此了解对方的健康状况；预防和减少遗传病及传染病；了解性知识，安排好婚后生活。

154. 近亲结婚有哪些害处？

近亲结婚容易发生：隐性遗传病儿、畸形儿、低智能儿、弱体质儿。

155. 什么是儿童常见的"四病"？

肺炎、贫血、佝偻病、腹泻。

156. 药品保存应注意什么？

避光、防热、防潮、注意失效期。

157. 如何抢救溺水者？

及时将溺水者救至岸上；尽快清除溺水者口鼻中的泥沙、杂草及分泌物；使溺水者俯卧，倒出其呼吸道中的水；二人轮流施行人工呼吸和胸外心脏按压。

158. 最佳生育年龄是多大？

25～30岁。

159. 妇女在哪几个时期应受到特殊保护？

经期、孕期、产期、哺乳期。

160. 婴儿应在何时添加辅食？

6个月左右。

161. 正常人腋下体温为多少？

36 ℃～37 ℃。

162. 成人正常情况下平静时的每分钟呼吸次数为多少次？

16～20次/分。

163. 成人正常情况下平静时的每分钟脉搏为多少次？

60～100次/分。

164.《国家卫生城市标准》主要内容有哪些？

爱国卫生组织管理；健康教育；市容环境卫生；环境保护；公共场所、生活饮用水卫生；食品卫生；传染病防治；病媒生物防制；社区和单位卫生；城中村及城乡接合部卫生。

165. 居民健康知识普及范围有哪些?

常见传染病、慢性非传染性疾病防治知识;常见妇女保健知识和家庭常用药知识;"不吸烟、少饮酒、合理膳食、心理平衡、适当锻炼"相关知识;家庭食品卫生与营养知识;家庭常用消毒方法;环境卫生知识;避免意外伤害和应急相关知识。

166. 市民健康行为规范中的个体健康行为有哪些?

饭前便后洗手;每天早晚刷牙;定期洗澡、理发、剪指甲;服装整洁;勤晒被褥;讲卫生,讲公德,不乱扔乱倒,不随地吐痰等;不吸烟,不酗酒;每天进行一次锻炼;按时让孩子参加计划免疫;主动学习卫生知识,如通过广播、电视、卫生科普报纸杂志等学习卫生知识。

167. 性格与身心疾病有什么关系? 如何培养良好的性格?

性格对人体疾病,尤其是身心疾病的发生、发展和病程的转归都有明显的影响,有研究发现,同一疾病的患者往往具有类似的性格特点。如偏头疼患者的性格特点是:尽善尽美、死板、好争、嫉妒。培养良好的性格应从以下几点着手:

(1)读书明理,增强自我完善的方向性。培养塑造良好性格,首先要明确什么样的性格特征是最理想的。

(2)内省慎独,加强自我修养的自觉性。在通过自我教育塑造良好性格的过程中,内省和慎独是自我完善的两个基本途径。

(3)虚心求教,严于律己。

(4)实践锻炼,磨炼性格。

168. 人际关系对心理健康有什么影响?

良好的人际关系有助于满足基本的心理需要,良好的人际关系可使人保持愉快的心境,良好的人际关系可以提供有效的心理支持,不良的人际关系会损伤身心健康。

169. 无偿献血是指什么?

无偿献血是指健康适龄公民向血站自愿捐献自身血液、血液成分,而不收任何报酬的行为。

170. 从新陈代谢角度讲，经常献血的人与不献血的人相比有哪些区别？

经常献血的人造血功能更旺盛，血细胞更有活力。

171. 什么叫合理营养？

指膳食中所含的营养素种类齐全、数量充足、比例适当，并与身体的需要保持平衡。

172. 合理营养的原则是什么？

食物多样化，重视三餐搭配，食品荤素、粗细平衡，科学烹调。

173. 为什么提倡食用多种食物组成的膳食？

各种食物所含的营养成分不完全相同，每种食物都至少可提供一种营养物质，任何一种天然食物都不能提供人体所需的全部营养素。多种食物组成的膳食，才能满足人体各种营养需求，达到合理营养、促进健康的目的。

174. 豆类含有哪些营养成分？

大豆及其制品含有丰富的优质蛋白质、必需氨基酸、B族维生素、维生素E和膳食纤维、钙等营养素，而且含有磷脂、低聚糖，以及异黄酮、植物固醇等多种植物化学物质。

175. 豆浆在烹煮时应注意什么？

生豆浆一定要彻底加热后才能饮用。煮豆浆必须先用大火煮沸，再改用文火煮5分钟左右。喝生豆浆或未煮开的豆浆可能引起中毒，导致恶心、呕吐、腹痛、腹胀和腹泻等症状。

176. 日常生活中如何控制食用油的使用量？

使用控油壶，控制每天食用油的使用量；少用油煎、油炸的烹调方法；多采用炖、焖、蒸、拌等方法。

177. 患高血压的主要危险因素有哪些？预防高血压，需要特别关注哪些行为？

患高血压的主要危险因素：高血压家族史、超重和肥胖、高盐饮食、过量饮酒、缺乏体力活动、精神紧张等。

预防高血压，需要关注的行为：控制体重，限盐限酒，适度活动，劳逸结合，保持心理平衡。

178. 为什么要经常开窗通风？

通风不好的屋子，人们呼出的气体会滞留室内，在室内活动扬起的灰尘也会在空气中累积，时间长了，不仅空气中的二氧化碳浓度增加，氧气浓度降低，而且病菌、病毒在室内传播的机会还会增加，长时间呼吸这样的空气，容易患上呼吸道疾病，而且身体的抵抗力会降低，患传染病的机会会增多。

179. 被犬、猫抓伤、咬伤（或破损伤口被舔）怎么办？

（1）用肥皂水和流动清水及时彻底地冲洗伤口。

（2）尽快到当地医疗机构就医，对伤口做进一步处理，并且接种狂犬病疫苗。

（3）狂犬病疫苗的接种一定要按照程序按时全程足量注射。

（4）伤口原则上不缝合、不包扎、不涂软膏等，如果伤口出血，需要缝合包扎时，应以不妨碍引流、保证充分冲洗和消毒为前提，再进行规范缝合。还要注射破伤风抗毒素、抗狂犬病血清或使用狂犬病免疫球蛋白。

180. 家庭如何灭蝇？

搞好环境卫生，及时清除垃圾和粪便，可有效减少苍蝇滋生；安装纱门纱窗，防止苍蝇飞入室内；使用蝇拍、黏蝇条等方法捕杀苍蝇；室内蝇密度较高时，可用气雾杀虫剂灭蝇。

181. 在生活中如何杀灭蟑螂？

毒饵诱杀法、滞留喷洒法、开水烫杀灭法、人工捕杀。

182. 在农村，卫生厕所的标准是什么？

要求农村的厕所有墙、有顶，贮粪池不渗、不漏、密闭有盖，厕内清洁，无蝇蛆，基本无臭，及时清除粪便，并进行无害化处理。

183. 滥用抗生素可以引起哪些不良后果？

容易引发致病微生物的耐药性，引起药物不良反应；导致抗生素逐渐失去原有的功效，起不到治疗疾病的作用，甚至引起药源性疾病；滥用某些抗生素还可能导致耳聋（特别是儿童）和人体内菌群失调等，严重时还可能威胁生命。

184. 如何为孩子营造良好的家庭氛围？

父母不要在孩子面前吵架；对每个孩子应一视同仁；任何时候都不能对孩子失信或撒谎；父母之间要相互谦让，不可互相责备；父母与孩子之间要亲密无间；孩子的朋友来做客时，要表示欢迎；对孩子不能忽冷忽热，更不能动不动就发脾气；家里应该尊老爱幼，家里的事应该征求全家人的意见；家庭中要重视文体活动，周末应到户外活动；父母有缺点孩子也可以批评，应欢迎孩子提不同的意见。

185. 家长应该怎样教育青春期的孩子？

创造良好的生活环境，树立正确的行为典范，提高青少年经受挫折的能力，对子女错误行为的教导要合适，建立良好的亲子关系。

186. 青年人人际交往应遵守哪些原则？

平等交往，尊重他人，真诚待人，互助互利，诚信守礼，宽容大度。

187. 中年人如何进行自我心理保健？

量力而为，劳逸结合，定期体检，豁达乐观，和谐的家庭关系，学会倾诉。

188. 怎样消除心理疲劳？

（1）多进行一些体育活动和放松活动，如听音乐、散步、慢跑等。
（2）开怀大笑是消除疲劳的最好方法，也是一种愉快的发泄方式。
（3）沉着冷静地处理各种复杂问题，有助于舒缓压力。
（4）做错了事不要自悔自责，要保持正常工作。
（5）夜深人静时，悄悄地讲一些只给自己听的话，然后酣然入睡。

189. 公共交通出行有哪些好处？

选择公共交通出行不仅能减少大气污染，提高安全系数，同时能节约大量出行费用。我国城市的大气污染日益严重，尤其是大中城市，而城市大气污染物的主要来源之一就是汽车尾气的排放。公共交通出行能够减少私家车的数量，有利于减少汽车尾气的排放，减轻城市的大气污染。

190. 如何做到绿色装饰装修？

（1）选择绿色建筑装饰装修材料。油漆、涂料、胶粘剂和壁纸等是总挥发性有机物（TVOC）、苯系物、甲醛、卤代烃等污染的主要来源；复合地板、大芯板、饰面板、刨花板以及密度板等人造板材产品是造成室内甲醛污染的主要原因；石材、瓷砖类的产品是造成放射影响的主要原因，这些宜选择通过环境标志产品认证的建材产品，确保建筑装饰装修材料符合环保要求。

（2）适度装修应推崇简约装修，尽量减少建材产品的使用量和施工量。各类建材产品应搭配使用、适量使用。

191. 土壤污染会不会污染空气和水？

土壤污染也会污染周围区域的空气和水。例如，当土壤受到重金属污染后，含重金属浓度较高的污染表土容易在风力和水力的作用下分别进入到大气和水体中，导致大气污染、地表水污染、地下水污染等其他次生环境问题。当土壤受到挥发性有机污染物污染后，土壤中挥发性有机污染物会先从土壤中解吸至土壤气中，然后在浓度梯度的作用下，以分子扩散的形式从土壤气中迁移至地表空气或室内空气中，造成空气中该污染物的浓度超标。

192. 土壤放射性污染对人体健康的影响是什么？

土壤中的放射性物质可通过呼吸土壤尘由呼吸道进入人体，也可通过接触污染土壤由皮肤进入人体，还可通过食物链经消化道进入人体。放射性物质进入人体后，会使受害者头昏、疲乏无力、脱发、白细胞减少或增多，发生癌变等。此外，长寿命的放射性核素由于衰变周期长，一旦进入人体，其通过放射性裂变产生的 α、β、γ 射线，将对机体产生持续的照射使机体的一些组织细胞遭受破坏或变异。

193. 孕妇可以服用碘化钾药片吗？

碘化钾主要用于地方性甲状腺肿的预防。在碘缺乏病区的孕妇可以服用碘化钾药片。由于目前加碘食盐的普及，一般情况下不需要服用。

194. 服用碘盐能避免遭受辐射吗？

碘盐的主要成分是氯化钠，它与高血压及其他医学病症相关。碘盐中的碘含量过低，不能借以防止放射性碘的吸收。

第三章

预防接种服务规范

195. 什么是预防接种？

所谓预防接种，是把疫苗（用人工培育并经过处理的病菌、病毒等）接种在健康人的身体内使人在不发病的情况下，产生抗体，获得特异性免疫的过程。

196. 基本公共卫生服务中预防接种的服务对象是？

辖区内 0～6 岁儿童和其他重点人群。

197. 预防接种的服务内容是什么？

（1）预防接种管理

1）及时为辖区内所有居住满 3 个月的 0～6 岁儿童建立预防接种证和预防接种卡（簿）等儿童预防接种档案。

2）采取预约、通知单、电话、手机短信、网络、广播通知等适宜方式，通知儿童监护人，告知接种疫苗的种类、时间、地点和相关要求。在边远山区、海岛、牧区等交通不便的地区，可采取入户巡回的方式进行预防接种。

3）每半年对辖区内儿童的预防接种卡（簿）进行 1 次核查和整理，查缺补漏，并及时进行补种。

（2）预防接种

根据国家免疫规划疫苗免疫程序，对适龄儿童进行常规接种。在部分省份对重点人群接种出血热疫苗。在重点地区对高危人群实施炭疽疫苗、钩体疫苗应急接种。根据传染病控制需要，开展乙肝、麻疹、脊灰等疫苗强化免疫或补充免疫、群体性接种工作和应急接种工作。

1）接种前的工作。接种工作人员在对儿童接种前应查验儿童预防接种证（卡、薄）或电子档案，核对受种者姓名、性别、出生日期及接种记录，确定本次受种对象、接种疫苗的品种。询问受种者的健康状况以及是否有接种禁忌等，告知受种者或者其监护人所接种疫苗的品种、作用、禁忌、不良反应以及注意事项，可采用书面或（和）口头告知的形式，并如实记录告知和询问的情况。

2）接种时的工作。接种工作人员在接种操作时再次查验并核对受种者姓名、预防接种证、接种凭证和本次接种的疫苗品种，核对无误后严格按照《预防接种工作规范》规定的接种月（年）龄、接种部位、接种途径、安全注射等要求予以接种。接种工作人员在接种操作时再次进行"三查七对"，无误后予以预防接种。三查：检查受种者健康状况和接种禁忌证，查对预防接种卡（薄）与儿童预防接种证，检查疫苗、注射器外观与批号、效期；七对：核对受种对象姓名、年龄、疫苗品名、规格、剂量、接种部位、接种途径。

3）接种后的工作。告知儿童监护人，受种者在接种后应在留观室观察30分钟。接种后及时在预防接种证、卡（薄）上记录，与儿童监护人预约下次接种疫苗的种类、时间和地点。有条件的地区录入计算机并进行网络报告。

（3）疑似预防接种异常反应处理

如发现疑似预防接种异常反应，接种人员应按照《全国疑似预防接种异常反应监测方案》的要求进行处理和报告。

198. 预防接种服务具体有哪些要求？

（1）接种单位必须为区县级卫生计生行政部门指定的预防接种单位，并具备《疫苗储存和运输管理规范》规定的冷藏设施、设备和冷藏保管制度，按照要求进行疫苗的领发和冷链管理，保证疫苗质量。

（2）应按照《疫苗流通和预防接种管理条例》《预防接种工作规范》《全国疑似预防接种异常反应监测方案》等相关规定做好预防接种服务工作，承担预防接种的人员应当具备执业医师、执业助理医师、执业护士或者乡村医生资格，并经过县级或以上卫生计生行政部门组织的预防接种专业培训，考核合格后持证方可上岗。

（3）基层医疗卫生机构应积极通过公安、乡镇（街道）、村（居）委会等多种渠道，利用提供其他医疗服务、发放宣传资料、入户排查等方式，向预防接种服务对象或监护人传播相关信息，主动做好辖区内服务对象的发现和管理。

（4）根据预防接种需要，合理安排接种门诊开放频率、开放时间和预约服务的时间，提供便利的接种服务。

199. 为什么儿童要进行预防接种？

孩子出生后，从母亲体内获得一定的抵抗传染病的能力。但随着月龄的增长，抵抗力会慢慢减弱和消失，孩子就容易受一些传染病的传染。为了提高儿童抵抗传染病的能力，预防传染病的发生，就需要有计划地给儿童进行预防接种，以保护儿童健康成长。

200. 儿童预防接种宣传日是哪一天？

为了提高人民群众对儿童免疫工作的认识，增强儿童家长的参与意识，促进计划免疫工作的全面深入开展，国务院决定：从1986年起每年的4月25日为全国儿童预防接种宣传日。这一天，在全国范围内采取多种形式，大力宣传免疫接种知识，提高全社会的防病意识。

201. 预防接种的组织形式分几类？

预防接种的组织形式可分为常规接种、群体性预防接种和应急接种。

（1）常规接种。常规接种是指接种单位按照国家免疫规划疫苗的接种程序和预防接种服务周期，为适龄儿童提供的预防接种。

（2）群体性预防接种。群体性预防接种是指在特定范围和时间内，针对可能受某种传染病感染的特定人群，有组织地集中实施预防接种的活动。任何单位或者个人不得擅自进行群体性预防接种。

（3）应急接种。应急接种是在传染病流行开始或有流行趋势时，为控制疫情蔓延，对易感人群开展的预防接种活动。传染病暴发、流行时，县级以上地方人民政府或者其卫生行政部门需要采取应急接种措施的，依照《中华人民共和国传染病防治法》和《突发公共卫生事件应急条例》的规定执行。

202. 预防接种的服务形式有哪几类？

预防接种的服务形式一般有定点接种、入户接种及临时接种。

（1）定点接种。定点接种主要包括：根据责任区的人口密度、服务人群以及服务半径等因素设立预防接种门诊，实行按日（周、旬）进行预防接种；农村地区根据人口、交通情况以及服务半径等因素，设置覆盖1个或几个村级单位的固定预防接种点，按月进行预防接种；设有产科的各级各类医疗卫生机构对住院分娩的新生儿，按照"谁接生，谁接种"的原则，承担新生儿乙肝疫苗及卡介苗预防接种服务。

（2）入户接种。边远山区、牧区等交通不便的地区，采取入户巡回进行预防接种的方式，每年提供不少于6次预防接种服务。预防接种日期要固定，应选在大多数群众方便的时间。

（3）临时接种。在流动人口等特殊人群儿童集聚地设立临时预防接种点，选择适宜时间，为适龄人群提供预防接种服务。

203. 什么是儿童预防接种证？

按照《中华人民共和国传染病防治法》的规定，新生儿出生后，家长应及时到居住地的乡镇（街道）卫生院预防接种门诊办理儿童预防接种证，并按规定的免疫程序带孩子到指定的预防接种点接受有关疫苗的接种。儿童预防接种证是儿童健康的身份证，要妥善保存，以便在儿童入托、入学时学校查验儿童的预防接种情况。

204. 为什么要对入托、入学儿童进行查验证工作？

通过对入托、入学儿童预防接种证的查验，加强托幼机构和学校的传染病控制，督促无证和漏种儿童及时进行补证、补种，保护儿童的身体健康。

205. 儿童预防接种证如何办理？

在儿童出生后1个月内，其监护人应当到儿童居住地的接种单位为其免费办理预防接种证。未按时建立预防接种证或预防接种证遗失者应及时到接种单位补办。

206. 流动儿童预防接种工作如何管理？

在暂住地居住3个月以下的临时流动儿童由现寄居地接种单位及时接种；寄居当地时间在3个月及以上的，由现寄居地接种单位及时接种并建立预防接种卡（簿），无预防接种证者需同时建立、补办预防接种证。

207. 儿童在预防接种前后，家长应当注意哪些问题？如何加强与接种人员的沟通？

家长的作用在儿童预防接种工作中不容忽视。在预防接种时，家长应带孩子到政府部门认定的合格预防接种门诊进行预防接种。在接种疫苗之前，家长应特别注意孩子有无急性疾病、过敏体质、免疫功能不全、神经系统疾患等情形，并在接种人员的指导下进行接种。如在新生儿接种疫苗前，家长配合接种人员，做好对新生儿健康状况的问诊和一般健康检查，提供新生儿的健康状况，包括出生时是否足月顺产，出生体重多少，新生儿出生评分情况，有无先天性出生缺陷，是否患某种疾病，等等，以便接种人员正确掌握疫苗接种的禁忌证，并决定是否接种疫苗。疫苗接种后，家长或监护人若发现受种儿童有可疑情况时，应立即咨询接种工作人员，必要时尽快就医，以便得到及时正确的处理。

208. 医务人员在疫苗接种前应该注意哪些事项？

预防接种人员在实施接种前，应当告知受种者或者其监护人所接种疫苗的名称、作用、禁忌、不良反应及其注意事项，询问受种者的健康状况以及是否有接种禁忌等情况，并如实记录告知和询问情况。受种者或者其监护人应当了解预防接种的相关知识，并如实提供受种者的健康状况和接种禁忌等情况。预防接种人员应当对符合接种条件的受种者实施接种，并依照国务院卫生主管部门的规定，填写并保存接种记录。对于因有接种禁忌而不能接种的受种者，预防接种人员应当对受种者或者其监护人提出医学建议。

209. 接种疫苗后要注意些什么？

预防接种后要让孩子适当休息，不要做剧烈运动，不要吃辣椒等刺激性食物，暂时不要洗澡，有时可能发生"接种反应"，如轻微发热、精神不振、不想吃东西、哭闹等，一般都不严重。极个别的孩子可能会高烧，可及时到医院就诊，给予对症治疗。

210. 接种单位应当具备哪些条件？

第一，具有医疗机构执业许可证。

第二，具有经过县级卫生行政主管部门组织的预防接种专业培训并考核合格的执业医师、执业助理医师、护士或者乡村医生。

第三，具有符合疫苗储存、运输管理规范的冷藏设施、设备和冷藏保管制度。

211. 接种场所有哪些要求？

接种场所室外要设有醒目的标志，室内应清洁、光线明亮、通风保暖，有接种工作台、坐凳以及儿童和家长休息、等候的设施。接种场所应当按照登记、健康咨询、接种、记录、观察等内容进行合理分区，确保接种工作有序进行。

在接种室、接种工作台分别设置醒目的疫苗接种标记，避免错种、重种和漏种。

公示相关资料，包括疫苗的品种、免疫程序、接种方法、作用、禁忌、不良反应、注意事项，以及第二类疫苗的接种服务价格等。同时要做好室内消毒及消毒记录。

212. 如何加强疫苗管理、规范预防接种服务？

加强疫苗管理、规范预防接种服务十分重要。各级疾控机构、接种单位应严格按照有关规定购进、储存和运输疫苗。接种人员要严格按规范实施接种服务。包括接种前告知；严格执行免疫程序或接种方案；接种后观察；接种后可疑反应及时处理和上报等。

213. 接种疫苗安全吗？

接种疫苗是安全的。第一，国家推出任何一种疫苗都是经过长期或大量的试验确定安全有效后才会纳入预防接种工作范畴的；第二，国家有统一的《预防接种服务规范》要求，国内任何地方的操作要求都是一致的；第三，预防接种点均是由当地卫生行政部门审查后设立的，在达到国家免疫规划工作要求后才实施接种工作。

214. 如何看待接种疫苗后引发的事件？

疫苗接种引发事件的增多，直接原因是疫苗接种数量和接种剂次的增加。尽管接种疫苗后发生事件的概率非常低，但因为目前我国疫苗接种数量很大，种类较多，小概率事件导致的绝对数肯定会随之增加，公众包括媒体对此应有正确的认识。

以偶合症为例。偶合症是指受种者正处于某种疾病的潜伏期，或者存在尚未发现的基础疾病，接种后巧合发病（复发或加重）。偶合症的发生与疫苗本身无关，不属于预防接种异常反应，但是最容易出现，也最容易造成民众误解。而疫苗接种率越高、种类越多，发生的偶合率也越大。

215. 什么是疑似预防接种异常反应？

疑似预防接种异常反应（简称AEFI）是指在预防接种过程中或接种后发生的可能造成受种者机体组织器官或功能损害，且怀疑与预防接种有关的反应。

216. 疑似预防接种异常反应分哪几类?

疑似预防接种异常反应可分为一般反应、异常反应、接种事故、偶合症、心因性反应、不明原因反应等。

217. 什么是预防接种一般反应?

一般反应是指在预防接种后发生的、由疫苗本身所固有的特性引起的、对机体造成一过性生理功能障碍的反应。常见的预防接种一般反应主要有发热、局部红肿、硬结,同时可能伴有全身不适、倦怠、食欲不振等综合症状。

218. 接种疫苗后出现的一般反应如何处理?

接种疫苗后,应在接种单位观察30分钟。有部分受种者会出现一般反应,这些症状一般会维持1~2天即可消失,不需要任何处理。受种者接种疫苗后出现发热、局部红肿等一般反应,应适当休息,多喝开水,注意保暖,防止继发其他疾病。

219. 什么是预防接种异常反应?

预防接种异常反应是指合格的疫苗在实施规范接种过程中或者实施规范接种后造成受种者机体组织器官、功能的损害,相关各方均无过错的药品不良反应。

220. 哪些情形不属于预防接种异常反应?

疫苗本身特性引起的接种后一般反应;因疫苗质量不合格给受种者造成的损害;因接种单位违反预防接种工作规范、免疫程序、疫苗使用指导原则、接种方案给受种者造成的损害;受种者在接种时正处于某种疾病的潜伏期或前驱期,接种后偶合发病;受种者有疫苗说明书规定的接种禁忌,在接种前受种者或者其监护人未如实提供受种者的健康状况和接种禁忌等情况,接种后受种者原有的疾病急性复发或病情加重;因心理因素发生的个体或者群体的心因性反应。

221. 什么是预防接种偶合症?

预防接种偶合症是指受种者正处于某种疾病的潜伏期,或者存在尚未发现的基础疾病,接种后巧合发病(复发或加重),因此偶合症的发生与疫苗本身无关。疫苗接种率越高、品种越多,发生的偶合率越大。

以儿童偶合发病为例。我国卫生服务需求调查结果显示,0~4岁儿童两周患病率为17.4%，因此儿童接种疫苗后，即使接种是安全的，在未来两周内，每100名接种疫苗的儿童中仍会有约17名儿童由于患其他疾病，尽管所患疾病与疫苗接种无关，但由于时间上与接种有密切关联，非常容易被误解为预防接种异常反应。再以新生儿接种乙肝疫苗偶合死亡为例。我国新生儿（0～28天）死亡率为10.2‰，全国每年出生儿童约为1600万，据此推算，全国每年约有16.32万名新生儿死亡，即每天约有453名新生儿死亡。按照我国乙肝疫苗免疫程序规定，乙肝疫苗在儿童出生后24小时内接种，以全国新生儿乙肝疫苗首针及时（出生后24小时内）接种率75%计算，则每天约340名新生儿死亡者接种了乙肝疫苗，即全国每天新生儿接种乙肝疫苗可能出现偶合死亡340起。

222. 如何监测疑似预防接种异常反应？

目前，在我国已建立了疑似预防接种异常反应监测系统。对疫苗接种后出现的怀疑与预防接种有关的不良反应均需要报告和监测，责任报告单位和报告人为各级各类医疗机构、疾病预防控制机构和接种单位及其执行职务的人员，发现疑似预防接种异常反应均要进行报告，必要时进行调查处理。报告和处理按照卫生部制定的《预防接种工作规范》和《预防接种异常反应鉴定办法》等规定进行。

223. 发现或接到报告有预防接种异常反应时，应该做哪些工作？

怀疑与预防接种有关的死亡、群体性反应或引起公众高度关注的事件，县级疾控机构和接种单位及其执行职务的人员，在发现后2小时内，向所在地或上级卫生行政部门和药品监督管理部门报告；组织调查；现场调查和收集相关资料；分析资料；专家讨论；初步结论和建议；撰写调查报告；异常反应的判定；预防接种异常反应的处置。

224. 我国关于预防接种异常反应是如何实施补偿的？

《疫苗流通和预防接种管理条例》明确规定：因预防接种异常反应造成受种者死亡、严重残疾或者器官组织损伤的，应当给予一次性补偿。

因接种第一类疫苗引起异常反应需要对受种者予以补偿的，补偿费用由省、自治区、直辖市人民政府部门在预防接种工作经费中安排；因接种第二类疫苗引起异常反应需要对受种者予以补偿的，补偿费用由相关的疫苗生产企业承担。预防接种异常反应具体补偿办法由省、自治区、直辖市人民政府制定。

异常反应是疫苗本身固有特性引起的，是不可避免的；异常反应的发生是小概率事件，它既不是疫苗质量问题造成，也不是实施差错造成，各方均无过错。

通过预防接种建立免疫屏障，保护受种者的同时，也保护了受种者周围人群。因此，对受种者予以一定经济补偿，而不是赔偿。

225. 什么是免疫规划?

免疫规划又称计划免疫，是指根据特定传染病疫情的监测和人群免疫状况分析，按照规定的免疫程序有计划地进行人群预防接种，提高人群免疫水平，达到控制以至最终消灭相应传染病的目的而采取的重要措施。

226. 免疫的意义是什么?

通过诱导免疫力来预防疾病的手段——疫苗，正在全球范围被广泛性、常规性应用，即避免疾病发生胜于发生疾病后再去治疗，让人们避免痛苦、伤残和死亡。据世界卫生组织统计，2002年全球免疫预防避免了大约200万人死亡。另外，免疫预防降低了传染病的发生，缓解了卫生工作压力，使节约下来的经费可用于其他的卫生服务。

免疫预防是一种已经被证实的可以控制甚至消灭疾病的有效措施。1967至1977年期间，世界卫生组织通过开展强化免疫活动，消灭了天花的自然流行。自1998年世界卫生组织及其合作伙伴在全球开展消灭脊髓灰质炎以来，脊灰的发病已经下降了99%，使约5百万人摆脱了瘫痪的疾患。在2000至2008年期间，全球麻疹死亡率下降了78%。

227. 《中华人民共和国传染病防治法》关于免疫规划的规定有哪些?

《中华人民共和国传染病防治法》第十五条规定：国家实行有计划的预防接种制度。国务院卫生行政部门和省、自治区、直辖市人民政府卫生行政部门，根据传染病预防、控制的需要，制定传染病预防接种规划并组织实施。用于预防接种的疫苗必须符合国家质量标准。国家对儿童实行预防接种证制度。国家免疫规划项目的预防接种实行免费。医疗机构、疾病预防控制机构与儿童的监护人应当相互配合，保证儿童及时接受预防接种。

228. 什么是基础免疫?

基础免疫是指人体初次接受某种疫苗的全程足量的预防接种。对儿童来说，基础免疫是一周岁内将麻疹疫苗、脊髓灰质炎疫苗、百白破疫苗、卡介苗和乙型肝炎疫苗、乙脑减毒活疫苗全部按照免疫程序的要求，全程、足量、有效地完成接种，使之能对针对性传染病获得最佳的免疫效果。

229. 什么是加强免疫？

儿童接受基础免疫后，人体产生的免疫力可持续一段时间，随着时间的推移，这种免疫力将逐步降低甚至消失。为了使身体继续维持充分的免疫力，根据不同生物制品的基础免疫情况，进行同类疫苗的复种。

230. 主动免疫与被动免疫有何区别？

主动免疫是指在抗原的刺激下，使机体产生抗体的方法；被动免疫是指将抗体直接输入人体，使机体被动接受抗体，获得特异性免疫能力。主动免疫需要经过几天、几个星期或更长时间才能出现，但可以长久保持。主动免疫是由机体自身免疫系统产生的保护力，对随后的感染有高度的抵抗能力；被动免疫的特点是效应快，一经输入，可立即获得免疫力，但维持时间短。

231. 被动免疫按获得方式分几类？

被动免疫按获得方式可分为两类：

第一，天然被动免疫，即在天然情况下被动获得的免疫力。例如，母体内的抗体可以通过胎盘传给胎儿，使胎儿获得一定的免疫力。一般作用时间维持在一周岁之内，以后随着儿童渐长天然被动免疫会逐渐消失。

第二，人工被动免疫，是用人工的方法给人直接输入免疫物质（如抗毒素、丙种球蛋白、抗菌血清、抗病毒血清）而获得免疫力。这种免疫力效应快，但维持时间短。一般用于治疗或在特殊情况下用于紧急预防。

232. 儿童计划免疫与成人疫苗接种有何区别？

儿童计划免疫是一项国策，有系统性，有一定的接种程序，带一定的强制性；成人接种是补种类，缺什么接种什么，是个人行为。儿童计划免疫许多项目是免费的（国家财政支出的），是一项儿童福利，而成人是一项保健，需自费。

233. 什么是扩大国家免疫规划？

为贯彻温家宝总理在第十届全国人大五次会议上提出的"扩大国家免疫规划范围，将甲肝、流脑等15种可以通过接种疫苗有效预防的传染病纳入国家免疫规划"的精神，自2008年开始，一是全国范围内在使用乙肝疫苗、卡介苗、脊灰疫苗、百白破疫苗、麻疹疫苗、白破疫苗等6种国家免疫规划疫苗基础上，以无细胞百白破疫苗替代百白破疫苗，将甲肝疫苗、流脑疫苗、乙脑疫苗、麻腮风疫苗纳入国家免疫规划，对适龄儿童进行常规接种。二是在重点地区对重点人群进行出血热疫苗接种；发生炭疽、钩端螺旋体病疫情或发生洪涝灾害可能导致钩端螺旋体病暴发流行时，对重点人群进行炭疽疫苗和钩体疫苗应急接种。

234. 免疫规划所用的生物制品及预防的疾病分别是什么?

2008年，我国实施扩大国家免疫规划后，儿童计划免疫接种的疫苗种类在卡介苗、脊髓灰质炎疫苗、麻疹疫苗等"五针三粒药"的基础上，增加了乙肝疫苗、甲肝减毒活疫苗、无细胞三联疫苗、麻风疫苗、麻腮风疫苗、A群流脑疫苗、A+C群流脑疫苗、乙脑减毒活疫苗、出血热疫苗、炭疽疫苗和钩体疫苗等，可预防结核、乙肝、脊髓灰质炎、乙型脑炎、流行性脑脊髓膜炎、甲肝、百日咳、白喉、破伤风、麻疹、风疹、流行性腮腺炎、流行性出血热、炭疽和钩端螺旋体病等15种传染病。

235. 什么是儿童免疫程序?

儿童免疫程序是根据有关传染病的流行特征、免疫因素、卫生设施等条件，由国家对不同年（月）龄儿童接种何种疫苗做出的规定。包括疫苗的种类、接种起始年龄、针次、间隔，复种时间及联合免疫等。

表3-1　国家免疫规划疫苗程序

疫苗	接种对象月(年)龄	接种剂次	接种部位	接种途径	接种剂量/剂次	备注
乙肝疫苗	0、1、6月龄	3	上臂三角肌	肌内注射	酵母苗5 μg/0.5 mL，CHO苗10μg/1 mL、20 μg/1 mL	出生后24小时内接种第1剂次，第(1)2剂次间隔≥28天
卡介苗	出生时	1	上臂三角肌中部略下处	皮内注射	0.1 mL	
脊灰疫苗	2、3、4月龄,4周岁	4		口服	1粒	第1、2剂次,第2、3剂次间隔均≥28天

续表 3-1

疫苗	接种对象月(年)龄	接种剂次	接种部位	接种途径	接种剂量/剂次	备注
百白破疫苗	3、4、5 月龄,18～24 月龄	4	上臂外侧三角肌	肌内注射	0.5 mL	第1、2剂次,第2、3剂次间隔均≥28天
白破疫苗	6 周岁	1	上臂三角肌	肌内注射	0.5 mL	
麻风疫苗(麻疹疫苗)	8 月龄	1	上臂外侧三角肌下缘附着处	皮下注射	0.5 mL	
麻腮风疫苗(麻腮疫苗、麻疹疫苗)	18～24 月龄	1	上臂外侧三角肌下缘附着处	皮下注射	0.5 mL	
乙脑减毒活疫苗	8 月龄,2 周岁	2	上臂外侧三角肌下缘附着处	皮下注射	0.5 mL	
A 群流脑疫苗	6～18 月龄	2	上臂外侧三角肌附着处	皮下注射	30 μg/0.5 mL	第1、2剂次间隔3个月
A+C 流脑疫苗	3 周岁,6 周岁	2	上臂外侧三角肌附着处	皮下注射	100 μg/0.5 mL	2剂次间隔≥3年;第1剂次与A群流脑疫苗第2剂次间隔≥12个月
甲肝减毒活疫苗	18 月龄	1	上臂外侧三角肌附着处	皮下注射	1 mL	
出血热疫苗(双价)	16～60 周岁	3	上臂外侧三角肌	肌内注射	1 mL	接种第1剂次后14天接种第2剂次,第3剂次在第1剂次接种后6个月接种

续表 3-1

疫苗	接种对象 月(年)龄	接种 剂次	接种部位	接种途径	接种剂量 /剂次	备注
炭疽疫苗	炭疽疫情发生时,病例或病畜间接接触者及疫点周围高危人群	1	上臂外侧三角肌附着处	皮上划痕	0.05 mL(2滴)	病例或病畜的直接接触者不能接种
钩体疫苗	流行地区可能接触疫水的7~60岁高危人群	2	上臂外侧三角肌附着处	皮下注射	成人第1剂0.5 mL,第2剂1.0 mL;7~13岁剂量减半,必要时7岁以下儿童依据年龄、体重酌量注射,不超过成人剂量1/4	接种第1剂次后7~10天接种第2剂次
乙脑灭活疫苗	8月龄(2剂次),2周岁,6周岁	4	上臂外侧三角肌下缘附着处	皮下注射	0.5 mL	第1、2剂次间隔7~10天
甲肝灭活疫苗	18月龄,24~30月龄	2	上臂三角肌附着处	肌内注射	0.5 mL	2剂次间隔≥6个月

236. 推进免疫规划工作的意义是什么?

接种疫苗后出现不良反应的风险远远小于不开展预防接种而造成的传染病传播的风险。实施免疫前,我国传染病发病率非常高。自实施免疫规划以来,通过接种疫苗,大大减少了脊髓灰质炎、麻疹、百日咳、白喉、结核、破伤风、乙型肝炎等疾病的发病和死亡人数,有效地保护了广大儿童的身体健康,社会效益显著。

237. 如何保证疫苗接种质量？

冷链是保证疫苗接种质量的重要措施之一。所谓"冷链"是指疫苗从生产单位到使用单位，为保证疫苗在贮存、运输和接种过程中，都能保持在规定的温度条件下而装备的一系列设备的总称。

为了保证冷链的质量，在疫苗的运转过程中，加入管理因素，即人员、管理措施和保障的工作体系，用冷藏设施或设备把疫苗运转的整个过程，叫冷链系统。

238. 基层如何正确使用冷藏包（箱）？

打开冷藏包后，装入冻制好的冰排，冰排的数量应根据当时的环境而定，冷藏包的内部底层应垫上能减震和吸水的毛巾或纸，放好疫苗后，检查是否有空隙，如有空隙则用报纸填充、装好后，立即扣好锁扣或拉链，方可使用。

239. 冷藏包中疫苗摆放有什么要求？

脊灰疫苗、麻疹疫苗、麻腮风疫苗、甲肝减毒活疫苗、乙脑减毒活疫苗等放在冷藏包（箱）的底层；卡介苗、流脑疫苗放在中层，并有醒目标记；三联（包括无细胞三联）、二联、乙肝疫苗放在上层；脊灰疫苗装在塑料袋内，无包装盒的疫苗和稀释液用纱布包好，冷藏包的空隙用纱布或纸张填充，疫苗安瓿不能直接与冰排接触，防止冻结。

240. 冰箱中疫苗存储需要注意哪些事项？

冰箱内贮存的疫苗应按品种、有效期分类码放，摆放整齐，疫苗与箱壁、疫苗与疫苗之间应留有 1～2 cm 的空隙；冰箱门因经常开启，温度变化较大，门内搁架不宜放置疫苗；每天记录冰箱内的温度及运转情况，每台冰箱内应配有温度计，并要有温度监测记录表，每天记录冰箱内的温度（至少两次）及其运转情况。

241. 每次冷链运转时需要做哪些工作？

疾病预防控制机构、疫苗生产企业、疫苗批发企业应对运输过程中的疫苗进行温度监测并记录。记录内容包括疫苗名称、生产企业、供货（发送）单位、数量、批号及有效期、启运和到达时间、启运和到达时的疫苗储存温度和环境温度、运输过程中的温度变化、运输工具名称和接送疫苗人员签名。疫苗的收货、验收、在库检查等记录应保存至超过疫苗有效期2年备查。

242. 对冷链设备内存储的疫苗的温度监测有什么要求?

应采用自动温度记录仪对普通冷库、低温冷库进行温度记录;采用温度计对冰箱(包括普通冰箱、冰衬冰箱、低温冰箱)进行温度监测。温度计应分别放置在普通冰箱冷藏室及冷冻室的中间位置,冰衬冰箱的底部及接近顶盖处,低温冰箱的中间位置。每天上午和下午各进行一次温度记录。

243. 对于失效或过期疫苗如何处理?

疾病预防控制机构、接种单位储存的疫苗因各种原因造成过期、失效时,应按照《医疗废物管理条例》的规定进行集中处置。

244. 什么是疫苗?

疫苗是将病原微生物(如细菌、立克次体、病毒等)及其代谢产物,通过人工减毒、灭活或利用基因重组技术等方法制成的用于预防传染病的一种主动免疫制剂。

245. 什么是第一类疫苗?

第一类疫苗是指政府免费向公民提供,公民应当依照政府的规定受种的疫苗,包括国家免疫规划确定的疫苗,省级人民政府在执行国家免疫规划时增加的疫苗,以及县级以上人民政府或者其卫生行政部门组织的应急接种或者群体性预防接种所使用的疫苗。

246. 什么是第二类疫苗?

第二类疫苗是指由公民自费并且自愿受种的其他疫苗。接种第二类疫苗应根据孩子的身体情况和疾病的流行情况而定,另外还包含接种费用的承担能力等因素。在接种第二类疫苗前,家长可带孩子先向疾病预防控制机构咨询后再做决定。

247. 为什么接种疫苗能预防疾病?

科学研究表明,当细菌或病毒侵入人体时,身体就会产生一种抵抗这种细菌或病毒的物质,这种物质就是抗体。不同的细菌或病毒会产生不同的抗体。接种疫苗就是人为地将经减毒或灭活等工艺处理的细菌或病毒接种给人,使机体产生这种抗体或细胞免疫反应，从而产生针对该种病原体的抵抗能力。

248. 疫苗接种后多久产生免疫力？

疫苗接种后产生免疫力的时间取决于疫苗的种类、接种的次数、接种途径以及身体的健康状况等。不同的疫苗，产生免疫力的时间亦不同。一般来说，初次接种需3～4周才能产生有效的免疫，其免疫力相对来说较弱，维持时间短。而再次接种时只要1周左右就能产生有效的免疫，其免疫力强，维持时间也长。所以，在预防某些有明显季节性的传染病（如流感等）时，最好在该病的流行季节前1个多月完成预防接种，有效防止发病。

249. 为什么有些疫苗需要加强免疫？

基础免疫获得的特异性抗体，有些无须加强免疫，有些在体内只能维持一段时间，待身体内抗体浓度降低时，应再接种，通过再次接种刺激机体产生抗体，使机体维持在足以抵抗病原体的水平。

250. 何谓减毒活疫苗？

减毒活疫苗是用弱毒、但免疫性强的微生物及代谢产物，经培养繁殖或接种于细胞、组织等生长繁殖后制成的疫苗。常用的减毒活疫苗有卡介苗（BCG）、麻疹疫苗、脊髓灰质炎疫苗、甲肝减毒活疫苗、乙脑减毒活疫苗、风疹减毒活疫苗、腮腺炎减毒活疫苗、水痘减毒活疫苗等。

251. 何谓灭活疫苗？

采用物理或化学方法，使病原微生物失去致病力，但仍保留其免疫原性制成的疫苗为灭活疫苗。目前，我国使用的灭活疫苗有百日咳疫苗、流行性感冒疫苗、乙脑灭活疫苗、甲肝灭活疫苗等。

252. 什么是基因重组疫苗？

基因重组疫苗，是通过基因重组技术生产的疫苗。如重组乙型肝炎疫苗。

253. 减毒活疫苗与灭活疫苗有何区别？

减毒活疫苗免疫作用时间长，一次免疫可产生持久的免疫，免疫效果牢固，但不稳定，不易于保存和运输，疫苗在机体内有毒力恢复的潜在危险性。灭活疫苗在灭活过程中可能损害或改变保护性抗原决定簇，产生毒性或潜在的有害免疫反应。灭活疫苗产生的免疫效果维持时间短，需多次注射，接种剂量大，但其比较稳定，易于保存和运输。

254. 几种疫苗可不可以同时接种?

如需同时接种两种以上国家免疫规划疫苗，应在不同部位接种，严禁将几种疫苗混合吸入1支注射器内接种。两种减毒活疫苗如未同时接种，应至少间隔4周再接种。

255. 因某种原因造成疫苗漏种的，是否可以补种?

如儿童未完成规定的免疫接种，因故迁移、外出、寄居外地，可凭接种证到所在地接种门诊继续接种。家长应当尽早带孩子到所在地接种门诊进行补种，具体补种程序咨询接种医生或疾病预防控制机构。

256. 儿童接种疫苗一般有哪些禁忌证?

不同种类疫苗的接种禁忌证不一样，接种时应严格按疫苗使用说明进行接种。一般来说，患有各种急性传染病、发热、心脏病、高血压、肝肾疾病、活动性肺结核、免疫功能低下或免疫缺陷者、活动性风湿症、哮喘、荨麻疹等病人，不能接种疫苗或者待症状缓解并恢复健康后，在医生的指导下进行免疫接种。

257. 儿童接种疫苗前后需要注意什么? 可能会出现哪些症状反应?

儿童家长在每次接种疫苗前，应如实向接种人员提供孩子的既往和近期健康状况、既往接种史和反应史等情况，以确定儿童是否可以接种相关疫苗。对绝大多数人而言，接种疫苗是安全的。但由于个体差异等原因，个别孩子在接种后可能在接种部位发生红肿、疼痛、硬结等，或出现发热、全身不适、倦怠、食欲不振、乏力等症状，这些都是预防接种后的一般反应，病情轻微，一般不需任何处理即可恢复。极少数孩子在接种后可出现罕见的异常反应，如无菌性脓肿、过敏反应等，病情相对较重，需要及时治疗。

258. 为什么有些免费疫苗要集中在同一天接种?

有些疫苗，如A群流脑、卡介苗等为多个人份一个包装，即1支疫苗含有接种几名儿童的疫苗量。按相关规定，活疫苗在打开30分钟后、灭活疫苗在打开1小时后未能用完的应全部废弃。如果预防接种单位随时为适龄儿童接种上述疫苗，因接种对象不够，会造成疫苗浪费。把接种时间集中在同一天，可以避免疫苗浪费。同时，在农村地区，集中在同一天接种疫苗，可有效减轻预防接种工作人员的工作负担，从而保障其集中精力做好接种工作。

259. 在同一天接种同样的疫苗，为什么有的儿童不能免费？

接种国家免疫规划的疫苗，其免费接种对象为规定实施时间起达到免疫程序规定各剂次月（年）龄的儿童，即所谓的适龄儿童，如果该儿童在接种时超过了规定实施时的年龄范围，即使接种同种疫苗也不能享受免费接种。

260. 流动儿童可以享受免费接种吗？

流动儿童与本地儿童享受同样的接种服务。无论其现住址是否为户籍所在地，按照免疫程序，所有达到各疫苗各剂次应种月（年）龄的适龄儿童，均可以到现住地的接种单位接受常规疫苗的免费接种。

261. 为什么有的疫苗要注射2~3次？

因为第一次注射后，人体产生的免疫反应是初次免疫反应，这一过程中产生的抗体量较少，在体内保留的时间也不长，免疫效果不强。在第二次注射后，人体产生的免疫反应是2次免疫反应，其产生的抗体量是初次反应抗体量的好几倍，而且能在体内长期保留，免疫效果好。如果把2~3次注射的疫苗总量一次注射，则会加重接种反应，且免疫效果不好，所以，有些疫苗要分2~3次接种。

262. 什么是安全注射？

对疫苗和药物应用灭菌的注射器和规范的操作进行注射，并对使用过的器具进行安全处理称为安全注射。安全注射包括三个要素：对接受注射者无害；对实施注射者无危险；注射后的物品（废物）不会给公众带来危害。

263. 预防接种时不安全的注射可造成哪些危害？

传播血源性疾病，导致化脓性或细菌性感染，不正确注射技术导致的伤害，注射物质不合格造成的伤害等。

264. 如何进行疫苗安全注射？

选择安全有效的疫苗，疫苗的进货途径要规范；注射前接种人员应先穿好白大褂、戴手套、做好被接种者的皮肤消毒；一次性注射器、自毁型注射器使用后应放入防刺容器内，注射器针头不回盖；使用后的注射器必须销毁，可采用集中焚烧或填埋，焚烧必须完全将焚烧残余物进行掩埋。

265. 疫苗安瓿开启后多久疫苗将不能使用？

疫苗安瓿开启后应尽快使用。如不能立即用完，应盖上无菌干棉球冷藏。当疫苗安瓿开启后，活疫苗超过半小时、灭活疫苗超过1小时未用完，应将疫苗废弃。

266. 接种疫苗前，皮肤如何消毒？

用灭菌镊子夹取75%乙醇棉球或用无菌棉签蘸75%乙醇，由内向外螺旋式对接种部位皮肤进行消毒，涂擦直径≥5 cm，待晾干后立即接种。禁用含碘消毒制剂进行皮肤消毒。

267. 注射完疫苗后，注射器如何处理？

注射完毕后不得回套针帽。应将注射器具直接投入安全盒或防刺容器内，或毁形后统一回收销毁。

268. 为什么接种完后要留观半个小时？

接种疫苗以后，由于个人体质原因，会发生过敏反应。监测数据表明，过敏性休克大多发生在半小时之内，发生过敏性休克之后，如果不在医务人员监护范围之内就容易发生危险，所以接种现场必须配有医生和急救药品，主要是防止意外发生。

269. 疫苗冻结后还能使用吗？

除脊髓灰质炎疫苗和冻干制品外，其他疫苗经冻结后，不论出现凝块与否，都不可使用。因为疫苗作为蛋白抗原，冻结后蛋白质内部会形成冰晶，破坏蛋白结构，影响其抗原性，尤其是液体剂型、安瓿装的疫苗。

270. 如何开启疫苗？

将安瓿尖端疫苗弹至底部，用75%乙醇棉球消毒安瓿颈部后，再用消毒干棉球/纱布包住颈部掰开。

271. 吸取疫苗时应注意什么？

将注射器针头斜面向下插入安瓿的液面下，吸取疫苗。吸取疫苗后，将注射器的针头向上，排空注射器内的气泡，直至针头有一小滴疫苗出现为止。使用含有吸附剂的疫苗前，应当充分摇匀；使用冻干疫苗时，用注射器抽取稀释液，沿安瓿内壁缓慢注入，轻轻摇荡，使疫苗充分溶解，避免出现泡沫。

272. 何谓皮内注射法？

皮内注射是将药液注射于表皮与真皮之间的方法。在疫苗接种中，皮内注射主要用于卡介苗接种，接种部位为上臂三角肌下缘，皮肤常规消毒，待75%乙醇干后，用左手绷紧注射部位皮肤，右手持注射器，食指固定针管，针头斜面向上，与表面皮肤成10～15°角快速刺入皮内，待针头斜面进入皮内后，旋转90°，以免疫苗外溢，用左手拇指固定针柄，推动针栓注入疫苗0.1 mL，使局部形成一个圆形隆起的皮丘，直径为8～10 mm，并有毛孔可见。此时，旋转针管45°，使斜面向下，拔出针头，勿使用乙醇棉球或干棉球按揉。

273. 何谓皮下注射法？

将药液注入皮下组织的方法称为皮下注射。某些疫苗皮下注射的部位为上臂外侧三角肌附着处，方法是皮肤常规消毒，待75%乙醇干后，用左手绷紧注射部位皮肤，右手持注射器，食指固定针管，不可接触针栓，针头斜面向上，与皮肤表面成30～40°角，快速刺入皮下约至针头的2/3处，放松皮肤，左手固定针管，回抽无血后注入疫苗。如有回血，应更换注射部位，重新注射。注射完毕后用消毒干棉球轻压针刺处，快速拔出针头。应注意针头入刺角度不应超过45°，以免刺入肌层。注射吸附疫苗时，应注入皮下深层，以免发生硬结。

274. 何谓肌内注射法？

肌内注射是一种常用的药物注射方法，是指将药液通过注射器注入肌肉组织内。注射部位为臀部外上1/4处或上臂外侧三角肌中部，皮肤常规消毒后，待75%乙醇干后，用左手绷紧注射部位皮肤，右手持注射器（持毛笔式），中指固定针管，针头与皮肤表面成90°角，快速进针刺入针头2/3，放松皮肤，左手固定针管，回抽无血后，注入疫苗。如有回血，应更换注射部位，重新注射。注射完毕，快速拔出针头，局部可用消毒干棉球稍加按压针眼部位。注意切勿将针头全部刺入，以防针头从根部焊接处折断。注射后如有疼痛或硬结，可热敷。

275. 何谓口服接种法？

常用于脊髓灰质炎疫苗的服用。糖丸剂型的，儿童直接服用。服用时先将消毒过的汤匙将疫苗送入口中，然后用事先准备好的凉开水送服。月龄小的儿童可将糖丸用药匙碾碎，加少量凉开水调成糊状或将疫苗加入装有 5 mL 凉开水的玻璃容器内溶解成液体后送服。液体剂型的，较小儿童可直接滴入口中，月龄小的儿童呈仰卧位，接种者左手拇指和食指捏住儿童颊部，使嘴张开，将疫苗滴入舌根部。

276. 什么是乙肝疫苗？

乙肝疫苗是用于预防乙肝的特殊药物。疫苗接种后，可刺激免疫系统产生保护性抗体，这种抗体存在于人的体液之中，乙肝病毒一旦出现，抗体会立即作用，将其清除，阻止感染，并不会伤害肝脏，从而使人体具有了预防乙肝的免疫力，达到预防乙肝感染的目的。接种乙肝疫苗是预防乙肝病毒感染的最有效方法。

277. 为什么要对新生儿接种乙肝疫苗？

目前全世界还没有根治乙肝及乙肝并发症的特效药物，唯一有效的预防措施是注射乙肝疫苗。在我国，母婴传播是新生儿乙肝感染的主要途径，新生儿在24小时内接种第一针乙肝疫苗，可以有效地防止从带有乙肝病毒的妈妈那儿感染乙肝的危险。对于无乙肝感染的母亲来说，及时给孩子接种乙肝疫苗也非常重要，因为乙肝病毒不仅可以通过母婴传播，还可以通过其他途径传播。

278. 为什么要尽早接种乙肝疫苗？

新生儿必须在24小时内打完第一针，否则很难阻断母婴传播。1岁以内的儿童感染乙肝病毒后，将有90%以上会变成慢性病毒携带者；而7岁以上的人群，仅有10%变成慢性病毒携带者。所以接种乙肝疫苗越早越好。

279. 哪些人不能注射乙肝疫苗？

正在发病的乙肝病人或隐性感染者、慢性乙肝病毒携带者和乙肝病毒既往感染者，都没有必要注射乙肝疫苗。另外有发热、急性或慢性严重疾病者（如心、肾脏病等）、既往有过敏史者、早产儿及严重脏器畸形、严重皮肤湿疹等病人也不能注射乙肝疫苗。

280. 什么是乙肝免疫球蛋白？哪些人应该接种？

乙肝免疫球蛋白是从健康献血员中筛选出来的，其血浆含有滴度较高的乙肝表面抗体（抗-HBs），经过生物浓缩工艺制成的高效价乙肝免疫球蛋白。我国目前生产的为每毫升含抗-HBs100单位以上的注射剂。这种含量的制剂完全可以中和入侵人体的乙肝病毒（HBV）并将其清除，从而使机体迅速获得被动保护免疫，使新生儿或易感者免受感染。以下人群应该接种乙肝免疫球蛋白：乙型肝炎表面抗原（HBsAg）阳性以及HBsAg和E抗原双阳性的母亲和其所生婴儿；意外感染HBV的人群；与乙型肝炎患者或表面抗原（HBsAg）携带者密切接触者；免疫功能低下者。

281. 接种乙肝疫苗未产生抗体怎么办？

应采用灵敏方法重新检测，如酶联免疫或放射免疫来进行重新检测；如使用先进的检测技术，仍未发现抗体产生，可加大乙肝疫苗的剂量（每次10μg），每月注射一次，共3～4次。

282. 乙肝病毒的传播途径是什么？

乙肝病毒的传播途径是血源性传播、母婴传播及性传播。

283. 什么是乙肝"两对半"？

乙肝"两对半"是指①表面抗原（HBsAg）②表面抗体（HBsAb）③E抗原（HBeAg）④E抗体（HBeAb）⑤核心抗体（HBcAb）。所谓"小三阳"是指①④⑤三个指标阳性，"大三阳"指①③⑤三个指标阳性，单纯①阳性是乙肝病毒携带者。"大三阳"的传染性最大，其次为"小三阳"。只有②是保护性抗体，一般不会感染乙肝。

284. 接种乙肝疫苗后有哪些副反应？

接种乙肝疫苗后，有的受种者会在接种部位发生轻度的红、肿、热、痛的炎症反应，有的还可能出现局部淋巴结肿大或淋巴管炎。这些都是局部反应，一般在48～72小时内消退。少数受种者会出现发热、头痛、头晕、乏力、嗜睡和周身不适等全身反应，极个别会出现恶心、呕吐、腹痛、腹泻等症状。这些全身反应通常也是短暂的，大多会在24小时内消失。

285. 孕妇、哺乳期妇女能否接种乙肝疫苗？

孕妇和哺乳期妇女不是接种乙肝疫苗的禁忌证。对于孕妇来说，接种疫苗虽无禁忌，但最好避免怀孕后3个月内及分娩前1个月内接种乙肝疫苗。

286. 脊髓灰质炎为何又称为小儿麻痹症?

脊髓灰质炎是由一种脊髓灰质炎病毒引起的急性肠道传染病，病毒进入人体后主要侵犯中枢神经系统，尤其是引起脊髓前角的灰白质区的神经细胞发生炎性坏死，使这些神经支配的肌肉无力，出现肢体弛缓性麻痹。该病主要发生在儿童，5岁以下者约占90%以上，所以人们通常称之为"小儿麻痹症"，有些地区又叫"婴儿瘫"。

287. 什么是脊髓灰质炎疫苗?

目前使用的脊髓灰质炎疫苗有口服脊髓灰质炎减毒活疫苗和脊髓灰质炎灭活疫苗，接种3剂口服脊灰减毒活疫苗后，95%以上的受种者能产生持久的免疫力。

288. 为什么新生儿出生后2个月要连续服用3次脊髓灰质炎疫苗?

脊髓灰质炎有Ⅰ、Ⅱ、Ⅲ型病毒，为了儿童服用方便，目前我国将3型脊髓灰质炎病毒混合在一起制成脊髓灰质炎3价混合疫苗。尽管在制造时已考虑到3个型疫苗病毒的配置比例，但仍存在一定的型间干扰作用，尤其是Ⅱ型对Ⅰ、Ⅲ型的干扰作用更明显。为了保证服用后3个型都能免疫成功，必须连续服用3次才能达到满意的效果。

289. 为什么不能用热水服用脊髓灰质炎疫苗?

脊髓灰质炎疫苗是活性疫苗，对高温非常敏感，用热水将糖丸泡化服用或是用热水送服，都会因高温而使病毒死亡，达不到预防的作用。同样，服用后的30分钟内也不要喝热饮或吃热的东西。

290. 服用脊髓灰质炎疫苗前后能给孩子哺乳吗?

年龄小的孩子在服用疫苗前后，最好不要哺乳。因为母乳中含有抗病毒抗体，对疫苗病毒有一定的中和作用，使得大部分疫苗失去活性。所以服用前，应该让孩子空腹；服用后的一小时内也应停止哺乳，这样接种效果会更好。

291. 为什么脊髓灰质炎疫苗不能带回家服用?

脊髓灰质炎减毒活疫苗对疫苗的储藏、运输、温度有严格的要求，疫苗由家长拿回家服用，在疫苗的运输、保存、喂服的任何一个环节出现问题，都会直接影响疫苗的免疫效果，达不到预防疾病的目的。特别要注意的是，该疫苗应溶于凉开水喂服，不能用热水，热水会使疫苗病毒失活，降低免疫效果。

292. 多次服用脊髓灰质炎疫苗是否对身体有害？

按照《预防接种工作规范》，每一种国家免疫规划疫苗都有规定的免疫程序，适龄儿童只要按程序接种够次数即可。但在脊髓灰质炎疫苗强化免疫时，可不论接种史，所有无禁忌的适龄儿童一律再次服用，这样做是为了避免漏掉一部分易感人群，脊灰疫苗是安全的生物制品，多次服用不会对身体有害。

293. 腹泻时，能不能接种脊髓灰质炎疫苗？

脊髓灰质炎疫苗必须经过喉咙以及部分的肠道吸收，才可以产生免疫力。因此，即使只是排稀软便的情况下，服用疫苗之后也会有某种程度的反应和降低疫苗免疫效果。

294. 服用脊髓灰质炎疫苗后产生的免疫力会持续多久？

口服糖丸后一周，血液中就会出现中和抗体，一个月后抗体可达到最高水平，即能起到免疫保护作用。这种免疫保护作用可持续3～8年，甚至更长。

295. 哪些儿童不适宜接种脊髓灰质炎疫苗？

重度佝偻病及重度营养不良者；发热、腹泻、急性传染病、免疫缺陷及体质异常虚弱者；对牛奶过敏者等不宜接种脊髓灰质炎疫苗。凡属暂时禁忌证者，如发热、腹泻、传染病等，当疾病痊愈后应及时补种疫苗。

296. 临床出现弛缓性麻痹的病例是否都是小儿麻痹症？

除了小儿麻痹症外，临床上许多疾病，如其他肠道病毒感染、一些神经系统的疾病等，都可以出现与脊髓灰质炎相似的麻痹症状。这些疾病在临床上有时很难鉴别。为了防止漏报，卫生部要求凡属急性弛缓性麻痹病例都要报告。

297. 急性弛缓性麻痹（AFP）包括哪几类疾病？

急性弛缓性麻痹包括：脊髓灰质炎、格林巴利综合征、横贯性脊髓炎、脊髓炎、脑脊髓炎、急性神经根脊髓炎、多神经病、神经根炎、外伤性神经炎、单神经炎、神经丛炎、周期性瘫痪、肌病、急性多发性肌炎、肉毒中毒、四肢瘫、截瘫和单瘫、短暂性肢体麻痹。

298. 全球消灭脊灰行动的目标是什么？

尽快阻断野生脊灰病毒传播，实现全球消灭脊灰认证，促进卫生系统发展，加强常规免疫接种和系统监测传染病。

299. 世界各国阻断脊灰野病毒传播的主要策略是什么？

目前主要有四项策略：一是儿童常规接种服用四剂口服脊灰减毒活疫苗（OPV），达到高免疫覆盖率；二是在强化免疫活动期间给特定年龄组儿童服用口服 OPV；三是通过报告和实验室检测 15 岁以下儿童的所有急性弛缓性麻痹（AFP）病例，监测脊灰野病毒病例；四是一旦将脊灰野病毒传播限制在某一特定地区后，开展有目标的"扫荡"式免疫活动。

300. 我国消灭脊灰、维持无脊灰状态开展的主要工作有哪些？

（1）通过脊灰疫苗常规接种、强化免疫活动，维持高的脊灰疫苗接种率，建立免疫屏障。

（2）加强急性弛缓性麻痹（AFP）病例监测。

（3）积极应对，防范脊灰野病毒输入。

301. 发现 AFP 病例后卫生部门应做好哪些工作？

发现 AFP 病例后，医疗单位应立即向当地疾病预防控制中心报告，要求城市在 12 小时内、农村在 24 小时内报告。疾控部门在接到报告后，应以最快的速度报告上级疾控机构，同时派专人进行流行病学调查，填写好调查表，并在医务人员协助下采集病人的粪便标本。

302. 为什么对 AFP 病例要及时采集粪便标本？

因为临床上许多疾病都可以使病人出现与脊髓灰质炎相似的麻痹症状，故临床上很难鉴别。随着消灭脊灰工作的日益深入，对脊髓灰质炎病例的诊断必须有可靠的实验室检测依据，即只有在病人的粪便标本中查到脊髓灰质炎衍生病毒才能诊断为脊髓灰质炎。因此，采集病人的粪便标本对疾病的监测和病例的分类具有重要意义。

303. 对 AFP 病例粪便标本采集有什么要求？

发现 AFP 病例后，应尽快采集病人粪便标本，这是因为感染脊髓灰质炎病毒后早期排出病毒量比较多，容易检测到。一般要求在发生麻痹14天内采集标本两份，两份间隔至少24小时采集，每份标本量在5克以上，采集后放置在有冰块的标本瓶中运送。若不能及时运送，应放在4℃冰箱内保存。

304. 什么是麻疹疫苗？

麻疹疫苗（简称MV）系用麻疹病毒减毒株接种鸡胚细胞经培养收获病毒液后冻干制成。按说明加灭菌注射用水待完全溶解后使用。于上臂外侧三角肌附着处皮下注射可起到预防麻疹的作用。

305. 为什么接种麻疹疫苗的起始年龄规定为8月龄？

出生8个月以内的婴儿血液中含有从母体获得的麻疹抗体，可以保护婴儿防止麻疹传染。在这时，如果接种麻疹疫苗，疫苗中的病毒就会被抗体中和掉，使疫苗不能发挥效力，达不到刺激机体产生免疫力的目的。出生8个月后，婴儿所携带的母亲抗体基本消失，婴儿的免疫系统亦更趋完善，这时接种麻疹疫苗容易成功。所以，接种麻疹的起始年龄规定为8月龄。

306. 对疑似麻疹病例标本采集有什么要求？

疑似麻疹病例的血标本在病人首诊就医时就可以在医疗部门或疾病预防控制机构采集，由于出疹后4～28天血标本阳性检出率近100%，3天内阳性检出率约为70%，如果第一份血在出疹3日内采集，而且实验室检测IgM为阴性，或临床需要对个别初诊为阴性的病人做出确诊，实验室需要在出诊后4～28天内收集第二份血样以重复检测。县级疾控机构负责血标本分离血清，并填写标本送检表，于3日内送市级疾控机构麻疹血清学实验室。鼻、咽拭子标本应在出疹前5天至出疹后5天采集，特别是爆发点的病例，并于2天内送省级疾病预防控制机构麻疹实验室，备检麻疹病毒。

307. 刚接种了麻疹疫苗，为什么还会感染上麻疹？

有的受种者明明刚接种了疫苗，却连续出现疹子、发热超过3天，经诊断确认感染上了麻疹。发生这样的情况并非疫苗出了问题，首先是受种者在未种前已经感染了麻疹病毒，只是一直处于潜伏期。刚好接种疫苗后，症状出现了。因为疫苗一般至少要经过2周才产生抗体，所以没能及时预防发病。其次，是在接种疫苗后到产生抗体（2周）的这段时间内，人体正处于免疫真空期，而在这段时间内，感染麻疹病毒后，并不能有效地抵抗病毒的侵袭，所以也会发病。

308. 我国为消除麻疹工作安排部署了哪些工作?

2006年，卫生部制定下发《2006—2012年全国消除麻疹行动计划》，提出了2012年消除麻疹的目标、工作指标及策略措施和保障措施。根据消除麻疹工作需要，卫生部多次组织专家对麻疹监测工作进行研讨，并于2009年1月修订下发了《全国麻疹监测方案》，以加强麻疹监测工作。2010年，卫生部会同发改委、教育部、财政部、国家药监局等部门制定《2010—2012年全国消除麻疹行动方案》，提出消除麻疹总目标和分年度目标、工作指标、工作内容与措施、组织与保障措施、督导检查与考核评价等方面内容，明确了相关部门职责。

309. 我国为消除麻疹工作采取了哪些综合免疫措施?

为消除麻疹工作，我国采取了以下三方面的综合免疫措施：

(1) 加强麻疹疫苗常规免疫接种。切实提高麻疹疫苗2剂次常规接种率是提高人群免疫力的根本。2005年国家调整了麻疹疫苗常规免疫程序和疫苗接种剂量，以弥补首剂免疫失败和覆盖首剂漏种的儿童，从而尽可能地消除免疫空白。实施扩大国家免疫规划以来，疫苗由原来的麻疹单价疫苗改为使用麻疹类联合疫苗，即8月龄接种1剂次麻疹-风疹联合疫苗（MR），麻风疫苗不足部分继续使用麻疹疫苗；18～24月龄接种1剂次麻疹-腮腺炎-风疹联合疫苗（MMR）。

(2) 开展麻疹疫苗强化免疫活动。为快速消除免疫空白，迅速提高人群免疫力，开展麻疹疫苗强化免疫是消除麻疹的有效策略之一。

(3) 加强入托、入学查验接种证工作。严格执行入托、入学儿童查验接种证工作是保证儿童2剂次麻疹疫苗达到95%接种率的重要关口，国际经验也证明这是提高接种率的有效措施，可以保证学龄人群具有高免疫力，阻断麻疹在学校等集体单位的传播。2005年卫生部和教育部联合下发了《关于做好入托、入学儿童预防接种证查验工作的通知》，2010年下发的《2010—2012年全国消除麻疹行动方案》规定每年各级联合教育部门开展统一的督导、评估活动，促进入托、入学儿童查验接种证工作的全面落实。

310. 什么是卡介苗?

卡介苗是一种最早由法国科学家卡尔梅特（Calmette）和介朗（Guérin）研制成功的疫苗（简称BCG）。即将有毒力的牛型结核分枝杆菌在甘油胆汁马铃薯培养基上长期培养传代，得到减毒菌株，用于预防结核菌感染。特别是对那些严重危及儿童生命的结核性脑膜炎和粟粒性结核有较好的预防效果。

311. 卡介苗免疫效果会持续多久？

卡介苗的保护率约为80%，保护作用可持续10～15年。

312. 为什么新生儿出生时要接种卡介苗？

我国计划免疫程序规定，新生儿出生时应立即接种卡介苗。这是因为新生儿对结核病没有胎传的被动免疫，出生后很容易得结核病，且病情较重，如急性粟粒性结核，尤其以结核性脑膜炎最为常见，对儿童健康的危害最大。新生儿出生后24小时接种卡介苗，可提高儿童对结核病的抵抗力，降低结核病的发病和死亡，尤其是大大降低了粟粒性结核和结核性脑膜炎的发病率。

313. 什么是卡介苗结核菌素反应测试？

受种者在接种卡介苗前需要做结核菌素反应测试，主要是为了检查过去有无感染过结核菌。在接种结核菌素之后的48小时内，接种部位出现不到10 mm红色结节状小点，即反应呈阴性，可以接种卡介苗，反之，则不能接种。

314. 接种卡介苗后多久人体才能产生抗体？

从接种卡介苗到体内产生抗结核病的抗体需要两个月左右的时间，故评价接种卡介苗成功与否，需要等三个月以后做结核菌素试验才能知道。

315. 接种卡介苗后会有哪些反应？

一般来说，接种卡介苗不会引起发热等全身反应。最常见的反应是注射后两周左右，先在局部皮肤出现红肿和硬结，中间逐渐软化成白色的小脓包，而后可自行吸收，或穿破表皮形成浅表溃疡，直径不超过0.5 cm。溃疡处有些脓液，然后逐渐结痂，痂皮脱落后会留下一个永久的瘢痕，称为卡痕。这种反应会持续2～3个月。

316. 什么是百白破疫苗？可预防什么疾病？

百白破疫苗是由百日咳、白喉、破伤风3种疫苗，按适当比例制成的混合疫苗。目前，有吸附百白破混合疫苗和吸附无细胞百白破混合疫苗。2008年我国实施国家扩大免疫后，无细胞百白破三联疫苗已逐渐代替了吸附百白破疫苗。接种百白破疫苗可预防百日咳、白喉、破伤风3种疾病。

317. 为什么百白破疫苗基础免疫要接种三针次?

在百白破疫苗中,百日咳疫苗的保护作用较差。根据研究证实,若只注射1针疫苗,对百日咳基本无预防作用;注射2针,对白喉和破伤风效果较好,但对百日咳的效果仍不太好;只有连续注射3针才能使儿童获得对百日咳的有效保护作用。

318. 哪些人群不能注射百白破疫苗?

经研究表明,在注射百白破疫苗时,凡患有癫痫、心肝肾疾病、活动性肺结核及有过敏史者,均不能注射,急性传染性疾病(包括恢复期)及发热者应暂缓注射。

319. 注射百白破疫苗后可能出现哪些反应?

注射百白破疫苗后的一般反应较轻微,注射后6~10小时可有注射部位的疼痛、红晕,少数受种者可能会出现轻微发热、疲倦、烦躁等反应。有的会在注射部位出现硬结,常要1~2个月才能消退,有时会形成无菌性脓肿,一般无妨,必要时可热敷。无细胞百白破疫苗取代吸附百白破疫苗后,副作用的发生率有了显著下降。

320. 创伤后如何预防破伤风?

当人体受伤后,应根据创伤的情况、污染的程度和伤者的免疫状况,决定使用清洗伤口、应用抗生素和免疫制剂等不同的措施。如果伤口清洁、表浅,只要将创伤处用生理盐水或冷开水冲洗即可,然后外用药水、碘酒等消毒剂;如果伤口处有异物,首先得取出异物,然后用消毒液冲洗;如果伤口较深、较大,污染严重时,则应在受伤后的6小时内进行外科清创术,同时使用抗生素预防感染,使用破伤风抗毒素。

321. 甲肝疫苗的种类及其可预防的疾病分别是什么?

目前,我国使用的甲肝疫苗主要是甲肝灭活疫苗和减毒活疫苗。两种疫苗均有良好的安全性和免疫效果,可预防甲型病毒性肝炎(简称甲肝,俗称黄疸肝炎)。

322. 什么是甲乙肝联合疫苗?

甲乙肝联合疫苗主要是用于预防甲肝、乙肝两种疾病的联合疫苗,即接种一种疫苗可同时预防两种疾病。全程免疫共需接种三剂次，首剂后1个月及6个月后分别接种第二剂、第三剂疫苗，上臂三角肌肌内注射。

323. 我国现行的流脑疫苗有几种？

我国广泛使用的流脑疫苗为A群流脑多糖疫苗和A+C群流脑多糖疫苗。

324. 乙脑疫苗有哪几种？可预防什么疾病？

我国使用的乙脑疫苗为乙脑减毒活疫苗和乙脑灭活疫苗。
可预防流行性乙型脑炎（简称乙脑）。

325. 什么是麻腮风疫苗？

麻疹-腮腺炎-风疹疫苗（简称MMR）是由麻疹疫苗、腮腺炎疫苗和风疹疫苗混合在一起制成的减毒活疫苗，接种一次后可预防这三种传染病。麻腮风三联疫苗既提高了免疫效果，又减少了接种剂次。

326. 什么是风疹疫苗？

风疹疫苗用于预防风疹，有单价疫苗，也有联合疫苗。风疹疫苗具有较好的稳定性和安全性，接种后95%以上受种者会产生良好的免疫应答。风疹疫苗也可用于育龄妇女，主要是预防胎儿发生先天性风疹综合征。

327. 风疹疫苗的免疫程序是什么？

风疹疫苗未列入计划免疫内，但要求8月龄儿童接种麻风疫苗，18月龄儿童加强接种麻腮风疫苗，育龄妇女接种风疹疫苗。

328. 什么是麻风疫苗？

麻风疫苗主要是用于预防麻疹、风疹两种疾病的联合疫苗。接种后95%以上的受种者能获得免疫成功，并能有长期的免疫保护。我国从扩大免疫开始后，麻风疫苗替代了麻疹疫苗的基础免疫，接种程序与麻疹疫苗相同。

329. 什么是腮腺炎疫苗？

腮腺炎疫苗是用于预防流行性腮腺炎的疫苗。有单价的，也有二联、三联疫苗。

330. 腮腺炎疫苗的免疫程序是什么?

适用于所有8月龄以上腮腺炎易感者。该疫苗为皮下注射,腮腺炎疫苗单苗尚未列入全国范围内的儿童计划免疫。

331. 什么是麻腮疫苗?

麻腮疫苗主要是用于预防麻疹、腮腺炎两种疾病的联合疫苗。接种后,可刺激机体产生抗麻疹病毒和腮腺炎病毒的免疫力。

332. 什么是水痘疫苗?

水痘疫苗是经水痘病毒传代毒株制备而成,是预防水痘感染的唯一手段。接种水痘疫苗不仅能预防水痘,还能预防因水痘带状疱疹而引起的并发症。

333. 水痘疫苗的接种程序是什么?

12月龄～12岁儿童接种一剂,大于13岁儿童需接种2剂,间隔6～10周,皮下注射。

334. 水痘疫苗适用人群有哪些?

主要适应于1岁或1岁以上的易感人群,水痘疫苗尚未纳入国家免疫规划,但是水痘极易在群体中引起暴发。我国每年患水痘的儿童多达数十万,建议适龄儿童在经济允许的情况下接种。

335. 什么是流感疫苗?

目前,我国使用的流感疫苗有三种:全病毒灭活疫苗、裂解疫苗和亚单位疫苗。流感疫苗用于预防流行性感冒。适用于任何可能感染流感病毒的健康人,每年在流行季节前接种一次,免疫力可持续一年。流感疫苗是预防和控制流感的主要措施之一。可以减少接种者感染流感的机会或者减轻流感症状。

336. 流感疫苗的免疫程序是什么?

成人及3岁以上儿童接种1剂次;6个月～35月龄儿童接种2剂次,间隔4周,上臂三角肌肌内注射或深度皮下注射。

337. 流感疫苗什么时间接种？

由于流感多发生在每年冬春季节，接种疫苗2周才能产生保护作用，所以接种疫苗的最好时间为9～12月，因为流感病毒很容易发生变异，所以应该每年接种1剂流感疫苗。

338. 流感疫苗接种的适宜人群有哪些？

接种流感疫苗的适宜人群包括：大于60岁的老年人，抵抗力较弱的人群，医院的医护人员，幼儿园儿童，小学、中学、大学的在校学生，公交、商业等公共服务人员，在人员相对集中且通风条件欠佳环境中工作的人员等。

339. 甲型H1N1流感疫苗是否能与季节性流感疫苗同时接种？

甲型H1N1流感疫苗可以与季节性流感疫苗同时接种，但要在不同部位接种。由于国内外尚无两种疫苗同时接种的临床试验数据，专家建议，如需接种两种疫苗，最好间隔14天以上。

340. 什么是人用狂犬病疫苗？

目前我国有纯化地鼠肾狂犬病疫苗、冻干人用狂犬病疫苗（Vero细胞）、人二倍体细胞狂犬病疫苗和鸡胚细胞狂犬病疫苗，以上疫苗均可刺激机体产生狂犬病病毒的免疫力，达到预防狂犬病发生的目的。

341. 人用狂犬病疫苗免疫程序是什么？

一般咬伤者于0天（第1天，当天）、3天（第4天，以下类推）、7天、14天、28天各注射狂犬疫苗1剂，共5针，儿童用量相同。严重咬伤者（头、面、颈、手指、多部位3处咬伤者，咬伤皮肤或舔触黏膜者），应按上述方法注射本疫苗，于0天、3天注射加倍量疫苗，并于0天注射本疫苗的同时，用抗狂犬病血清（40 IU/kg）或狂犬病免疫球蛋白（20 IU/kg）浸润咬伤局部和肌内注射。联合使用抗狂犬病血清或免疫球蛋白者，必须在全程疫苗注射完毕后再加强注射2～3剂疫苗，即在全程注射后第15天、75天或第10天、20天、90天加强。暴露前免疫程序0天、7天、21天（或28天）各接种1剂次。上臂三角肌肌内注射，小于2岁儿童可在大腿前外侧区肌内注射。

342. 狂犬疫苗的接种时限有什么要求？

原则上是越早越好。人狂犬病可有较长的潜伏期，暴露者只要未发病，不管距暴露时间多久仍应尽快接种疫苗，将发生狂犬病的可能性降至最低。

343. 面部被猫抓伤，是否应该接种人用狂犬疫苗？

从预防角度出发，建议暴露后按免疫程序接种人用狂犬疫苗和抗狂犬病人免疫球蛋白。

344. 接种人用狂犬疫苗能少接种两剂次吗？

应按照免疫程序全程接种。暴露后接种5剂次为全程免疫，使用狂犬免疫球蛋白后还应增加接种2剂次。减少接种剂次会影响免疫效果。

345. 狂犬疫苗接种适用哪些人群？

由于狂犬病几乎是100%的致死性疾病，因此妊娠期、哺乳期妇女、新生儿、婴儿、儿童、老年人或同时患有其他疾病，并不成为接种疫苗的禁忌证，无论伤人动物是否为狂犬病动物，均应尽早接种狂犬病疫苗。

346. 狂犬疫苗接种的注意事项有哪些？

（1）禁忌证。由于狂犬病几乎是100%致死性疾病，所以暴露后疫苗接种无禁忌证。但过量饮酒、饮浓茶或咖啡、食用刺激性食物和剧烈运动或重体力劳动可能会影响疫苗免疫应答，也可能引起疫苗注射反应，所以接种疫苗期间要尽可能避免上述行为。在此期间，还应尽量避免使用皮质醇类激素、免疫抑制剂和抗疟药。

（2）疫苗接种反应。纯化的细胞培养狂犬病疫苗的安全性值得信赖，一般无不良反应，极少数人可能会出现局部红肿、硬结以及荨麻疹等，在短期内就可以恢复，一般不需做特殊处理。极个别人的反应可能较重，红肿范围较大，伴有高烧、倦怠等症状，应及时就诊。

如发现病人对正在使用的狂犬病疫苗过敏，可更换另一种疫苗继续原有程序（如第二针及以后针次发生过敏）或重新开始免疫程序（如第一针发生过敏）注射。仍然发生过敏者，可到医院进行抗过敏治疗，之后再完成全程疫苗的注射。注射狂犬疫苗后，个别暴露者会出现食欲减退、全身疼痛以及伤口周围长时间有麻木和疼痛感等现象，应尽快前往医院就诊。

（3）兽用狂犬病疫苗不能用于人体接种。

（4）全程疫苗接种尽量使用同一厂家同一批号的疫苗，若无法实现，使用不同厂家、不同批号的合格疫苗也可接受。因需冷链系统保存，不建议由就诊者携带疫苗至异地注射。

（5）冻干狂犬病疫苗稀释液应严格按照说明书要求使用。

347. 什么是b型流感嗜血杆菌疫苗？

b型流感嗜血杆菌疫苗（简称Hib疫苗）是预防侵袭性b型流感嗜血杆菌疾病（包括细菌性脑膜炎、重度细菌性肺炎、脓毒性关节炎、骨髓炎、败血症等）的疫苗。

348. b型流感嗜血杆菌疫苗免疫程序是什么？

基础免疫为新生儿出生后6个月内注射3剂次，可于出生后6周开始接种。

349. b型流感嗜血杆菌疫苗是否能和轮状病毒疫苗同时接种？

b型流感嗜血杆菌疫苗可以和轮状病毒疫苗同时接种，同时接种不会降低免疫效果，也不会增加不良反应的发生率。

350. 什么是肾综合征出血热灭活疫苗？

目前，我国纳入免疫规划的是双价肾综合征出血热纯化疫苗。用于预防肾综合征出血热。基础免疫后，血清抗体阳转率均能达到90%以上。

351. 肾综合征出血热灭活疫苗免疫程序是什么？

16～60岁，接种3剂次，接种第1剂次14天后接种第2剂，第3剂在第1剂次接种后6个月接种。上臂三角肌肌内注射。

352. 什么是钩端螺旋体疫苗？

用于预防钩端螺旋体病的疫苗，对流行地区可能接触疫水的7～60岁高危人群接种2剂次，间隔7～10天。必要时小于7岁的高危儿童酌量接种，上臂外侧皮下注射。

353. 什么是炭疽疫苗？

炭疽疫苗是一种用于预防炭疽病的疫苗，接种疫苗后1周开始产生免疫力，

2周可达到保护水平，半年后开始下降，约可维持1年。上臂外侧皮下划痕接种法。

354. 炭疽疫苗的适用人群有哪些？

主要适用于特殊工作场所的人，如进口动物皮革、毛发、骨肉、毛制品、猪鬃、毛皮的从业人员或从事炭疽杆菌感染的诊断和研究人员。

355. 什么是轮状病毒疫苗？

主要用于预防A组轮状病毒引起的婴幼儿腹泻的疫苗。目前，轮状病毒疫苗为减毒活疫苗，用于2个月～3岁婴幼儿，每年口服1剂。

356. 什么是细菌性痢疾疫苗？

用于预防细菌性痢疾的疫苗。各年龄段人员均可服用。全程免疫3剂次，每剂次间隔5～7天。成人首次服用1瓶，第2、3次各服用两瓶，6～13岁儿童减半；小于5岁儿童服用成人1/3量。

357. 什么是肺炎球菌疫苗？

用于预防肺炎球菌引起的肺炎等侵袭性疾病的疫苗。目前，我国使用的有7价肺炎球菌结合疫苗和23价肺炎球菌多糖疫苗。

358. 肺炎球菌疫苗免疫程序是什么？

7价肺炎球菌结合疫苗：3～6月龄接种3剂次，间隔至少1个月；建议12～15月龄再接种1剂。7～11月龄基础免疫接种2剂，间隔至少1个月，建议12月龄再接种1剂。12～23月龄接种2剂，间隔至少2个月。2～5岁儿童接种1剂。大腿前外侧或上臂三角肌肌内注射。23价肺炎球菌多糖疫苗：大于2岁儿童及成人接种，上臂三角肌皮下或肌内注射或上臂外侧皮肤皮下注射，一般情况下23价肺炎球菌多糖疫苗不推荐再次接种。

359. 什么是伤寒疫苗？

常用的伤寒疫苗为伤寒多糖疫苗，主要用于预防伤寒。我国的伤寒疫苗重点用于部队、港口、铁路沿线的工作人员，以及饮食行业人员、医疗防疫人员和水上居民或有此病流行地区的高危人群。上臂三角肌肌内注射1剂次。

360. 什么是霍乱疫苗?

主要用于预防霍乱、产毒性大肠杆菌引起的腹泻的疫苗。主要成分由重组霍乱毒素 B 亚单位及灭活的霍乱弧菌菌体组成。

361. 霍乱疫苗的适用人群有哪些?

适用人群为大于 2 岁的儿童、青少年和有接触传播危险的成人，主要包括：卫生条件较差地区的居民、霍乱流行和受流行威胁地区的人群；旅游者、旅游服务人员、水上居民；餐饮业与食品加工业工作人员、医疗防疫人员；遭受自然灾害地区的人员；军队执行野外战勤任务的人员；野外特种作业人员；港口、铁路沿线工作人员；下水道、粪便、垃圾处理人员。

362. 霍乱疫苗的免疫程序是什么?

口服，初次免疫者需服疫苗 3 次，分别是 0 天、7 天、28 天口服，每次 1 粒。接受过免疫的人员可根据疫情，于流行季节前加强免疫 1 次，方法、剂量同前。

第四章

0～6岁儿童健康管理服务规范

363. 0～6岁儿童健康管理服务内容有哪些？

新生儿家庭访视；新生儿满月健康管理；婴幼儿健康管理；学龄前儿童健康管理；健康问题处理。

364. 新生儿出院多久，医务人员须到新生儿家中进行产后访视？

新生儿出院一周后应进行访视。

365. 新生儿访视的内容有哪些？

（1）了解出生时情况、预防接种情况，在开展新生儿疾病筛查的地区了解新生儿疾病筛查情况等。

（2）观察家居环境，重点询问和观察喂养、睡眠、大小便、黄疸、脐部情况、口腔发育等。

（3）为新生儿测量体温，记录出生时体重、身长，进行体格检查，同时建立《0～6岁儿童保健手册》。

（4）根据新生儿的具体情况，有针对性地对家长进行母乳喂养、护理和常见疾病预防指导。

（5）如果发现新生儿未接种卡介苗和第1剂乙肝疫苗，提醒家长尽快补种。

（6）如果发现新生儿未接受新生儿疾病筛查，告知家长到具备筛查条件的医疗保健机构补筛。

（7）对于低出生体重、早产、双多胎或有出生缺陷的新生儿根据实际情况增加访视次数。

366. 新生儿访视时应该注意些什么？

新生儿访视过程中要态度和蔼、动作轻柔，要在光线充足、温度适宜的场所进行，冬季要有保暖设备，访视完毕要随手穿衣盖被。

367. 新生儿体格检查的重要指标是什么？

新生儿通过体检，可以看出其发育及成长状况。体重、身长、头围被视为其发育的重要指标，也是体检时必不可少的内容。

（1）体重：新出生的孩子的正常体重为 2.5～4.0 kg。生后头 3 个月婴儿体重增加最快，每月约增 750～900 g；头 6 个月平均每月增 600 g 左右；7～12 个月平均每月增重 500 g，1 岁时体重约为出生时体重的 3 倍。健康婴儿的体重无论增长或减少均不应超过正常体重的 10%，超过 20% 就是肥胖症，低于平均指标 15% 以上，应考虑营养不良或其他原因，须尽早去医院检查。

（2）身长：婴儿在生后头 3 个月身长每月平均长 3～3.5 cm，4～6 个月每月平均长 2 cm，7～12 个月每月平均长 1～1.5 cm。在 1 岁时约增加半个身长。小儿在 1 岁内生长最快，如喂养不当，耽误了生长，就不容易赶上同龄儿了。

（3）头围：1 岁以内是一生中头颅发育最快的时期，测量头围的方法是用塑料软尺从头后部后脑勺突出的部位绕到前额眼眉上边。小儿生后头 6 个月头围增加 6～10 cm，1 岁时共增加 10～12 cm。头围的增长，标志着脑和颅骨的发育程度。

368. 为什么要建立《0～6 岁儿童保健手册》？

建立《0～6 岁儿童保健手册》，是为了从出生开始就记录儿童生长发育情况和各种健康状况，包括生命体征的变化，如：体格发育、智力发育、牙齿发育、喂养情况、听力、视力、疾病的转归等。它是以健康检查为基础的动态记录，为医生对孩子健康管理服务提供依据。

369. 新生儿出生后应接种的疫苗有几种？

新生儿出生后应接种的疫苗有两种，分别是：卡介苗和乙肝疫苗。

370. 辖区内居住满多久的0~6岁儿童须建立预防接种证和预防接种卡？

在所属辖区内居住满3个月。

371. 新生儿满一月，须接种什么疫苗？

接种乙肝疫苗第2针。

372. 新生儿满一月时，访视的内容有哪些？

重点询问和观察新生儿的喂养、睡眠、大小便、黄疸等情况，对其进行体重、身长测量，体格检查和发育评估等。

373. 基层医疗卫生机构对满月后新生儿开展的健康随访时间分别是什么时候？

时间分别在3、6、8、12、18、24、30、36月龄时。

374. 基层医疗卫生机构对新生儿开展健康随访的服务内容是什么？

服务内容包括询问上次随访到本次随访之间的婴幼儿喂养、患病等情况，进行体格检查，做生长发育和心理行为发育评估，进行母乳喂养、辅食添加、心理行为发育、意外伤害预防、口腔保健、中医保健、常见疾病防治等健康指导。

375. 在对婴幼儿随访中哪几次进行血常规检测？

6~8、18、30月龄时分别进行1次。

376. 在对婴幼儿随访中哪几次进行听力筛查？

在6、12、24、36月龄时需分别进行1次听力筛查。

377. 在每次进行预防接种前均需要检查哪些项目？

有无禁忌证检查，若无，体检结束后接受疫苗接种。

378. 4~6岁儿童每年需提供几次健康管理服务？在何地进行？

每年提供1次健康管理服务。散居儿童的健康管理服务应在乡镇卫生院、社区卫生服务中心进行，集体儿童可在托幼机构进行。

379. 对4～6岁儿童健康管理服务内容是什么？

服务内容包括询问上次随访到本次随访之间的膳食、患病等情况，进行体格检查，生长发育和心理行为发育评估，血常规检测和视力筛查，进行合理膳食、心理行为发育、意外伤害预防、口腔保健、中医保健、常见疾病防治等健康指导。

380. 对0～6岁儿童进行健康管理服务中发现存在健康问题，应如何处理？

对健康管理中发现的有营养不良、贫血、单纯性肥胖等情况的儿童应当分析其原因，给出指导或转诊的建议。对口腔发育异常（唇腭裂、高腭弓、诞生牙）、龋齿、视力低常或听力异常儿童应及时转诊。

381. 基层医疗卫生机构对0～6岁儿童共须开展几次健康管理？

13次。

382. 医疗机构应具备怎样的条件后，才可以开展儿童健康管理？

开展儿童健康管理的乡镇卫生院、村卫生室和社区卫生服务中心（站）应当具备《全国儿童保健规范（试行）》所规定的基本设备和条件。

383. 从事儿童健康管理工作的人员（含乡村医生）应具备什么条件及要求？

取得相应的执业资格，并接受过儿童保健专业技术培训，按照国家儿童保健有关规范的要求进行儿童健康管理。

384. 乡镇卫生院、村卫生室和社区卫生服务中心（站）应与哪些医疗机构合作共同做好儿童的健康管理？

通过妇幼卫生网络、预防接种系统以及日常医疗卫生服务等多种途径掌握辖区中的适龄儿童数，并加强与托幼机构的联系，取得配合，做好儿童的健康管理。

385. 每次对0～6岁儿童健康访视服务完成后，需要做哪些工作？

每次服务后及时记录相关信息，纳入儿童健康档案，并积极应用中医药方法，为儿童提供生长发育与疾病预防等健康指导。

386. 什么是新生儿访视率？

新生儿访视率是指全年辖区内接受1次及以上访视的新生儿人数与全年辖区内出生且成活的新生儿总数的比率。

387. 什么是儿童健康管理率？

儿童健康管理率是指全年辖区内接受1次及以上随访的0~6岁儿童数与全年度辖区内应管理的0~6岁儿童数的比率。

388. 儿童在接种疫苗后须观察多长时间？

儿童接种疫苗后应观察30分钟，无异常可回家。

389. 儿童在完成接种疫苗后，接种医生须填写哪张表格？

每次接种完成后，接种医生须填写预防接种记录。

390. 儿童健康随访方式有哪些？

儿童健康随访方式包括门诊就诊、电话追踪和家庭访视。

391. 新生儿贫血轻重的分级标准是什么？

轻度贫血：血红蛋白 < 145 g/L—120 g/L。
中度贫血：血红蛋白 < 120 g/L—90 g/L。
重度贫血：血红蛋白 < 90 g/L—60 g/L。
极重度贫血：血红蛋白 < 60 g/L。

392. 6岁以下儿童贫血轻重的分级标准是什么？

轻度贫血：血红蛋白 < 110 g/L—90 g/L。
中度贫血：血红蛋白 < 90 g/L—60 g/L。
重度贫血：血红蛋白 < 60 g/L—30 g/L。
极重度贫血：血红蛋白 < 30 g/L。

393. 营养性缺铁性贫血如何管理？

第一，随访。轻中度贫血补充铁剂后2~4周复查血红蛋白。第二，转诊。

重度、轻中度贫血经铁剂治疗1个月后无改善或进行性加重。第三，结案。治疗满疗程后血红蛋白达正常。

394. 新生儿的喂养方式有哪些？

（1）母乳喂养：指婴儿只吃母乳，不加任何其他食品，但允许在有医学指征的情况下，加喂药物、维生素和矿物质。

（2）混合喂养：指婴儿在喂母乳的同时，喂其他乳类及乳制品。

（3）人工喂养：指无母乳，完全喂其他乳类和代乳品。

395. 新生儿查体主要包括哪几个方面？

主要包括：眼外观、耳外观、鼻、口腔、心肺、腹部、四肢活动度、颈部包块、皮肤、肛门、外生殖器等。

396. 新生儿查体怎样查看皮肤？

当无色素异常，无黄疸、发绀、苍白、皮疹、包块、硬肿、红肿等，腋下、颈部、腹股沟部、臀部等皮肤皱褶处无潮红或糜烂时，判断为未见异常，否则为其他相应异常。

397. 如何判断牙齿数与龋齿数？

据实填写牙齿数和龋齿数。出现褐色或黑褐色斑点或斑块，表面粗糙，甚至出现明显的牙体结构破坏为龋齿。

398. 新生儿访视工作的目的是什么？

对新生儿访视：一方面是增进健康；另一方面是减少儿童死亡。据国内外文献报道：5岁以下儿童死亡最常发生在1岁以内的婴儿期，婴儿死亡的60%～70%发生在28天内的新生儿期，而新生儿死亡70%发生在出生7天内的早期新生儿身上。因此医生的及时上门访视十分重要。

399. 如何对新生儿的脐带进行护理？

每天要清洁用棉签蘸到75%的酒精，清洁脐部。

400. 什么是母乳喂养三早？

所谓三早，就是孩子出生后要早吸吮、早接触、早开奶，这是母乳喂养成功的保证。三早可在孩子娩出半小时内开始，尽早吸吮母亲乳头，这样可及早建立泌乳反射和排乳反射，并增加母亲体内泌乳激素和催产素的含量，加快乳汁的分泌和排出。早开奶，可以让孩子尽早获得营养补充，避免新生儿低血糖的发生，还可促进母乳喂养的成功。

401. 6月龄时如何判断婴儿听力？

6月龄时使用行为测听的方法进行听力筛查。检查时应避开小儿的视线，分别从不同的方向给予不同强度的声音，观察孩子的反应，根据所给声音的大小，大致地估测听力正常与否。

402. 刚出生的小宝宝需要枕头吗？

刚出生的宝宝脊柱基本是直的或轻度向后突出，平躺着睡觉时背和后脑勺在同一平面，背部肌肉感觉松弛、舒适，因此没有必要使用枕头。

403. 新生儿护理的禁忌有哪些？

忌用塑料薄膜做婴儿尿布，忌拧捏婴儿脸蛋，忌让婴儿睡在大人中间，忌用洗衣粉洗婴儿衣服，忌剪婴儿眼睫毛，新衣物宝宝不能直接穿，忌久留婴儿头垢，忌拍打婴儿的后脑、后背，忌在婴儿卧室放花卉；忌给婴儿洗澡过多。

404. 宝宝在不同成长阶段应掌握哪些能力？

6个月：学习咀嚼和喂干食物。9个月至1岁：学习分辨多少、大小。2至3岁：学习口头语言。2岁半至3岁半：形成卫生作息习惯。4岁前：形象视觉发展。4岁至5岁：学习书面语言。5岁左右：掌握数学概念，口头语言发展的第二个关键时期。5岁至6岁：掌握语言词汇能力。

405. 宝宝多大可以开始刷牙？

（1）从宝宝出生后，可以将干净柔软的纱布缠绕在手指上，为宝宝清洁牙龈。

（2）萌出第一颗乳牙时，用指套牙刷。

（3）长出四五颗乳牙时，可以使用硅胶牙刷。

（4）乳牙长齐时，可以尝试使用单排的软毛婴幼儿牙刷。

（5）3岁就可用有两排的软毛宝宝牙刷了。

406. 宝宝断奶的具体方法是什么？

（1）先停早晨的母乳，最后停晚上的一顿母乳。

（2）让孩子自己睡或与家里其他人睡。

（3）母亲避免与孩子一起坐在以前喂母乳时常坐的地方。

（4）若孩子不吃母乳不午睡，带他玩一会转移注意力。

（5）快到吃奶时间喂其他食物。

（6）建立新的、与吃奶没关的入睡方式，如讲故事、听音乐等。

407. 添加辅助食物的原则是什么？

（1）从少到多：使婴儿有一个适应过程，如添加蛋黄，由1/4个开始，如无不良反应，2～3天后增至1/3～1/2个，渐渐加到1个。

（2）由稀至稠：如从玉米汤开始到稀粥，再渐增稠到软饭。

（3）从细到粗：如增添绿叶菜，从菜水至菜泥，乳牙萌出后可试食碎菜。

（4）习惯一种食物后再加另一种，不能同时添加几种。

应在婴儿健康、消化功能正常时添加。

408. 怎样为婴儿添加辅食？

4个月前：纯母乳。4至6个月：米糊（粉）、蛋黄，6个月前不能吃蛋清。6个月后：可以添加菜泥和青菜粥、水果泥、混合果汁、豆浆和鱼肝油等（鲜榨果汁要1∶1兑水稀释）。7至9个月：可以加肉泥、肝泥、豆腐、面片、菜粥（勿添加任何佐料，包括盐和糖）。9个月后：慢慢过渡到成人食品，要清淡且循序渐进。

409. 怎样测量儿童胸围？

3岁以下取卧位，3岁以上取立位，测量时被测者两手自然平放或下垂，两眼平视。测量者立于前方或右方，用左拇指将软尺零点固定于乳头下缘，右手将软尺经右侧绕背部，以两肩胛下角下缘为准，经左侧面回至零点，取平静呼吸气时的中间读数，误差不超过0.1 cm。

410. 新生儿到底是用尿不湿还是尿布呢？

白天建议用尿布，勤换一换。尿布用开水烫一烫，在太阳下紫外线暴晒，这样是最好的。白天用尿布，晚上可以用尿不湿。

第五章

孕产妇健康管理服务规范

411. 孕产妇健康管理的服务对象是哪些人群？

按照我国属地化管理，辖区内的孕产妇，包括常住与外来孕产妇都属于健康管理的服务对象。

412. 孕产妇健康管理的服务内容有哪些？

孕产妇健康管理主要包含以下几项内容：孕早期健康管理；孕中期健康管理；孕晚期健康管理；产后访视；产后42天健康检查。

413. 妊娠期的分类？

妊娠期是指受孕后至分娩前的生理时期，整个过程分为三个时期：早期妊娠也称孕早期，时间为妊娠13周末以前；中期妊娠也称孕中期，时间为妊娠第14周至27周末；晚期妊娠也称孕晚期，时间为妊娠第28周及其后期。

414. 孕早期健康管理包含哪些内容？

孕早期指受孕到孕13周末范围内的孕妇。管理内容主要包括：建立《母子健康手册》，进行第1次产前检查，孕妇健康状况评估，开展孕早期生活方式、心理和营养保健指导以及进行孕早期健康教育和指导。

415. 什么时候开始建立《母子健康手册》，由谁建立？

孕13周前由孕妇居住地的乡镇卫生院、社区卫生服务中心（站）为孕妇建立《母子健康手册》，并进行第1次产前检查。

416. 如何进行孕妇健康状况评估？

通过询问孕妇既往史、家族史、个人史等，观察体态、精神状态等，并进行一般性体检、妇科检查和血常规、尿常规、血型、肝功能、肾功能、乙型肝炎检查，有条件的地区建议进行血糖、阴道分泌物、梅毒血清学试验、HIV 抗体检测等实验室检查综合判断，科学评估。

417. 孕早期孕妇应注意哪些？

孕早期是胚胎发育早期，胎儿的形成期，特别要强调避免致畸因素和疾病对胚胎的不良影响，同时要告知和督促孕妇进行产前筛查和产前诊断。

418. 第1次产前检查结果发现具有妊娠危险因素和可能有妊娠禁忌证或严重并发症的孕妇应该如何处理？

根据检查结果，对具有妊娠危险因素和可能有妊娠禁忌证或严重并发症的孕妇，应及时转诊到上级医疗卫生机构，并在2周内随访转诊结果。

419. 孕中期孕妇健康管理内容包括哪些？

（1）进行孕中期（孕 16～20 周、21～24 周各一次）健康教育和指导。

（2）孕妇健康状况评估：通过询问、观察、一般体格检查、产科检查、实验室检查对孕妇健康和胎儿的生长发育状况进行评估，识别需要做产前诊断和需要转诊的高危重点孕妇。

（3）对未发现异常的孕妇，除了进行孕期的生活方式、心理、运动和营养指导外，还应告知和督促孕妇进行预防出生缺陷的产前筛查和产前诊断。

（4）对发现有异常的孕妇，要及时转至上级医疗卫生机构。出现危急征象的孕妇，要立即转上级医疗卫生机构，并在2周内随访转诊结果。

420. 孕晚期孕妇健康管理内容包括哪些？

（1）进行孕晚期（孕 28～36 周、37～40 周各一次）健康教育和指导。

（2）开展孕产妇自我监护方法、促进自然分娩、母乳喂养以及孕期并发症、合并症防治指导。

（3）对随访中发现的高危孕妇应根据就诊医疗卫生机构的建议督促其酌情增加随访次数。随访中若发现有高危情况，建议其及时转诊。

421. 孕妇分娩后，什么时间进行产后访视？

乡镇卫生院、村卫生室和社区卫生服务中心（站）在收到分娩医院转来的产妇分娩信息后，应于产妇出院1周内到产妇家中进行产后访视，同时进行产褥期健康管理，加强母乳喂养和新生儿护理指导及新生儿访视工作。

422. 产后访视的内容有哪些？

（1）通过观察、询问和检查，了解产妇一般情况以及乳房、子宫、恶露、会阴或腹部伤口恢复等情况。

（2）对产妇进行产褥期保健指导，对母乳喂养困难、产后便秘、痔疮、会阴或腹部伤口等问题进行处理。

（3）发现有产褥感染、产后出血、子宫复旧不良、妊娠合并症未恢复者以及产后抑郁等问题的产妇，应及时转至上级医疗卫生机构进一步检查、诊断和治疗。

（4）通过观察、询问和检查，了解新生儿的基本情况。

423. 产后42天健康检查包括哪些方面？

（1）乡镇卫生院、社区卫生服务中心为正常产妇做产后健康检查，异常产妇到原分娩医疗卫生机构检查。

（2）通过询问、观察、一般体检和妇科检查，必要时进行辅助检查对产妇恢复情况进行评估。

（3）对产妇应进行心理保健、性保健与避孕、预防生殖道感染、纯母乳喂养6个月、产妇和婴幼营养等方面的指导。

424. 国家对开展孕产妇健康管理的医疗机构和业务人员有哪些要求？

开展孕产妇健康管理的乡镇卫生院和社区卫生服务中心应当具备服务所需的基本设备和条件，按照国家孕产妇保健有关规范要求，进行孕产妇全程追踪与管理工作。从事孕产妇健康管理服务工作的业务人员应取得相应的执业资格，并应接受过孕产妇保健专业技术培训。

425. 孕产妇健康管理中，卫生计生行政部门的职责是什么？

（1）加强与村（居）委会、妇联相关部门的联系，掌握辖区内孕产妇人口信息。

（2）加强对辖区内医疗机构的管理和规范工作。

（3）加强宣传，要求医疗卫生机构公示免费服务内容，使更多的育龄妇女愿意接受服务，提高早孕建册率。

426. 为开展孕产妇健康管理，健康档案管理者及医疗机构应做哪些工作？

（1）每次服务后健康档案管理者及时记录相关信息，纳入孕产妇健康档案。

（2）积极运用中医药方法（如饮食起居、情志调摄、食疗药膳、产后康复等），开展孕期、产褥期、哺乳期保健服务。

（3）有助产技术服务资质的基层医疗卫生机构在孕中期和孕晚期对孕产妇各进行 2 次随访。没有助产技术服务资质的基层医疗卫生机构督促孕产妇前往有资质的机构进行相关随访。

427. 怎样计算早孕建册率及产后访视率？

$$早孕建册率 = \frac{辖区内孕13周之前建册并进行第一次产前检查的产妇人数}{该地该时间段内活产数} \times 100\%$$

$$产后访视率 = \frac{辖区内产妇出院后28天内接受过产后访视的产妇人数}{该地该时间段内活产数} \times 100\%$$

428. 如何推算末次月经的时间？

从怀孕前最后一次月经的第一天算起。

429. 如何推算预产期？

可按照末次月经推算：末次月经日期的月份加 9 或减 3，为预产期月份数；天数加 7，为预产期日。

430. 孕妇产前检查时追问的家族史有哪些？

孕妇父亲、母亲、丈夫、兄弟姐妹或其他子女中是否曾患遗传性疾病或精神疾病，若有，请具体说明。

431. 怀孕多久开始测宫底高度及腹围，什么时候画妊娠图？

孕16周开始测宫底高度及腹围，孕20周开始画妊娠图。

432. 活产是什么意思？

活产是指孕满28周或体重达1000克及以上的新生儿，出生时具有心跳、呼吸、脐带搏动、随意肌收缩4项生命现象之一者。

433. 低出生体重和极低出生体重的标准是多少？

低出生体重和极低出生体重分别是指新生儿出生体重低于2500克和1500克。

434. 母乳喂养遵循的原则是什么？

母乳喂养应遵循按需喂养的原则。

435. 产前诊断主要是诊断什么？

主要是指对胎儿进行先天性缺陷和遗传性疾病的诊断。

436. 母乳喂养的好处有哪些？

（1）对婴儿有很大好处：可以提供给婴儿同时期生长发育的营养素，提供生命中最早的免疫物质，加强母子感情，促进婴儿神经系统的发育，降低成年后代谢疾病的发生率。

（2）对母亲有好处：可以帮助母亲恢复体型，促进子宫收缩，自然避孕，减少乳腺癌、卵巢癌的发病机会，促进母亲心理健康。

（3）对社会、家庭有好处：母乳喂养经济、方便，且增加父母对家庭、子女的社会责任感，有利于社会和谐。

437. 早期妊娠的诊断依据有哪些？

早期妊娠的诊断依据主要有：停经、早孕反应、尿频、乳房的变化。

438. 婚前医学检查主要包括哪些项目？

婚前医学检查项目主要包括：有关精神病、指定传染病、严重遗传性疾病、其他与婚育有关的疾病。

439. 孕前保健的宗旨是什么?

孕前保健是以提高出生人口素质，减少出生缺陷和先天残疾发生为宗旨。

440. 分娩期保健的"五防一加强"是什么?

分娩期保健的"五防一加强"是指防滞产、防感染、防暴出血、防产伤、防窒息，加强对高危产妇的产时监护。

441. 新生儿死亡评审中"一表一卡两报告"分别指的是什么?

新生儿死亡评审中"一表"是指医疗保健机构的新生儿死亡调查表，"一卡"是指儿童死亡报告卡，"两报告"是指新生儿死亡评审分析报告、新生儿死亡评审总结报告。

442. 孕产妇健康管理服务项目总目标是什么?

孕产妇健康管理服务是妇幼保健服务的重要内容，对降低孕产妇死亡率、保障儿童身体健康起着重要作用。2009年起，孕产妇健康管理服务被列为国家基本公共卫生服务项目。其总目标为：通过实施孕产妇保健项目，提高社区妇幼卫生服务能力，减少妊娠期危险因素，降低孕产妇死亡率，提高妇女健康水平。

443. 出生医学证明和儿童免费服务券如何办理?

出院前或尽快携带出生证首发签证表到原发券机构办理产后访视，领取0～6岁儿童保健服务免费券，再办理出生医学证明。

444. 为什么孕期饮食很重要?

孕期的饮食营养，不仅影响到胎儿的正常发育，也关系到出生后婴幼儿的体质和智力。因此，科学地调配妊娠各时期的饮食营养，对优孕、优生有着十分重要的意义。

445. 孕期饮食的主要原则有哪些?

（1）合理全面的营养。为胚胎发育提供需要的各种营养素，同时考虑孕妇的口味，合理全面安排饮食。

（2）保证优质蛋白质的供应。特别是孕早期为胚胎发育的关键时期，同时母体组织的增大也需要蛋白质，此时蛋白质、氨基酸缺乏或供给不足能引起胎儿生长缓慢，其至造成畸形，同时早期胚胎不能自身合成氨基酸，必须由母体供给，因此应从膳食中提供充足的优质蛋白质。

（3）适当增加热能的摄入。胎盘需要将一部分能量以糖原形式贮存，随后以葡萄糖的形式释放到血液循环，供胎儿使用。胎儿能够利用的能量也主要以葡萄糖为主，母亲应适当增加碳水化合物的摄入量来保证胎儿的能量需要，以免因饥饿而使体内血液中的酮体蓄积，被胎儿吸收后，对胎儿大脑的发育产生不良影响。

（4）确保无机盐、维生素的供给。

（5）保持良好的饮食习惯，不节食、少量多餐，食物烹调清淡，避免食用过分油腻和刺激性强的食物，忌食生的和半熟食品。

446. 什么是产褥期？

产褥期是指胎儿、胎盘娩出后的产妇身体、生殖器官和心理方面调适复原的一段时间，需6～8周，也就是42～56天。在这段时间内，产妇应该以休息为主，尤其是产后15天内应以卧床休息为主，调养好身体，促进全身器官尤其是生殖器官的尽快恢复。

447. 产褥期产妇应注意哪些问题？

产褥期产妇需要注意以下几方面的问题：

（1）保持良好的生活习惯，建立良好的休息环境，注意卫生。

（2）注意情绪变化，防止因产褥期的不适等引起的情绪不稳定，尤其是在产后3～5天，可表现为轻度抑郁，应帮助产妇减轻身体不适，并给予精神上的关怀、鼓励、安慰，使其恢复自信。

（3）加强营养，合理饮食，产后1小时可让产妇进流食或清淡半流食，以后可进普通饮食，食物应富有营养、热量和水分充足。若哺乳，应多进蛋白质和多吃汤汁食物，并适当补充维生素和铁剂。

（4）防止产后尿潴留，鼓励产妇尽早自解小便。

（5）重视便秘，应多吃蔬菜及早日下床活动，若发生便秘，应口服缓泻剂、开塞露塞肛或肥皂水灌肠。

（6）鼓励母乳喂养，产后半小时内开始哺乳，废弃定时哺乳，按需哺乳，生后24小时内，每1～3小时哺乳一次。生后2～7日内是母体泌乳过程，哺乳次数应频繁些，母体下奶后一昼夜应哺乳8～12次。最初哺乳时间只需3～5分钟，以后逐渐延长至15～20分钟。让新生儿吸空一侧乳房后，再吸吮另一侧乳房。第一次哺乳前应将乳房、乳头用温肥皂水及温开水洗净，以后每次哺乳前均用温开水擦洗乳房及乳头。

（7）产后要适当活动，进行体育锻炼，这样有利于促进子宫收缩及恢复，帮助腹部肌肉、盆底肌肉恢复张力，保持健康的形体，有利于身心健康。

（8）产后仔细观察子宫复旧及恶露情况，产褥期末，即产后6～8周应到医院进行一次全面的产后检查，以了解全身和盆腔器官的恢复及哺乳情况，以便及时发现异常和及早处理，防止延误治疗和遗留病症。如有特殊不适，则应提前检查。

（9）母体服用的大多数药物都可以通过血液循环进入乳汁，影响乳儿。因此，产妇服用药物时，应考虑对婴儿的危害，有些药物哺乳期不能应用。如红霉素可引起乳儿的肝脏损害，出现黄疸；氯霉素可使婴儿出现灰婴综合征；链霉素、卡那霉素可引起听力障碍；四环素可引起乳儿牙齿发黄；磺胺药可引起婴儿肝脏和肾脏功能的损害；氯丙嗪和安定也能引起婴儿黄疸；甲硝唑则会使婴儿出现厌食、呕吐；利血平使乳儿鼻塞、昏睡。

448. 孕产妇死亡的概念是什么？

孕产妇死亡是指妇女在妊娠期至产后42天内，由于任何与妊娠有关的原因所致的死亡，但不包括意外事故死亡。

449. 对孕产妇健康管理服务单位的考核内容有哪些？

考核的主要内容有：项目实施计划制订、组织管理、人员培训、经费使用、服务数量、服务质量、信息管理、服务效果、居民满意度等。

450. 评价孕产妇健康管理服务单位的指标有哪些？

主要评价指标为：孕产妇保健覆盖率；孕产妇保健系统管理率住院分娩率；产后访视率；孕产妇死亡率；居民满意度。

451. 产前教育的内容有哪些？

孕产妇产前教育的主要内容有：生殖器官解剖和妊娠生理知识；孕期母体的变化；孕期营养和卫生；胎儿生长发育知识；自我监护的重要性和方法；分娩知识；婴儿生长发育和母乳喂养知识。

452. 如何进行孕期保健随访？

孕期一般进行五次保健随访，具体如下：

第一次孕期保健：孕13周内。服务机构为社区卫生服务中心、卫生院或妇幼保健站。

第二次孕期保健：孕16～24周。服务机构为社区卫生服务中心、卫生院、妇幼保健站或助产机构。

第三次孕期保健：孕25～27周。服务机构为社区卫生服务中心、卫生院、妇幼保健站或助产机构。

第四次孕期保健：孕28～36周。服务机构为助产机构。

第五次孕期保健：孕37～40周。服务机构为助产机构。

453. 孕早期应注意些什么？

孕早期胎儿在母体内生长发育非常快，受精卵由一个单细胞向成型人体快速发育。怀孕6周时，胚胎的脊柱和脑部开始形成，心脏开始跳动。7周后，四肢开始形成。到12周时，可看出人形。这段时间是胎儿发育的重要阶段，孕妇要保持充足的休息，不要剧烈运动，要注意个人卫生，禁止性生活，注意饮食营养，养成良好的孕育习惯，适当补充维生素及微量元素，做好保健检查。

454. 孕早期的症状有哪些？

孕早期症状主要有：

（1）乳房变大、胀痛。这种胀痛感与经期前的感觉很相似，只是更强烈一些。一般会在怀孕3个月之后明显好转。

（2）易疲倦、嗜睡。怀孕后容易感到疲倦，甚至觉得筋疲力尽。这可能与快速增加的孕酮（也叫"黄体酮"）水平有关。

（3）植入性出血。少量的阴道出血。在受孕后第11～12天左右，差不多在发现错过月经的时候，一些女性会有少量的阴道出血。这种阴道出血可能是由于受精卵植入血液丰富的子宫内膜所引起的，这个过程在受精6天后开始。

（4）恶心呕吐。恶心呕吐是最常见的怀孕征兆。一般孕吐大概在受孕1个月之后才会出现。

（5）对气味更加敏感。可能会受不了炒菜的油烟味或茶叶的气味，而且某些香味还会让人作呕。这种怀孕征兆可能是由于体内急速增加的雌激素所导致的。

（6）腹胀。怀孕早期荷尔蒙的变化可能会使孕妇感到胀气。

（7）尿频。在怀孕期间，孕妇体内的血液以及其他液体量增加，导致更多的液体经过肾处理排入膀胱，成为尿液。

（8）停经。这是最明显的症状。

（9）基础体温居高不下。如果记录基础体温并发现基础体温连续18天呈高温状态，则很可能已经怀孕了。

455. 孕早期的心理变化有哪些特征？

孕早期由于内分泌激素变化和早孕反应，孕妇心理会产生一些强烈反应，感情变化丰富，心理变得紧张、脆弱，会出现烦恼、易怒、抑郁、焦虑和疑虑，情绪不稳定。因此这段时期要通过生活、工作和休息的适当调整，保证良好的心理状态。

456. 如何有效缓解孕早期孕吐不适？

孕吐是早孕反应的主要症状。妊娠以后，大约从怀孕5周，即怀孕2个月开始（也有更早些开始的）会发生孕吐。轻度到中度的恶心以及偶尔呕吐，一般不会影响胎儿的健康。只要没有出现脱水或进食过少的情况，即使在孕早期（怀孕前3个月）体重没有增加，也没什么问题。多数情况下，进入孕中期会很快恢复胃口，并开始增加体重。

（1）轻度孕吐

1）孕妇要学会自己稳定情绪，解除思想顾虑，不要紧张和焦虑，尽量避免一切不良的精神刺激，保持精神愉快。

2）一般不必用药物来治疗，但可以补充一些维生素B及维生素C，减少呕吐、恶心等反应。如果用药可服用少量镇静止吐剂，必须在医生的指导下用药。

3）应注意休息，一定要保证足够的睡眠时间，晚间至少要睡眠8小时。

（2）严重孕吐

1）妊娠反应剧烈是很危险的，甚至会危及生命，因此严重孕吐者应去医院住院治疗。

2）孕妇要补充水分和营养，如果住院治疗后，情况仍相当严重，身体状况极度虚弱，这个时候应听听医生的建议，考虑是否终止妊娠。

457. 孕早期洗澡应注意什么？

孕吐反应通常会使孕妇的身体比较虚弱，如果洗浴时间太长，容易造成身体过于疲倦，引起头晕，甚至虚脱；坐浴时间过久，会造成子宫充血，刺激子宫肌肉引起收缩，引发流产。因此，孕妇进行热水浴时，每次的时间应控制在20分钟以内。

458. 孕早期出血如何应对？

植入性出血的出血量非常少，表现为一些红色血斑，或者粉红色、红褐色斑迹，这种情况大约会持续一两天。如果发现出血量大，尤其是还伴有疼痛感的话，建议去医院就诊。

459. 孕早期腹痛如何应对？

孕早期痉挛性腹痛是一种怀孕引起的正常生理现象。因此，如果只是怀孕早期腹痛，但是没有其他症状，则不需担心。若在痉挛性腹痛的同时，伴有出血、发热寒战、阴道分泌物增多等症状，建议及时去医院就诊。

460. 孕早期腰疼如何应对？

怀孕以后，在雌激素和孕激素的作用下，孕妇的关节韧带开始变得松弛；增大的子宫向前突起，对孕妇背部的韧带和肌肉形成较大的牵拉作用。以上身体变化，往往会造成孕妇腰背部的疼痛或不适，一般经过休息，这种疼痛会自行消失或缓解。

在孕早期，如果腰疼症状轻微、持续时间短，则为正常现象。但是，如果疼痛感比较厉害，而且持续时间长，则有可能是宫外孕或患有慢性炎症等问题，此时应立刻去医院就诊，及时做出相应的处理。

461. 孕早期为什么会头晕，该如何应对？

（1）孕早期头晕的原因

1）血容量不足。这是孕早期头晕的主要原因。在怀孕期间，孕妇对循环血量的需求增加，导致心脏负荷增加，供给大脑的血液出现不足导致头晕，一般在怀孕12周以内症状比较明显。这种原因引起的头晕随着孕期的发展会好转。

2）贫血。这也是引起孕妇头晕的常见原因。一般来说，孕期头晕应先做血常规，排除贫血的可能。

3）低血压。孕早期孕妇会出现生理性的低血压。血压下降，流至大脑的血流量就会减少，造成脑血供应不足，使脑缺血缺氧，从而引起头晕。

4）血糖偏低导致头晕。怀孕期间由于出现早孕反应，孕妇往往进食少，导致血糖偏低，出现乏力、头晕、冷汗、心悸等不适。

（2）孕早期头晕的应对办法

1）减慢活动速度：起身不可过快。

2）保证充足的睡眠和适当的休息，孕前的工作可以暂时放一下，休息好是第一的。充足饮水以保证血压的稳定。避免过热。

3）均衡的营养饮食，特别注意补充蛋白质类食物，如鱼、肉、蛋、奶、豆类等。多吃含铁量高的食物，适当的补充铁剂，配合着补充叶酸和维生素。多吃五谷杂粮、枣、阿胶、黄芪等，进食坚果类食品。

4）少食多餐，均衡饮食。每3～4小时进食一次，以保持血糖的稳定。

462. 孕早期白带增多是什么原因，如何应对？

怀孕早期的白带变化之一就是数量增多。怀孕后，大多数孕妇都会发现阴道分泌物明显增加。这是因为怀孕后，体内的雌激素水平会明显增高，而白带量会随着体内雌激素水平的增加而增加。

但是如果孕妇发现自身的阴道分泌物出现颜色发灰、发绿或发黄，带血丝，分泌物不仅量多且有异味时，最好及时去医院检查。

463. 孕早期饮食方面应注意些什么？

（1）为保证胎儿神经系统的正常发育，要多吃叶酸的食品。如黄豆粉、大豆、菠菜、橘子、樱桃等都含有丰富的叶酸，不妨根据自己的喜好酌情选用，也可以遵照医嘱补充叶酸片剂。

（2）饮食上要保证热量的充足供给，最好在每天供给正常人需要的5116千焦（2200千卡）的基础上，再加上1672千焦（400千卡），以供给日常消耗，同时为受孕积蓄一部分能量。

（3）谷类食物每日食用不可少于150克，而且品种要多样，要做到粗细粮搭配，以利于获得全面的营养和提高食物蛋白质的营养价值。

（4）每周应至少吃一次海产品，如虾、海带、紫菜等，以保证碘和锌的摄入。多选用新鲜绿叶蔬菜或其他有色蔬菜，多吃鱼、肉、蛋、奶、蔬果等天然食品，少吃零食或添加物过多的垃圾食品。

（5）妊娠头3个月，孕妇所需的营养和微量元素特别多，如果孕妇偏食，身体所需的营养素得不到及时补充，会影响胎儿的生长发育和孕妇自身的健康。

（6）对孕吐严重的孕妇，可以吃能引起食欲的食物，但不要一次吃太多，少量多餐比较好。

464. 孕中期饮食方面应注意些什么?

克服了早期怀孕的不适,孕妇在孕中期较为舒服,同时子宫不算太大,胃部因不受压迫食欲也变好了,胎儿发育也比前期快一点。此时,孕妇要多摄取蛋白质、钙质、铁质及卵磷质(蛋黄)丰富的食品,同时食用含维生素较多的小米等杂粮,米饭、面食则要适量。

(1)牛奶。牛奶中含有丰富的必需氨基酸、钙、磷、多种微量元素及维生素A、D和B族维生素。有条件者每日可饮用250~500 mL牛奶。对不习惯喝牛奶的孕妇应鼓励其从少量开始,逐渐增加摄入量。

(2)鸡蛋。鸡蛋是提供优质蛋白质的最佳天然食品,其中含有人体必需的8种氨基酸,蛋黄中含有丰富的卵磷脂、固醇类、钙、磷、铁、维生素A、维生素D和B族维生素,这些成分对增进神经系统的功能大有裨益。通常应每天吃鸡蛋1~3个。

(3)鱼、禽、畜肉及内脏。这些食物都是蛋白质、无机盐和各种维生素的良好来源,孕妇每日的膳食中应供给50~150克。如条件不许可,可用蛋类、大豆及其制品代替。鱼和蛋是最好的互换食品,可根据季节选用。动物肝脏是孕妇必需的维生素A、D,叶酸,B族维生素及铁的优良来源,也是供应优质蛋白质的良好来源,每周至少吃1~2次,每次100克左右。

(4)大豆及其制品。大豆及其制品是植物性食品中蛋白质、B族维生素及无机盐的丰富来源。豆芽含有丰富的维生素C。农村或缺少肉、奶供应的地区,每天应进食豆类及其制品50~100克。

(5)蔬菜、水果。绿叶或黄、红色蔬菜都含有丰富的维生素、无机盐和纤维素,每天应摄取新鲜蔬菜250~750克。绿色蔬菜应占其中的一半以上。水果中带酸味的,既合孕妇口味又含有较多的维生素C,还含有果胶,每天可摄取150~200克。蔬菜中黄瓜、番茄等生吃更为有益。另外蔬菜、水果中所含的纤维素和果胶可防治便秘。

(6)海产品。孕妇应经常吃些海带、紫菜、海鱼、虾皮、鱼松等海产品,以补充碘。

(7)硬果类食品。芝麻、花生、核桃、葵花子等,其蛋白质和矿物质含量与豆类相似,也可经常食用。

465. 孕晚期饮食方面应注意些什么?

怀孕后期胎儿体重快速增加,孕妇食欲也增加,此时饮食以清淡为主,勿摄食过多盐分以免加重四肢水肿，引发妊娠高血压，除了怀孕早、中期的均衡食物外，蔬菜水果要多吃，避免便秘。有些孕妇此时仍然食欲不佳，可以少量多餐来对应。另外，孕晚期除正餐外，要添加零食和夜餐，如牛奶、饼干、核桃仁、水果等。要保证摄入充足的水溶性维生素，尤其是维生素 B_1。

466. 孕产妇应该了解的"数字"有哪些？

（1）胎儿在母体内生长时间：40周，即280天。

（2）计算预产期的方法：末次月经首日日期加7，月份加9（或减3）。

（3）药物流产适宜时间：停经后49天。

（4）人工流产适宜时间：停经后3个月内。

（5）中期引产适宜时间：妊娠14～18周内。

（6）自然流产最易发生时间：怀孕5个月内，大多数发生在怀孕3个月内。

（7）妊娠反应出现时间：妊娠4周左右。

（8）妊娠反应消失时间：妊娠12周左右。

（9）初次产前检查时间：停经后3个月内。

（10）产前检查间隔时间：怀孕5个月内，1～2个月1次；6～7个月时每月检查1次；8个月后，每2周检查1次；最后1个月，每周检查1次；有特殊情况则随时检查。

（11）孕期体重增加范围：每周应少于0.5公斤，整个孕期体重增加以8～9公斤为宜。

（12）自觉胎动出现时间：妊娠16～20周。

（13）胎动最频繁时间：妊娠28～38周。

（14）胎动正常次数：每12小时30～40次左右，不应低于15次。

（15）早产发生时间：妊娠28～37周内。

（16）胎心音正常次数：每分钟120～160次。

（17）过期妊娠：超过预产期天数14天。

467. 孕妇应该什么时间住院待产？

一般来说，孕妇怀孕40周，即到了预产期，不管是否有临产先兆，都应住院待产，在医院监测胎心，检查胎盘功能等。如果孕妇怀孕未满40周，即出现了阵发性下腹部坠胀，或出现突然间阴道大量流水、阴道血性分泌物（俗称见红），也应住院待产。

468. 什么情况下应提前住院待产?

孕妇如果出现以下情况,则应提前住院待产。

(1)过去有不良分娩史:如习惯性流产、早产、死胎、死产、新生儿死亡等。

(2)多胎妊娠,即一次妊娠同时有两个或两个以上胎儿。

(3)估计分娩有异常的产妇,如头盆不称、臀位、横位以及有剖腹产史的产妇。

(4)妊娠中发生病理变化,如妊高征、前置胎盘、胎盘早期剥离、羊水过多等。

(5)婚后多年初孕、高龄初产、不孕经治疗后才妊娠者。

(6)孕妇原有严重疾病的:如糖尿病、心脏病、肾炎、原发性高血压、结核病、血液病、肝炎等。

(7)妊娠期合并其他疾病,如风湿性心脏病、病毒性肝炎、甲状腺功能亢进、缺铁性贫血等。

第六章

老年人健康管理服务规范

469. 老年人健康管理服务规范服务对象有哪些？

辖区内 65 岁及以上常住居民。

470. 老年人健康管理服务规范的服务内容是什么？

每年为老年人提供 1 次健康管理服务，包括生活方式和健康状况评估、体格检查、辅助检查和健康指导。具体内容为：

（1）生活方式和健康状况评估。通过问诊及老年人健康状态自评了解其基本健康状况、体育锻炼、饮食、吸烟、饮酒、慢性疾病常见症状、既往所患疾病、治疗及目前用药和生活自理能力等情况。

（2）体格检查。包括体温、脉搏、呼吸、血压、身高、体重、腰围、皮肤、浅表淋巴结、肺部、心脏、腹部等常规体格检查，并对口腔、视力、听力和运动功能等进行粗测判断。

（3）辅助检查。包括血常规、尿常规、肝功能（血清谷草转氨酶、血清谷丙转氨酶和总胆红素）、肾功能（血清肌酐和血尿素）、空腹血糖、血脂（总胆固醇、甘油三酯、低密度脂蛋白胆固醇、高密度脂蛋白胆固醇）、心电图和腹部 B 超（肝胆胰脾）检查。

（4）健康指导。告知评价结果并进行相应健康指导。

471. 对服务过程中发现的异常人群如何处置？

（1）对发现已确诊的原发性高血压和 2 型糖尿病等患者同时开展相应的慢性病患者健康管理。

（2）对患有其他疾病的（非高血压或糖尿病），应及时治疗或转诊。

（3）对发现有异常的老年人应建议其定期复查或向上级医疗机构转诊。

（4）进行健康生活方式以及疫苗接种、骨质疏松预防、防跌倒措施、意外伤害预防和自救、认知和情感等健康指导。

（5）告知或预约下一次健康管理服务的时间。

472. 老年人健康管理服务的具体要求是什么？

（1）开展老年人健康管理服务的乡镇卫生院和社区卫生服务中心应当具备服务内容所需的基本设备和条件。

（2）加强与村（居）委会、派出所等相关部门的联系，掌握辖区内老年人口信息变化。加强宣传，告知服务内容，使更多的老年人愿意接受服务。

（3）每次健康检查后应及时将相关信息记入健康档案。对于已纳入相应慢性病健康管理的老年人，本次健康管理服务可作为一次随访服务。

（4）积极应用中医药方法为老年人提供养生保健、疾病防治等健康指导。

473. 为什么老年人大多嗜睡？

通常年纪大了瞌睡少，但却有不少老年人反而出现了嗜睡的现象，不仅晚上的睡眠时间长，白天也会经常入睡。老年人嗜睡大致有以下几个因素：

（1）身体因素。一般情况下，身体因素是最常见的老年人嗜睡的原因。老年人多体力衰弱，特别是身患一些全身疾病时，如甲状腺功能低下或肺部感染等，早期症状往往是精神萎靡和嗜睡。因此，家人应注意老年人患内科疾病的情况，如出现老年人嗜睡的情况，应及时找咨询医生或去医院进行检查，谨防延误治疗。

（2）脑部因素。当老年人出现嗜睡状态，首先应该考虑是否有脑部病变。例如，当老年人出现脑部的炎症、脑瘤、脑萎缩、脑动脉硬化症和脑血管疾病等时，都可能出现嗜睡状态。

（3）环境因素。老年人如果生活比较孤独、单调，环境比较寂寞，再加上老年人由于体力欠佳，心脏功能不好，或患有骨关节病等，往往不爱活动，容易出现嗜睡。因此，在了解老年人嗜睡的原因之后，做子女的应该注意给老年人安排好日常生活，注意适当的搞些适合老年人特点的活动，使老年人感到生活充实而有意义，从而摆脱孤独寂寞感。糖尿病人如果血糖高于正常值，大量糖分由尿中排出，会引起体力下降、精神不振、睡眠增多。此外，当糖尿病发展至糖尿病酮症酸中毒时，也会出现嗜睡。

（4）食品、药品副作用。食物、药物副作用。如治疗过敏性疾病的抗组胺类药物可以引起轻微嗜睡，安眠药的副作用就是嗜睡，难消化的高脂食物可引起嗜睡，食物中毒也会导致嗜睡。

（5）抑郁症。抑郁症是老年人常见的精神障碍之一，老年人长期失眠或睡眠过多，也有可能是抑郁症的一种表现。

474. 老人如何改善体质？

随着年龄的增长，老年人体质下降是必然现象，但有的老年人身体体质明显好过另外一些人。这部分体质好的老年人，除了日常注重保养、多做运动外，在饮食上也很注意，多吃一些可以强化和改善体质的食物。

老年人在饮食上不挑食，什么都吃，一年四季水果不断，实际上就是一种很好的食疗补身。现代医学证实：老年人适当吃些鸡蛋，可增强记忆，防止老年痴呆症的发生；适当吃些苹果可治老人厌食症，因为厌食与缺锌有关，如果每天吃一个苹果，可调节体内含锌量，使食欲改善。

老年人非常适合食粥。可吃些玉米粉粥、大蒜粥、何首乌粥以及甜浆粥（即新鲜豆浆和粳米烧成的粥，加点冰糖），能预防动脉硬化、高脂血症、高血压、冠心病、神经衰弱、眩晕耳鸣等多种疾病，起到软化血管的作用。

老年人常喝茶也大有好处。有些地区对百岁老人进行的调查发现，他们都有一个共同的嗜好——每天饮茶。茶叶中含有的茶色素能防治动脉硬化，其有效率高达80%以上。专家发现乌龙茶可抗癌，其抑制癌症的效果高达79%。喝茶的确有益健康，茶叶的抗衰老作用超过维生素E的18倍。

有人认为，"蜂蜜是老年人的牛奶"，可长期食用，有利无弊。蜂蜜不仅含有丰富的葡萄糖和果糖，易于吸收，而且还含有多种维生素和矿物质，其杀菌力也很强，可防治老人多种疾病，如咳嗽、便秘、失眠、心血管疾病、消化不良、溃疡病和痢疾等。近年来，国内外用蜂王浆治疗糖尿病的报告也很多，发现有理想的降血糖的作用。

475. 如何缓解老人消化不良？

（1）吃饭先吃主食。吃饭时要先吃主食。米饭、面条等主食属于碳水化合物，易被消化，而且容易让人有饱腹感，先吃可以避免吃得太多，还有利于刺激唾液分泌淀粉酶，对食物进行消化，进而刺激胃酸分泌，增强胃的消化能力。粗粮是主食首选，它富含纤维，可以促进胃肠蠕动，还能让多余的脂肪排出体外。

（2）饭后忌水果和茶。茶和水果对身体都有很好的刺激作用，但吃饭后却需要远离它们一段时间。饭后马上吃水果会被先吃下的食物阻滞，致使水果不能正常消化。而饭后立即饮茶，茶水中含有的单宁酸会影响蛋白质吸收，增加胃的负担。餐后喝茶应在胃排空后，大约餐后2小时左右。

（3）用唾液漱口。其实就是中医里面的"含津"。老年人脾胃功能变弱，跟唾液分泌量减少有关。唾液含淀粉酶，可以起到湿润口腔、杀菌等作用。而且唾液还是滋润脾胃的一种重要物质，与消化系统功能的正常发挥有着很大的关系。老年人可以做一些口腔运动，促进唾液分泌。

（4）散步过程中揉肚子。饭后适当运动，也可以促进胃肠道的生理功能。每天饭后半小时，散步20～30分钟。边散步边揉肚子，能促进胃肠血液循环和胃液分泌，增强胃肠消化功能。

476. 老年人消化不良吃什么好？

（1）酸奶：补充乳酸酶。酸奶含有丰富的乳酸，能将奶中的乳糖分解为乳酸。

（2）苹果：刺激肠蠕动。苹果中含纤维素可刺激肠蠕动，加速排便，故又有通便作用。

（3）西红柿：协助消化脂肪。西红柿中含有一种特殊成分——番茄素，其有助于消化、利尿，能协助胃液消化脂肪。

（4）山楂：消肉食积滞。山楂含山楂酸等多种有机酸，是消肉食积滞的上品，并含解脂酶，入胃后，能增强酶的作用，促进肉食消化，有助于胆固醇转化。

（5）白菜：促进肠胃蠕动。白菜含有大量的粗纤维，可促进胃肠道蠕动，帮助消化，防止大便干结。

477. 老年人降血脂宜吃哪些蔬菜？

（1）辣椒。辣椒含维生素C的比例在所有食物中最高。维生素C可以改善机体微循环，减低毛细血管脆性，同时维生素C还能够降低胆固醇的含量，是一种天然的降脂食物。日本学者发现，用辣椒素调味能促进脂肪的新陈代谢，防止体内脂肪的积存，因而有降脂和减肥的功效。

但是，过量食用辣椒会刺激胃肠道黏膜，容易引发胃痛、胃溃疡等疾病。此外，辣椒属于大热之品，故中医认为高血压患者应慎用辣椒。

（3）菜花。菜花有白、绿两种，两者的营养价值基本相同，菜花热量低，植物纤维含量很高，还含有丰富的维生素和矿物质，因此它又被称为"天赐的良药"。菜花含类黄酮较多。而类黄酮是一种良好的血管清理剂，能有效清除血管上沉积的胆固醇，还能防止血小板的凝集，减少心脏病的发生。

蒸食是食用菜花的最佳方式。

（3）茄子。茄子皮内含有丰富的维生素P，有显著的降低血脂和胆固醇的功能。维生素P还可以增加毛细血管的弹性，改善微循环，具有明显的活血、通脉功能。此外，茄子中还含有大量的皂草甙，也能降低血液中的胆固醇。因此，茄子对于高血压、动脉硬化的患者来说是理想的食物。

油炸茄子会使维生素P大量丢失，因此应减少油炸，或在其表面挂糊上浆后再炸。

（4）大蒜。大蒜具有明显的降血脂和预防动脉硬化的作用，并能有效防止血栓形成。经常食用大蒜，能够对心血管产生显著的保护作用。大蒜又被称为"药用植物中的黄金"。

腌制大蒜时间不宜过长，以免有效成分遭到破坏。患有消化道疾病、肝病及眼病的患者不宜过多食用。

（5）苦瓜。苦瓜性凉味苦，含有较多的苦瓜皂甙，可刺激胰岛素释放，有非常明显的降血糖作用，苦瓜中维生素B（1）维生素C和多种矿物质的含量都比较丰富，能调节血脂，提高机体免疫力的作用。

慢性肠炎患者不宜多食苦瓜。

（6）芹菜。芹菜性凉，含有丰富的维生素和矿物质，能增强胃肠蠕动，有很好的通便作用，能帮助排除肠道中多余的脂肪。国外已有研究证实，经常食用芹菜的人，体内胆固醇的含量显著下降，血压明显降低。

消化道不好的老年人不宜多食用芹菜。

478. 老年人常喝浓茶有哪些危害?

茶具有降血脂、抗血栓、杀病菌、防污染等一系列的保健作用。然而经常喝浓茶却会对身体有害。

（1）经常喝浓茶是促使骨质疏松的原因之一。原因主要是茶叶内含有较多的咖啡因，而咖啡因能促使尿钙排泄造成骨钙流失。

（2）经常喝浓茶易引起贫血。现代医学研究发现，餐后喝浓茶会使食物中的铁因不易吸收而排出体外引起贫血。

（3）经常喝浓茶会使多种营养素流失。营养专家发现，过量饮茶会增加尿量，引起镁、钾、维生素B等重要营养素的流失，而且老年人过量饮浓茶还会增加心脏负荷。

（4）大量喝浓茶尤其是新茶会导致醉茶。新茶中的咖啡因、活性生物碱以及多种芳香物含量较高，易使人的神经系统兴奋，对神经衰弱、心脑血管病患者十分不利。

479. 老年抑郁症的症状有哪些？

（1）心理症状

1）老年人经常健忘，患者虽然也可能出现与老年痴呆症相似的健忘问题，但它们最大的分别在于痴呆症患者是真的忘记一切，而抑郁症患者只是坚信自己已忘记。

2）抑郁症是指一种不寻常、持续的严重抑郁情绪，加上收入骤减（或完全没收入）、体力渐渐不支、健康出现问题及老友一个个去世。

3）在抑郁情绪支配下，老人往往自我贬低、自我谴责，认为自己什么都没做好。

（2）躯体表现

1）原本睡眠良好的老人会突然变得难以入眠，或者虽入睡但醒得过早，或入睡了却又自感未入睡，此时服用抗神经衰弱症的药物往往毫无效果。

2）原本排便正常的老人会变得难以排便，严重者可闭结一周，同时还会伴以种种消化障碍，如食欲大减甚至完全不思饮食，有的还出现腹胀、口臭等症状。

（3）情绪表现

据统计，在55岁以上老年中罹患抑郁症的比例可高达10%～15%，其中有的病人症状十分严重，甚至走向轻生，因而老年抑郁症患者的死亡率竟可高至30%。与年轻抑郁症患者一样，老年抑郁症患者发病时即出现原因不明且持续两周以上的情绪低落和沮丧。其中最典型的症状是万念俱灰，并对生活、工作和以前的业余爱好均失去兴趣。

480. 老年人用药要注意哪些情况？

（1）小病尽量用食疗。遇到伤风感冒这样的小病，最重要的是休息，同时可以通过食疗促进康复。如风寒感冒喝些生姜红糖水，头痛、关节痛等慢性疼痛可以先做理疗、按摩、针灸等，不要依赖止痛药。

（2）药量要比常规少。《中国药典》规定，60岁以上的老年人，用药量应为成人用药量的3/4，不可自行增加药量。80岁以上的老年人，只能用成人量的1/2。而且，为了减少不良反应，一般不推荐同时服用4种以上药物。

（3）口服用药危险小。有些老年人觉得打点滴好得快，其实不然。据统计，一半以上的输液是不必要的。国际上公认的用药方针是，能口服的不肌肉注射，能肌注的就不输液。即口服药应该占到50%以上，肌肉注射占到30%～40%，输液只占10%左右。

（4）看病记录别丢掉。老年人应该保存好自己完整的用药记录、药物过敏史。卫生部全国合理用药监测系统专家孙忠实教授建议，老年人就诊时要带好用药记录，并尽量看固定的医生，这样能让医生开处方时更准确地考虑到药物的相互作用。

481. 老年人如何预防腹胀？

老年人由于肠胃功能弱化，唾液、胃液等分泌得少了，加上平时运动量也少，因此一旦饮食不当，相比于年轻人更难以消化，就很容易出现腹胀的现象。老年人为了预防经常出现腹胀的情况，日常应该注意这些事情。

（1）细嚼慢咽。吃饭的时候不要狼吞虎咽，这样吃饭会将气体带入肠道，因而产生腹胀。尽量少喝碳酸饮料和啤酒，含有果糖或山梨醇的甜点，也是产气的食物。

（2）晚餐少吃产气食物。首先是各种豆类。豆类所含的低聚糖被肠道细菌发酵，能分解产生一些气体，进而引起打嗝、肠鸣、腹胀、腹痛等症状。因此老年人晚餐最好少吃豆制品。

（3）少吃高纤维食物。过量吃高纤维食物容易在胃肠内产生大量气体。比如麦麸纤维含量高达31%，笋干达到30%，辣椒超过40%，其余含纤维素较多的食物有蕨菜、菜花、菠菜、南瓜等，各种杂粮如荞麦面、玉米等也属高纤维食品。吃这些食物要注意搭配，不能过量。

（4）多吃护胃、顺气食物。有些食物有养胃和顺气作用，比如：山药健脾胃、益肾气，可促进消化吸收，黏稠质地也有保护胃壁的功效；白萝卜可顺气，但要熟着吃，可以炖汤。此外，山楂、洋葱、大蒜都对胃肠有益。

（5）克服不良情绪。焦躁、忧虑、悲伤、沮丧、抑郁等不良情绪都可能使消化功能减弱，或刺激胃部制造过多胃酸，其结果是胃气增多，导致腹胀加剧。

（6）多练习这些小动作。简单易行的小动作可以有效缓解腹胀。仰卧在床上，两手分别放在胸、腹部；然后缓慢呼吸，持续1～3分钟。接着双腿屈膝，两手抱膝压向腹部，然后还原，重复10～30次，可促进胃的排空。还可以在临睡前，用一只手按住肚脐顺、逆时针揉摩各40～100次。

482. 如何预防老年骨质疏松？

老年人由于身体的钙质流失较快，如果不及时和有效补钙的话，可能就会出现骨质疏松的症状。然而预防骨质疏松也有一些需要重点注意的事项，否则可能会造成虽然补钙了却没有收到良好的效果。

（1）宜早期预防，忌掉以轻心。研究证明，无论男女，如果骨骼健康生长，骨骼最强健的时期是在20～40岁。一旦过了40岁，骨质流失的速度就超过形成速度，骨量开始下降，骨质逐渐变脆。随着年龄的增大，患骨质疏松或发生骨质疏松性骨折的可能性也会增大。有半数50岁以上的女性，或早或晚会发生一次与骨质疏松有关的骨折。此外，骨质疏松并非是老年人的"专利"，如果年轻时忽视运动，常常挑食或节食，饮食结构不均衡，导致钙的摄入少、体瘦，就可能达不到理想的骨骼峰值量和质量，也会使骨质疏松有机会侵犯年轻人，尤其是年轻女性。因此，骨质疏松的预防要尽早开始，要想老来骨头硬朗，就得在35岁之前打好基础。只有年轻时补充足量的钙，提高身体骨量的峰值，进入中老年时，才能延缓骨质疏松病的发生。

（2）宜适度补钙，忌过度补钙。许多老人认为，钙补得越多，吸收得也越多，其实不然。通常，年龄在60岁以上的老年人，每天需要摄入800毫克的钙，过量补钙并不能变成骨骼，反而会引起并发症，危害健康。钙经胃肠吸收，进入血液，形成血钙（即血液中的钙），再通过骨代谢，把血钙进行钙盐沉积，形成骨骼。血液中钙的含量必须保持在一定水平，若血钙含量过高可导致高钙血症，并会引起肾结石、血管钙化等并发症。

（3）宜定期检测骨密度，忌滥用激素类药物。骨密度全称是骨骼矿物质密度，是骨骼强度的一个重要指标。中老年人在做骨密度检查时，若骨量减少9%以下为骨量正常，骨量减少9%～19%为骨量减少，骨量减少29%～39%则为骨质疏松、骨折危象。定期进行骨密度检查可以尽早发现骨质疏松，便于防治。建议绝经期前后的妇女及老年人每年做一次骨密度检查。骨密度降低并出现腰背及关节痛时，要及时采取抑制骨流失、促进骨生成的药物治疗。

（4）宜天然进补，忌依赖保健品。"补品"还是天然的好。对于中老年人来说，宜摄入天然的富含钙、磷、铁、锌等矿物质和维生素D的食物，不宜偏食或过分依赖保健品。每天坚持喝两杯牛奶，牛奶补钙效果最好，它不仅富含钙，还有丰富的钾、镁离子，以及可促进钙吸收的维生素D、乳糖和必需氨基酸等。建议多吃豆制品、大米、花生、鱼类、虾蟹、鸡蛋、红肉、油菜、胡萝卜、青椒、西红柿、西兰花、黄瓜、西芹、苹果、香蕉、猕猴桃、橘子等。需要提醒的是，大量喝骨头汤不会补钙，反而易导致钙流失。因为，骨头汤不仅含钙不多，且不利于人体吸收。骨头汤里还含有大量脂肪，长期食用还容易诱发高血脂、高尿酸、肥胖。

此外，要少吃咸菜和腌制品，每天盐的摄入量不要超过5克。还应戒除烟酒嗜好，因为酒精引起的器官损害可抑制钙与维生素D，酒精还有抗成骨细胞的作用，而吸烟则会加速骨质的流失。

（5）宜户外运动，忌剧烈运动。有意识地增加户外活动，是防止骨量丢失的一个重要环节。通过运动，调节骨的生长，特别是可预防因不活动引起的骨流失，并改善肌肉的灵活性，从而减少跌倒的概率。同时，还能有效改善骨骼的血液供应，增加骨密度。建议人们选择适合自身健康状况的户外运动，如散步、打太极拳、打门球、跳舞等。最好在户外，可以多晒太阳，以增加体内的维生素D含量，帮助钙的吸收，强化骨质。

需要注意的是，骨质疏松患者骨质比较脆弱，运动时要格外小心，不宜进行超负荷的剧烈运动。最该避免的运动是跳高、快跑等高强度运动。另外，不要做向前弯腰、扭腰、仰卧起坐等动作，否则会增加脊柱的压力。平时要保持正确的坐姿和走路姿态，不宜弯腰、弓背，不要经常采取跪坐的姿势，以免加重骨骼负担。

483. 老年人补钙容易出现的误区有哪些？

（1）吃钙片防治骨质疏松。许多老年人错误地以为，人老了，骨头脆了，所以要吃钙片防治骨质疏松，其实不是这么回事。骨质疏松症是一种全身性的代谢性骨骼疾病，是人体衰老的表现。女性在绝经以后5～10年，男性在65～70岁一般都会出现骨质疏松。无论是男性还是女性，一般在30～35岁左右达到一生中所获得的最高骨量，称为峰值骨量。此后，就开始骨丢失，特别是绝经后的女性，在绝经后1～10年，骨量丢失速率明显加快，男性不存在快速骨丢失期。由此可见，要想老来骨头硬朗，就得在35岁之前打好基础。底子厚了，到老年才剩得多。所以，中老年人大量补钙并不能逆转骨量减少的趋势，也不可能治愈骨质疏松。

（2）钙补得越多，吸收得也越多。许多老年人误认为，钙补得越多，吸收得也越多，形成的骨骼就越多，其实不是这样。通常，年龄在60岁以上的老年人，每天需要摄入800毫克的钙，过量补钙并不能变成骨骼，反而会引起并发症，危害老人健康。钙是这样被人体吸收的：钙经胃肠吸收，进入血液，形成血钙，再通过骨代谢，把血钙进行钙盐沉积，形成骨骼。不是说钙吃得越多，形成的骨骼就越多。血液中钙的含量必须保持在一定水平，过多或过少都不行。若过量补钙，使血液中血钙含量过高，可导致高钙血症，并会引起并发症，如肾结石、血管钙化等。

（3）将补钙药品当作营养品服用。专家指出，许多中老年人把补钙药品当作营养品服用。其实，长期服用药物，会使身体逐渐产生依赖性。像某些广告上宣传的那样，吃了某种补钙制剂，就能预防骨病。这是不正确的。

中老年人补钙推荐以饮食补钙为基础，适当加服钙制剂。如每天坚持喝两杯牛奶，或服钙片，少喝茶、咖啡和可乐，不要吸烟，这些都会减少骨量丢失。经常接受阳光照射和适量运动，可增强钙的吸收能力和增加体内骨钙含量；必要时可补充维生素D，绝经期妇女要补充雌激素。

484. 老年人如何护理好老花眼？

步入老年，许多人都难免有不同程度的花眼，这是人体衰老的自然现象，中医认为，老花眼是肾水亏损、精血不足引起的，老年人的身体需要一些特别的保养。

老花眼首先可以通过食补治疗，老年人可以多吃点黑豆和黑芝麻、枸杞、菊花等食材熬的汤或者粥。还要注意多摄取富含维生素A、B的食物，如猪肝等动物内脏、豆制品、蛋类、绿叶蔬菜、胡萝卜、南瓜、核桃、荔枝等。

运动方面，眼花的老年人可以多做局部按摩。局部按摩具体做法是：用双手食指指端按压眼内角上的睛明穴。每次半分钟左右，以局部皮肤潮红发热、微感酸胀为度。然后再用两手拇指背侧按摩双侧攒竹穴（眉头皱起处），每次1分钟，早晚各1次。

此外，还可用热敷法防治老花眼，先将专用毛巾折成双折，泡在热水中，捞出拧干后，稍散热气，以不烫为准，放在双眼上。这时双眼睁开，让热气直接作用于眼球。毛巾温度降低后，再泡在水中后拧干敷在眼上，这样反复做3次。敷后再配合按摩眼角、眼球、眼眶和太阳穴。这时候，老年人就可以感觉双眼有湿润、清爽、视线清晰的感觉。如果能长期坚持，效果会更好。

485. 哪些因素与老年痴呆有关？

（1）教育程度和脑力活动。对知识的反复练习以及培养批评性思考，可以增强柔顺性，同时增加突触（神经细胞间的电化连接物）的数目和程度。这个发现或许可以解释：为什么受过高等教育的人比没受过高等教育的人较少患老年性痴呆，或者丧失记忆。许多高级知识分子终生都喜欢旅游、玩文字游戏以及挑战脑力的各种活动，这对锻炼大脑有极大的益处。

（2）体能活动。大脑比其他器官需要更多的氧气，它消耗肺部吸进氧气的四分之一。可它却没有储存氧气的能力，所以需要源源不断带着氧气的新鲜血液的供应。经常做强有力的有氧运动，可以增进循环系统健康；而健康的循环系统可以保证足够的氧气供应。阿博特博士在研究中发现，经常性的体育活动可以增加自然营养素——各种蛋白质的供应。动物实验也表明，运动可以刺激大脑海马等部位新生细胞的成长和发育。

（3）健康的情绪。心理素质好、情绪健康是老年人身体健康的首要因素，也是大脑健康的重要因素。对自己的经历满意，热爱生活，经常参加各种活动，经常与家人和朋友见面，喜爱琴棋书画，等等，对情绪健康都有帮助。

486. 如何预防老年痴呆症？

（1）足够的睡眠。随着年龄的增长，老年人的睡眠时间也随之减少，睡眠质量也越来越差，但是应该至少保持每天6小时以上的睡眠时间。

（2）注意饮食。有人说芝麻、核桃等硬壳食物是益智食品，有益大脑健康，可以考虑适当多吃一些。其实，养成平衡而低脂的饮食习惯是最重要的。大多数人都会从饮食中获得足够的维生素，但是适当补充多种维生素也没什么害处。在中草药中，初步证明：银杏可以稍微减缓老年性痴呆的进展，但没有太大的作用。

（3）女性适当补充雌激素。很多人认为雌激素可以促进神经传导液的产生以及新神经细胞的成长，同时促进血液循环以及单糖在大脑的作用。

（4）排除焦虑情绪。焦虑紧张的情绪可能引发可体松和其他激素的分泌，这些激素阻挠心脑细胞的产生，久而久之，会害死某些神经细胞。经常运动或者寻求心理医生的心理疏导，可以帮助解除焦虑情绪。

（5）限制吸烟、饮酒和咖啡因。饮酒过度会迅速破坏大量脑细胞，从而导致头晕、丧失平衡、睡眠障碍和意志消沉。吸烟对循环系统危害很大。

（6）维护身心健康。有些身体健康问题，会导致认知功能障碍。比如，心脏病会导致对大脑的血液供应不足，颈椎病有时会压迫神经，这就需要及时对症治疗，确保对大脑的血液供应。

（7）少看电视。长时间看电视，会让人意志消沉；看电视也没有读书、谈话以及玩文字游戏、智力测验等需要动脑筋的活动那样具有建设性的刺激。

（8）检查所用药物。有的药物单独使用副作用比较小，可是和其他药物同服就会有想不到的副作用，有的中成药也是这样，所以应该定期检查所用药物。

（9）打破一成不变的习惯。有些习惯使人养成了机械性，对大脑缺乏锻炼。你可以尝试做些改变，比如，用平时不使用的那只手刷牙，不走常走的路，另辟他途，等等。专家认为，这些方法虽然简单，但也许会使你的大脑更加敏捷，可以预防老年性痴呆的发生。

第七章

高血压患者健康管理服务规范

487. 高血压患者健康管理服务的对象是哪些人？

辖区内 35 岁及以上常住居民中原发性高血压患者。

488. 什么是血压与正常血压？

血压是指推动血液在血管内流动并作用于血管壁的压力。一般所谓的血压系指动脉血压而言。心室收缩时，动脉内最高的压力称为收缩压；心室舒张时，动脉内最低的压力称为舒张压。收缩压与舒张压之差称为脉压。正常成年人收缩压为 90～140 mmHg，正常成年人舒张压为 60～90 mmHg，脉压为 30～40 mmHg（1 mmHg = 0.133 kPa）。

489. 高血压患者健康管理服务内容有哪些？

（1）筛查

1）对辖区内 35 岁及以上常住居民，每年为其免费测量一次血压（非同日三次测量）。

2）对第一次发现收缩压≥140 mmHg 和（或）舒张压≥90 mmHg 的居民在去除可能引起血压升高的因素后预约其复查，非同日 3 次测量血压均高于正常，可初步诊断为高血压。建议转诊到有条件的上级医院确诊并取得治疗方案，2 周内随访转诊结果，对已确诊的原发性高血压患者纳入高血压患者健康管理。对可疑继发性高血压患者，及时转诊。

3）如有以下 6 项指标中的任一项高危因素，建议每半年至少测量 1 次血压，并接受医务人员的生活方式指导。

①血压高值：收缩压 130～139 mmHg 和（或）舒张压 85～89 mmHg。

②超重：28 kg/m²>BMI ≥ 24 kg/m²。

③肥胖和（或）腹型肥胖：肥胖（BMI ≥ 28 kg/m²），若同时腰围男≥90 cm（2.7尺），女≥85 cm（2.6尺）则为腹型肥胖。

④高血压家族史（一、二级亲属）。

⑤长期过量饮酒（每日饮白酒≥100 mL）。

⑥年龄≥55 岁。

（2）随访评估

对原发性高血压患者，每年要提供至少 4 次面对面的随访。

1）测量血压并评估是否存在危急情况，如出现收缩压≥180 mmHg 和（或）舒张压≥110 mmHg；意识改变、剧烈头痛或头晕、恶心呕吐、视力模糊、眼痛、心悸、胸闷、喘憋不能平卧及处于妊娠期或哺乳期同时血压高于正常等危急情况之一，或存在不能处理的其他疾病时，须在处理后紧急转诊。对于紧急转诊者，乡镇卫生院、村卫生室、社区卫生服务中心（站）应在 2 周内主动随访转诊情况。

2）若不需紧急转诊，询问上次随访到此次随访期间的症状。

3）测量体重、心率，计算体质指数（BMI）。

4）询问患者疾病情况和生活方式，包括心脑血管疾病、糖尿病、吸烟、饮酒、运动、摄盐情况等。

5）了解患者服药情况。

490. 高血压患者如何进行分类干预？

（1）对血压控制满意（一般高血压患者血压降至 140/90 mmHg 以下；≥65 岁老年高血压患者的血压降至 150/90 mmHg 以下，如果能耐受，可进一步降至 140/90 mmHg 以下；一般糖尿病或慢性肾脏病患者的血压目标可以在 140/90 mmHg 基础上再适当降低）、无药物不良反应、无新发并发症或原有并发症无加重的患者，预约下一次随访时间。

（2）对第一次出现血压控制不满意，或出现药物不良反应的患者，结合其服药依从性，必要时增加现用药物剂量、更换或增加不同类的降压药物，2 周内随访。

（3）对连续两次出现血压控制不满意或药物不良反应难以控制以及出现新的

并发症或原有并发症加重的患者，建议其转诊到上级医院，2周内主动随访转诊情况。

（4）对所有患者进行有针对性的健康教育，与患者一起制定生活方式改进目标并在下一次随访时评估进展。告诉患者出现哪些异常时应立即就诊。

491. 高血压患者健康体检包括哪些项目？

对原发性高血压患者，每年进行1次较全面的健康检查，可与随访相结合。内容包括体温、脉搏、呼吸、血压、身高、体重、腰围、皮肤、浅表淋巴结、心脏、肺部、腹部等常规体格检查，并对口腔、视力、听力和运动功能等进行判断。

492. 高血压患者管理服务的具体流程是什么？

高血压患者管理服务的具体流程见图7-1、图7-2。

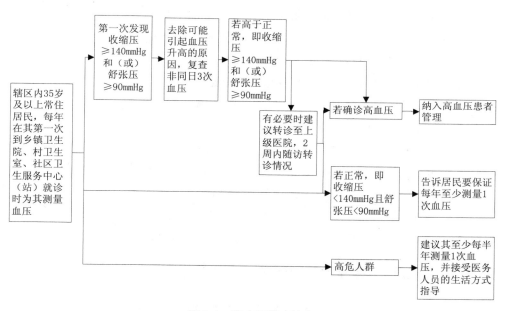

图7-1 高血压筛查流程

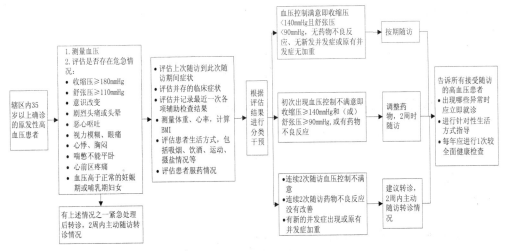

图7-2　高血压随访流程

493. 高血压患者的服务要求是什么？

（1）高血压患者的健康管理由医生负责，应与门诊服务相结合，对未能按照管理要求接受随访的患者，乡镇卫生院、村卫生室、社区卫生服务中心（站）医务人员应主动与患者联系，保证管理的连续性。

（2）随访包括预约患者到门诊就诊、电话追踪和家庭访视等方式。

（3）乡镇卫生院、村卫生室、社区卫生服务中心（站）可通过本地区社区卫生诊断和门诊服务等途径筛查和发现高血压患者。有条件的地区，对人员进行规范培训后，可参考《中国高血压防治指南》对高血压患者进行健康管理。

（4）发挥中医药在改善临床症状、提高生活质量、防治并发症中的特色和作用，积极应用中医药方法开展高血压患者健康管理服务。

（5）加强宣传，告知服务内容，使更多的患者和居民愿意接受服务。

（6）每次提供服务后及时将相关信息记入患者的健康档案。

494. 高血压患者健康管理服务的工作指标有哪些？

$$高血压患者规范管理率=\frac{按照规范要求进行高血压患者健康管理的人数}{年内已管理的高血压患者人数} \times 100\%$$

$$管理人群血压控制率=\frac{年内最近一次随访血压达标人数}{年内已管理的高血压患者人数} \times 100\%$$

注：最近一次随访血压指的是按照规范要求最近一次随访的血压，若失访则判断为未达标，血压控制是指收缩压＜140 mmHg和舒张压＜90 mmHg（65岁及

以上患者收缩压<150 mmHg和舒张压<90 mmHg），即收缩压和舒张压同时达标。

495. 目前我国高血压防治的形势如何？

近20年来，我国高血压患者的检出、治疗和控制都取得了显著的进步。对比1991年全国高血压抽样调查和2002年全国营养调查数据，高血压患者的知晓率由26.3%提高到了30.2%，治疗率由12.1%提高到了24.7%，而控制率则由2.8%提高到了6.1%。对于有上亿高血压患者的中国，这意味着高血压患者降压药物治疗的人数10年内增加了近3000万，血压控制达到目标水平的人数增加了600万。在许多高血压防治研究社区，高血压控制率在管理人群中已达60%以上。同期高血压的最主要并发症——脑卒中死亡率也在我国部分城市中老年人口中以每年3%的速度平稳下降。但是，我国人群高血压患者的知晓率、治疗率和控制率与发达国家相比仍非常低，特别是经济文化发展水平较低的农村或边远地区情况尤为严重。脑卒中死亡率在农村地区已超过城市。目前，我国约有1.3亿高血压患者不知道自己患有高血压，在已知自己患有高血压的人群中，约有3000万没有治疗。在接受降压治疗的患者中，有75%的患者血压没有达到控制水平。我们面临的高血压防治任务仍十分艰巨。因此推广高血压防治对于指导医护人员及基层医疗服务机构提高高血压患者的检出率、管理率及控制率，预防心脑血管疾病，及制定相应的卫生服务政策具有重要的意义。

496. 高血压防治应着重哪几个方面？

（1）我国人群高血压患病率仍呈增长态势，每5个成人中就有1人患高血压。估计目前全国高血压患者至少有2亿人，但高血压知晓率、治疗率和控制率较低。

（2）高血压是我国人群脑卒中及冠心病发病及死亡的主要危险因素。控制高血压可遏制心脑血管疾病发病及死亡的增长态势。

（3）我国是脑卒中高发区。高血压的主要并发症是脑卒中，控制高血压是预防脑卒中的关键。

（4）降压治疗要使血压达标，以期降低心脑血管病的发病和死亡总危险。一般高血压患者降压目标为140/90 mmHg以下，在可耐受情况下还可进一步降低。

（5）钙拮抗剂、ACEI、ARB、噻嗪类利尿剂、β受体阻滞剂以及由这些药物所组成的低剂量固定复方制剂均可作为高血压初始或维持治疗的药物选择。联合治疗有利于血压达标。

（6）高血压是一种"心血管综合征"。应根据心血管总体风险，决定治疗措施。应关注对多种心血管危险因素的综合干预。

（7）高血压是一种"生活方式病"，认真改变不良生活方式，限盐、限酒、控制体重，有利于预防和控制高血压。

（8）关注儿童与青少年高血压，预防关口前移，重视继发性高血压的筛查与诊治。

加强高血压社区防治工作，定期测量血压、规范管理、合理用药，是改善我国人群高血压知晓率、治疗率和控制率的根本。

497. 高血压的流行特征是什么？

（1）年龄和性别差异：与年龄呈正比；女性更年期前患病率低于男性，更年期后高于男性。

（2）地区和季节差异：寒冷地区高于温暖地区，高海拔地区高于低海拔地区，冬季患病率高于夏季。

（3）生活方式的差异：与不良饮食习惯（如高盐、饱和脂肪、经常大量饮酒）呈正相关；与肥胖呈正相关；与体力活动水平呈负相关。

（4）经济水平差异：经济越发达、工作和精神压力越大，人均血压水平越高。

（5）遗传和个体差异：与直系亲属血压有明显的相关。

498. 我国人群高血压发病的重要危险因素有哪些？

（1）高钠、低钾膳食。人群中，钠盐（氯化钠）摄入量与血压水平和高血压患病率呈正相关，而钾盐摄入量与血压水平呈负相关。膳食钠/钾比值与血压的相关性甚至更强。我国 14 组人群研究表明，膳食钠盐摄入量平均每天增加 2 g，收缩压和舒张压分别增高 2.0 mmHg 和 1.2 mmHg。

高钠、低钾膳食是我国大多数高血压患者发病主要的危险因素之一。我国大部分地区人均每天盐摄入量在 12～15 g 以上。在盐与血压的国际协作研究中，反映膳食钠/钾量的 24 小时尿钠/钾比值，我国人群在 6 以上，而西方人群仅为 2～3。

（2）超重和肥胖。身体脂肪含量与血压水平呈正相关。人群中体质指数（BMI）与血压水平呈正相关，BMI 每增加 3 kg/m²，4 年内发生高血压的风险，男性增加 50%，女性增加 57%。我国 24 万成人随访资料的汇总分析显示，BMI≥24 kg/m² 者发生高血压的风险是体重正常者的 3～4 倍。身体脂肪的分布与高血压发生也有关。腹部脂肪聚集越多，血压水平就越高。腰围男性≥90 cm 或女性≥

85 cm，发生高血压的风险是腰围正常者的 4 倍以上。

随着我国社会经济的发展和生活水平的提高，人群中超重和肥胖的比例与人数均明显增加。在城市中年人群中，超重者的比例已达到 25%～30%。超重和肥胖将成为我国高血压患病率增长的又一重要危险因素。

（3）饮酒。过量饮酒也是高血压发病的危险因素，人群高血压患病率随饮酒量增加而升高。虽然少量饮酒后短时间内血压会有所下降，但长期少量饮酒可使血压轻度升高；过量饮酒则会使血压明显升高。如果每天平均饮酒＞3 个标准杯（1 个标准杯相当于 12 g 酒精，约合 360 g 啤酒，或 100 g 葡萄酒，或 30 g 白酒），收缩压与舒张压分别平均升高 3.5 mmHg 与 2.1 mmHg，且血压上升幅度随着饮酒量的增加而增大。

在我国饮酒的人数众多，部分男性高血压患者有长期饮酒嗜好和饮烈度酒的习惯，应重视长期过量饮酒对血压和高血压发生的影响。饮酒还会降低降压治疗的疗效，而过量饮酒可诱发急性脑出血或心肌梗死。

（4）精神紧张。长期精神过度紧张也是高血压发病的危险因素，长期从事高度精神紧张工作的人群高血压患病率会增加。

（5）其他危险因素。高血压发病的其他危险因素包括年龄、高血压家族史、缺乏体力活动等。除了高血压外，心血管病危险因素还包括吸烟、血脂异常、糖尿病、肥胖等。

499. 如何正确测量血压？

（1）要求受试者坐位安静休息 5 分钟后开始测量。

（2）选择定期校准的水银柱血压计，或者经过验证的电子血压计，使用气囊长 22 cm～26 cm、宽 12 cm 的标准规格袖带。

（3）测量坐位时的上臂血压，上臂应置于心脏水平。

（4）以柯氏音第 I 音和第 V 音（消失音）确定收缩压和舒张压水平。至少间隔 1～2 分钟测量两次，若两次测量结果差别比较大（5 mmHg 以上），应再次测量。

（5）首诊时要测量两上臂血压，以后通常测量较高读数一侧的上臂血压。

（6）对疑似有体位性低血压，应测量直立位后血压。

（7）在测量血压的同时，应测定脉率。

500. 高血压水平分类与心血管风险水平分层是什么？

高血压定义为：在未使用降压药物的情况下，非同日 3 次测量血压，收缩压

≥140 mmHg和/或舒张压≥90 mmHg。根据血压升高水平，又进一步将高血压分为1级、2级和3级。一般需要非同日测量2～3次来判断血压升高及其分级，尤其对于轻、中度血压升高。

目前我国采用正常血压（收缩压<120 mmHg和舒张压<80 mmHg）、正常高值（收缩压120～139 mmHg和/或舒张压80～89 mmHg）和高血压（收缩压≥140 mmHg和/或舒张压≥90 mmHg）进行血压水平分类。以上分类适用于男、女性，18岁以上任何年龄的成人。将血压水平120～139/80～89 mmHg定为正常高值，是根据我国流行病学调查研究数据的结果确定。血压水平120～139/80～89 mmHg的人群，10年后心血管风险比血压水平110/75 mmHg的人群增加1倍以上；血压120～129/80～84 mmHg和130～139/85～89 mmHg的中年人群，10年后分别有45%和64%成为高血压患者。

按心血管风险分层：

脑卒中、心肌梗死等严重心脑血管事件是否发生、何时发生难以预测，但发生心脑血管事件的风险水平不仅可以评估，也应该评估。高血压及血压水平是影响心血管事件发生和预后的独立危险因素，但是并非唯一决定因素。大部分高血压患者还有血压升高以外的心血管危险因素。因此，高血压患者的诊断和治疗不能只根据血压水平，必须对患者进行心血管风险的评估并分层。高血压患者的心血管风险分层，有利于确定启动降压治疗的时机，有利于采用优化的降压治疗方案，有利于确立合适的血压控制目标，有利于实施危险因素的综合管理。

表7-1　血压水平分类和定义

分类	收缩压(mmHg)		舒张压(mmHg)
正常血压	<120	和	<80
正常高值	120～139	和/或	80～89
高血压	≥140	和/或	≥90
1级高血压(轻度)	140～159	和/或	90～99
2级高血压(中度)	160～179	和/或	100～109
3级高血压(重度)	≥180	和/或	≥110
单纯收缩期高血压	≥140	和	<90

表7-2 高血压患者心血管风险水平分层

其他危险因素和病史	血压(mmHg)		
	1级高血压 SBP140~159 或DBP90~99	2级高血压 SBP160~179或 DBP100~109	3级高血压 SBP≥180或 DBP≥110
无	低危	中危	高危
1~2个其他危险因素	中危	中危	很高危
≥3个其他危险因素或靶向器官损害	高危	高危	很高危
临床并发症或合并糖尿病	很高危	很高危	很高危

（注：SBP为收缩压，DBP为舒张压。）

501. 高血压的临床症状有哪些？

高血压具有六大危险症状，包括下列内容：

（1）头疼。部位在后脑，并伴有恶心、呕吐感。若经常感到头痛，而且很剧烈，同时又恶心呕吐，就可能是向恶性高血压转化的信号。

（2）眩晕。

（3）耳鸣。双耳耳鸣，持续时间较长。

（4）心悸气短。高血压会导致心肌肥厚、心脏扩大、心肌梗死、心功能不全，这些都是导致心悸气短的原因。

（5）失眠。多为入睡困难、早醒、睡眠不踏实、易做噩梦、易惊醒。这与大脑皮质功能紊乱及自主神经功能失调有关。

（6）肢体麻木。常见手指、脚趾麻木或皮肤如蚁行感，手足不灵活。

502. 高血压患者有哪些危险并发症？

高血压的并发症最可怕。

（1）长期的高血压除可引起有害的血管重塑以外，还可引起脑、心、肾等重要器官的结构和功能障碍，最终导致功能衰竭。

（2）高血压最严重的并发症为脑卒中，其出现概率是正常血压人的7.76倍。

（3）由于部分高血压患者并无明显的临床症状，高血压又被称为人类健康的

"无形杀手"。

因此提高对高血压病的认识，对早期预防、及时治疗有极其重要的意义。

503. 高血压的分期标准是什么？

我国高血压分期标准将高血压分为三期：

第一期的特点是：血压升高，超过高血压的诊断标准，但是心脏、脑、肾脏等脏器无损害（也就是心脏尚无扩大，肾脏功能正常，也无蛋白尿、血尿及管型尿，无脑血管意外的表现。眼底、心电图、X线均无异常）。

第二期的特点是：血压升高，超过高血压诊断标准，并伴有下列一项者。

（1）左心室肥厚（心界向左下扩大，X线、心电图或超声心动图可证实）；

（2）尿蛋白或血肌酐轻度升高；

（3）眼底动脉普遍或局部狭窄。

第三期的特点是：血压持续升高，并有下列一项者。

（1）高血压脑病或脑溢血、脑梗死；

（2）心力衰竭（心功能不全）；

（3）肾功能衰竭（尿毒症）；

（4）眼底出血或渗出、视盘水肿。

近年来，有学者主张按舒张压水平，将高血压分为：

轻型高血压：指舒张压90～104 mmHg（12.0～13.5 kPa）；

中型高血压：指舒张压105～114 mmHg（13.65～14.8 kPa）；

重型高血压：指舒张压≥115 mmHg（≥14.95 kPa）。

504. 高血压的治疗目标是什么？

目前，全国统一的医疗服务与保障体系尚未建成，而各省、区、市之间的经济与社会发展水平又存在很大差异，因此，高血压的治疗设定标准、基本两个治疗目标。

标准目标：对检出的高血压患者，在非药物治疗的基础上，使用最常用的起始与维持抗高血压药物，特别是那些每日1次使用能够控制24小时血压的降压药物，使血压达到治疗目标，同时，控制其他的可逆性危险因素，并对检出的亚临床靶器官损害和临床疾病进行有效干预。

基本目标：对检出的高血压患者，在非药物治疗的基础上，使用国家食品与药品监督管理局审核批准的任何安全有效的抗高血压药物，包括短效药物每日2～3次使用，使血压达到治疗目标，同时，尽可能控制其他的可逆性危险因素，并对检出的亚临床靶器官损害和临床疾病进行有效干预。

505. 高血压治疗的基本原则是什么？

高血压治疗的基本原则：

（1）高血压是一种以动脉血压持续升高为特征的进行性"心血管综合征"，常伴有其他危险因素、靶器官损害或临床疾患，需要进行综合干预。

（2）抗高血压治疗包括非药物和药物两种方法，大多数患者需长期甚至终身坚持治疗。

（3）定期测量血压；规范治疗，改善治疗依从性，尽可能实现降压达标；坚持长期平稳有效地控制血压。

506. 高血压患者的降压目标是什么？

在患者能耐受的情况下，逐步降压达标。一般高血压患者，应将血压（收缩压/舒张压）降至 140/90 mmHg 以下；65 岁及以上的老年人的收缩压应控制在 150 mmHg 以下，如能耐受还可进一步降低；伴有肾脏疾病、糖尿病或病情稳定的冠心病的高血压患者治疗更宜个体化，一般可以将血压降至 130/80 mmHg 以下；脑卒中后的高血压患者一般血压目标为<140/90 mmHg。处于急性期的冠心病或脑卒中患者，应按照相关指南进行血压管理。舒张压低于 60 mmHg 的冠心病患者，应在密切监测血压的情况下逐渐实现降压达标。

507. 怎样合理控制高血压？

高血压的治疗应全面考虑患者的血压升高水平、并存的危险因素、临床情况，以及靶器官损害，确定治疗方案。依据新指南精神，对不同危险等级的高血压患者应采取不同的治疗原则。具体如下：

（1）低危患者。以改善生活方式为主，如6个月后无效，再给药物治疗。

（2）中危患者。首先积极改善生活方式，同时观察患者的血压及其他危险因素数周，进一步了解情况，然后决定是否开展药物治疗。

（3）高危患者。必须立即给予药物治疗。

（4）极高危患者。必须立即开始对高血压及并存的危险因素和临床情况进行强化治疗。

508. 高血压患者的非药物治疗有哪些措施？

（1）减少钠盐摄入。钠盐可显著升高血压以及高血压的发病风险，而钾盐则可对抗钠盐升高血压的作用。我国各地居民的钠盐摄入量均显著高于目前世界卫生组织每日应少于6g的推荐，而钾盐摄入则严重不足，因此，所有高血压患者均应采取各种措施，尽可能减少钠盐的摄入量，并增加食物中钾盐的摄入量。

主要措施包括：尽可能减少烹调用盐，建议使用可定量的盐勺；减少味精、酱油等含钠盐的调味品用量；少食或不食含钠盐量较高的各类加工食品，如咸菜、火腿、香肠以及各类炒货；增加蔬菜和水果的摄入量；肾功能良好者，使用含钾的烹调用盐。

（2）控制体重。超重和肥胖是导致血压升高的重要原因之一，而以腹部脂肪堆积为典型特征的中心型肥胖还会进一步增加高血压等心血管与代谢性疾病的风险，适当降低升高的体重，减少体内脂肪含量，可显著降低血压。

衡量超重和肥胖最简便和常用的生理测量指标是体质指数和腰围。前者通常反映全身肥胖程度，后者主要反映中心型肥胖的程度。成年人正常体质指数为$18.5\sim23.9 \text{ kg/m}^2$，在$24\sim27.9 \text{ kg/m}^2$为超重，提示需要控制体重；BMI$\geqslant28 \text{ kg/m}^2$为肥胖，应减重。成年人正常腰围<90/85 cm（男/女），如腰围$\geqslant$90/85 cm（男/女），同样提示需控制体重，如腰围$\geqslant$95/90 cm（男/女），也应减重。

最有效的减重措施是控制能量摄入和增加体力活动。在饮食方面要遵循平衡膳食的原则，控制高热量食物（高脂肪食物、含糖饮料及酒类等）的摄入，适当控制主食（碳水化合物）用量。在运动方面，规律的、中等强度的有氧运动是控制体重的有效方法。减重的速度因人而异，通常以每周减重0.5~1kg为宜。对于非药物措施减重效果不理想的重度肥胖患者，应在医生指导下，使用减肥药物控制体重。

（3）不吸烟。吸烟是一种不健康行为，是心血管病和癌症的主要危险因素之一。被动吸烟也会显著增加心血管疾病危险。吸烟可导致血管内皮损害，显著增加高血压患者发生动脉粥样硬化性疾病的风险。戒烟的益处十分肯定，而且任何年龄戒烟均能获益。烟草依赖是一种慢性成瘾性疾病，不仅戒断困难，复发率也很高。因此，医生应强烈建议并督促高血压患者戒烟，并鼓励患者寻求药物辅助戒烟（使用尼古丁替代品、安非他酮缓释片和伐尼克兰等），同时也应对戒烟成功者进行随访和监督，避免复吸。

（4）限制饮酒。长期大量饮酒可导致血压升高，限制饮酒量则可显著降低高血压的发病风险。我国男性长期大量饮酒者较多，在畲族等几个少数民族中女性也有饮酒的习惯。每日酒精摄入量男性不应超过25 g；女性不应超过15 g。不提倡高血压患者饮酒，如饮酒，则应少量：白酒、葡萄酒（或米酒）与啤酒的量分别少于50 mL、100 mL、300 mL。

（5）体育运动。一般的体力活动可增加能量消耗，对健康十分有益。而定期的体育锻炼则可产生重要的治疗作用，可降低血压、改善糖代谢等。因此，建议每天应进行适当的 30 分钟左右的体力活动；而每周则应有 1 次以上的有氧体育锻炼，如步行、慢跑、骑车、游泳、做健美操、跳舞和非比赛性划船等。典型的体力活动计划包括三个阶段：5～10 分钟的轻度热身活动；20～30 分钟的耐力活动或有氧运动；放松阶段，约 5 分钟，逐渐减少用力，使心脑血管系统的反应和身体产热功能逐渐稳定下来。运动的形式和运动量均应根据个人的兴趣、身体状况而定。

（6）减轻精神压力，保持心理平衡。心理或精神压力引起心理应激（反应），即人体对环境中心理和生理因素的刺激做出的反应。长期、过量的心理反应，尤其是负性的心理反应会显著增加心血管风险。精神压力增加的主要原因包括过度的工作和生活压力以及病态心理，如抑郁症、焦虑症、A 型性格（一种以敌意、好胜和妒忌心理及时间紧迫感为特征的性格）、社会孤立和缺乏社会支持等。应采取各种措施，帮助患者预防和缓解精神压力以及纠正和治疗病态心理，必要时建议患者寻求专业心理辅导或治疗。

509. 高血压病人的饮食应注意些什么？

（1）高血压患者的饮食宜忌

1）碳水化合物食品

适宜的食品：米饭、粥、面、面类、葛粉、汤、芋头、软豆类。

应忌的食品：番薯（产生腹气的食物）、干豆类、味浓的饼干类。

2）蛋白质的食物

适宜的食品：牛肉、猪瘦肉、白肉鱼、蛋、牛奶、奶制品、大豆制品。

应忌的食品：脂肪多的食品，加工肉。

3）脂肪类食品

适宜的食品：植物油、少量奶油、沙拉酱。

应忌的食品：动物油、生猪油、熏肉。

4）纤维素、矿物质食品

适宜的食品：蔬菜类（菠菜、白菜、胡萝卜、番茄、百合根、南瓜、茄子、黄瓜），水果类（苹果、橘子、梨、葡萄、西瓜），海藻类，菌类宜煮熟才吃；

应忌的食品：纤维硬的蔬菜（牛蒡、竹笋、豆类），刺激性强的蔬菜（香辛蔬菜、芥菜、葱）。

5）其他食物

适宜的食品：淡香茶、酵母乳饮料。

应忌的食品：香辛料、酒类饮料、酱菜类、咖啡。

（2）高血压病人应注意的饮食习惯

1）控制能量的摄入：提倡吃复合糖类，如淀粉、玉米，少吃葡萄糖、果糖及蔗糖等单糖，因其易引起血脂升高。

2）限制脂肪的摄入：烹调时，选用植物油。可多吃海鱼，海鱼含有不饱和脂肪酸，能使胆固醇氧化，从而降低血浆胆固醇，海鱼还可延长血小板的凝聚，抑制血栓形成，防止中风。海鱼还含有较多的亚油酸，对增加微血管的弹性，防止血管破裂，防止高血压并发症有一定的作用。

3）适量摄入蛋白质：高血压病人每日蛋白质的摄入量为每公斤体重1g为宜。每周吃2～3次鱼类蛋白质，可改善血管弹性和通透性，增加尿钠排出，从而降低血压。如高血压合并肾功能不全时，应限制蛋白质的摄入。

4）多吃含钾、钙丰富而含钠低的食品：如土豆、茄子、海带、莴笋。含钙高的食品：如牛奶、酸奶、虾皮。少吃肉汤类，因为肉汤中含氮浸出物增加，能够促进体内尿酸增加，加重心、肝、肾脏的负担。

5）限制盐的摄入量：每日应逐渐减至6g以下，即普通啤酒盖去掉胶垫后，一平盖食盐约为6g，包括烹调用盐及其他食物中所含钠折合成食盐的总量。适当减少钠盐的摄入有助于降低血压，减少体内的钠水潴留。

6）多吃新鲜蔬菜、水果。每天吃新鲜蔬菜不少于400 g，水果100 g～200 g。

7）适当增加海产品摄入：如海带、紫菜、海产鱼等。

510. 降压药物应用的基本原则是什么？

降压治疗药物应用应遵循以下4项原则，即小剂量开始、优先选择长效制剂、联合应用及个体化。

（1）小剂量。初始治疗时通常应采用较小的有效治疗剂量，并根据需要，逐步增加剂量。降压药物需要长期或终身应用，因此药物的安全性和患者的耐受性这二者的重要性不亚于或甚至更胜过药物的疗效。

（2）尽量应用长效制剂。尽可能使用一天一次给药而有持续24小时降压作用的长效药物，以有效控制夜间血压与晨峰血压，更有效预防心脑血管并发症发生。如使用中、短效制剂，则需每天2～3次用药，以达到平稳控制血压。

（3）联合用药。为了增加降压效果又不增加不良反应，在低剂量单药治疗疗效不满意时，可以采用两种或多种降压药物联合治疗。事实上，2级以上高血压为达到目标血压常需联合治疗。对血压≥160/100 mmHg或中危及以上患者，起始即可采用小剂量两种药联合治疗，或用小剂量固定复方制剂。

（4）个体化。根据患者具体情况和耐受性及个人意愿或长期承受能力，选择适合患者的降压药物。

511. 常用的降压药分为哪几类？

（1）钙通道阻滞剂：主要通过阻断血管平滑肌细胞上的钙离子通道发挥扩张血管降低血压的作用。包括二氢吡啶类钙拮抗剂和非二氢吡啶类钙拮抗剂。前者如硝苯地平、尼群地平、拉西地平、氨氯地平和非洛地平等。我国以往完成的较大样本的降压治疗临床试验多以二氢吡啶类钙拮抗剂为研究用药，并证实以二氢吡啶类钙拮抗剂为基础的降压治疗方案可显著降低高血压患者脑卒中风险。此类药物可与其他4类药联合应用，尤其适用于老年高血压、单纯收缩期高血压、伴稳定性心绞痛、冠状动脉或颈动脉粥样硬化及周围血管病患者。常见副作用包括反射性交感神经激活导致心跳加快、面部潮红、脚踝部水肿、牙龈增生等。二氢吡啶类 CCB 没有绝对禁忌证，但心动过速与心力衰竭患者应慎用。急性冠脉综合征患者一般不推荐使用短效硝苯地平。

临床上常用的非二氢吡啶类钙拮抗剂主要包括维拉帕米和地尔硫卓两种药物，也可用于降压治疗，常见副作用包括抑制心脏收缩功能和传导功能，有时也会出现牙龈增生。2～3度房室传导阻滞、心力衰竭患者，禁止使用。因此，在使用非二氢吡啶类 CCB 前应详细询问病史，应进行心电图检查，并在用药 2～6 周内复查。

（2）ACEI：作用机理是抑制血管紧张素转化酶阻断肾素血管紧张素系统发挥降压作用。常用药包括卡托普利、依那普利、贝那普利、雷米普利、培哚普利等，在欧美国家人群中进行了大量的大规模临床试验，结果显示此类药物对于高血压患者具有良好的靶器官保护和心血管终点事件预防作用。ACEI 单用降压作用明确，对糖脂代谢无不良影响。限盐或加用利尿剂可增加 ACEI 的降压效应。尤其适用于伴慢性心力衰竭、心肌梗死后伴心功能不全、糖尿病肾病、非糖尿病肾病、代谢综合征、蛋白尿或微量白蛋白尿患者。最常见不良反应为持续性干咳，多见于用药初期，症状较轻者可坚持服药，不能耐受者可改用 ARB。其他不良反应有低血压、皮疹，偶见血管神经性水肿及味觉障碍。长期应用有可能导致血钾升高，应定期监测血钾和血肌酐水平。禁忌证为双侧肾动脉狭窄、高钾血症及妊娠妇女。

（3）ARB：作用机理是阻断血管紧张素Ⅱ型受体发挥降压作用。常用药包括氯沙坦、缬沙坦、厄贝沙坦、替米沙坦等，也在欧美国家进行了大量较大规模的临床试验研究。结果显示：ARB可降低高血压患者心血管事件危险，降低糖尿病或肾病患者的蛋白尿及微量白蛋白尿，尤其适用于伴左室肥厚、心力衰竭、心房颤动预防、糖尿病肾病、代谢综合征、微量白蛋白尿或蛋白尿患者，以及不能耐受ACEI的患者。不良反应少见，偶有腹泻，长期应用可升高血钾，应注意监测血钾及肌酐水平变化。双侧肾动脉狭窄、妊娠妇女、高钾血症者禁用。

（4）利尿剂：通过利钠排水、降低高血容量负荷发挥降压作用。主要包括噻嗪类利尿剂、袢利尿剂、保钾利尿剂与醛固酮受体拮抗剂等几类。用于控制血压的利尿剂主要是噻嗪类利尿剂。在我国，常用的噻嗪类利尿剂主要是氢氯噻嗪和吲达帕胺。研究证实吲达帕胺治疗可明显减少脑卒中再发危险。小剂量噻嗪类利尿剂（如氢氯噻嗪 6.25～25 毫克）对代谢影响很小，与其他降压药（尤其 ACEI 或 ARB）合用可显著增加后者的降压作用。此类药物尤其适用于老年和高龄老年高血压、单独收缩期高血压或伴心力衰竭患者，也是难治性高血压的基础药物之一，其不良反应与剂量密切相关，故通常应采用小剂量。噻嗪类利尿剂可引起低血钾，长期应用者应定期监测血钾，并适量补钾。痛风者禁用，高尿酸血症以及明显肾功能不全者慎用，后者如需使用利尿剂，应使用袢利尿剂，如呋塞米等。保钾利尿剂如阿米洛利、醛固酮受体拮抗剂如螺内酯等有时也可用于控制血压。在利钠排水的同时不增加钾的排出，在与其他具有保钾作用的降压药如 ACEI 或 ARB 合用时需注意发生高钾血症的危险。螺内酯长期应用有可能导致男性乳房发育等不良反应。

（5）β受体阻滞剂：主要通过抑制过度激活的交感神经活性、抑制心肌收缩力、减慢心率发挥降压作用。常用药物包括美托洛尔、比索洛尔、卡维地洛和阿替洛尔等。美托洛尔、比索洛尔对 β_1 受体有较高选择性，因阻断 β_2 受体而产生的不良反应较少，既可降低血压，也可保护靶器官、降低心血管事件风险。β受体阻滞剂尤其适用于伴快速性心律失常、冠心病心绞痛、慢性心力衰竭、交感神经活性增高以及高动力状态的高血压患者。常见的不良反应有疲乏、肢体冷感、激动不安、胃肠不适等，还可能影响糖、脂代谢。高度心脏传导阻滞、哮喘患者为禁忌证。慢性阻塞型肺病患者、运动员、周围血管病或糖耐量异常者慎用；糖脂代谢异常时一般不首选β受体阻滞剂，必要时也可慎重选用高选择性β受体阻滞剂。长期应用者突然停药可发生反跳现象，即原有的症状加重或出现新的表现，较常见有血压反跳性升高，伴头痛、焦虑等，称之为撤药综合征。

（6）α受体阻滞剂：不作为一般高血压治疗的首选药，适用高血压伴前列腺增生患者，也用于难治性高血压患者的治疗，开始用药应在入睡前，以防体位性低血压发生，使用中注意测量坐立位血压，最好使用控释制剂。体位性低血压者禁用,心力衰竭者慎用。

（7）肾素抑制剂：为一类新型降压药,其代表药为阿利吉仑,可显著降低高血压患者的血压水平,但对心脑血管事件的影响尚待大规模临床试验的评估。

表7-3　常用的各种降压药

口服降压药物		单次剂量（mg）	次/日	主要不良反应
二氢吡啶类钙拮抗剂	氨氯地平	5～10	1	踝部水肿,头痛,潮红
	硝苯地平	10～20	3	
	硝苯地平控释片	30～60	1	
	左旋氨氯地平	1.25～5	1	
	非洛地平缓释片	5～10	1	
	拉西地平	4～6	1	
	尼卡地平	40	2	
	尼群地平	10	2	
	贝尼地平	2～8	1	
	乐卡地平	10～20	1	
非二氢吡啶类钙拮抗剂	维拉帕米	40～80	3～4	房室传导阻滞,心功能抑制
	维拉帕米缓释片	240	1	
	地尔硫卓缓释片	90～180	1	
噻嗪类利尿药	氢氯噻嗪	12.5	1～2	血钾减低,血钠减低,血尿酸升高
	氯塞酮	25～100	1	
	吲达帕胺	1.25～2.5	1	
袢利尿药	呋塞米	20～40	1～2	血钾减低
保钾利尿药	阿米洛利	5～10	1	血钾升高
	氨苯蝶啶	50	1～2	
醛固酮拮抗剂	螺内酯	20～40	1～3	血钾升高,男性乳房发育
	伊普利酮	50	1	

口服降压药物		单次剂量（mg）	次/日	主要不良反应
β受体阻滞剂	比索洛尔	5	1	支气管痉挛,心功能抑制
	美托洛尔片	25～50	2	
	阿替洛尔	50～100	1～2	
	普萘洛尔	10～20	3～4	
	倍他洛尔	10～20	1	
α、β受体阻滞剂	拉贝洛尔	100	2～3	体位性低血压,支气管痉挛
	卡维地洛	12.5～25	1～2	
	阿罗洛尔	10～15	2	
血管紧张素Ⅰ转换酶抑制剂	卡托普利	12.5～50	2～3	咳嗽,血钾升高,血管性水肿
	依那普利	10～20	2	
	贝那普利	10～20	1	
	赖诺普利	10～20	1	
	雷米普利	2.5～10	1	
	福辛普利	10～20	1	
	西拉普利	2.5～5	1	
	培哚普利	4～8	1	
	咪达普利	2.5～10	1	
血管紧张素Ⅱ受体拮抗剂	氯沙坦	50～100	1	血钾升高,血管性水肿（罕见）
	缬沙坦	80～160	1	
	厄贝沙坦	150～300	1	
	替米沙坦	40～80	1	
	坎地沙坦	8～12	1	
	奥美沙坦	20～40	1	
α受体阻滞剂	多沙唑嗪	0.5～8	1	体位性低血压
	哌唑嗪	0.5～1	3	
	特拉唑嗪	1～5	1	

口服降压药物		单次剂量(mg)	次/日	主要不良反应
中枢作用药物	利血平	0.125~0.5	2	鼻充血,抑郁,心动过缓,消化性溃疡
	可乐定	0.05~0.2	2~4	低血压,口干,嗜睡
	甲基多巴	250	2~3	肝功能损害,免疫失调
直接血管扩张药	米诺地尔	2.5~20	2	多毛症
	井屈嗪	10~50	4	狼疮综合征
肾素抑制剂	阿利吉仑	150~300	1	血钾升高,血管性水肿(罕见)

512. 降压药联合用药的意义和适应证是什么?

联合用药的意义。联合应用降压药物已成为降压治疗的基本方法。许多高血压患者,为了达到目标血压水平需要应用≥2种降压药物。

联合用药的适应证。2级高血压和（或）伴有多种危险因素、靶器官损害或临床疾患的高危人群,往往初始治疗即需要应用两种小剂量降压药物,如仍不能达到目标水平,可在原药基础上加量或可能需要3种,甚至4种以上降压药物联合应用。

513. 常见的联合用药方案有哪些?

（1）ACEI或ARB加噻嗪类利尿剂。利尿剂的不良反应是激活RAAS,可造成一些不利于降低血压的负面作用,而与ACEI或ARB合用则可抵消此不利因素。此外,ACEI和ARB由于可使血钾水平略有上升,从而能防止噻嗪类利尿剂长期应用所致的低血钾等不良反应。ARB或ACEI加噻嗪类利尿剂联合治疗有协同作用,有利于改善降压效果。

（2）二氢吡啶类钙通道阻滞剂加ACEI或ARB。前者具有直接扩张动脉的作用,后者通过阻断RAAS,既扩张动脉,又扩张静脉,故两药有协同降压作用。二氢吡啶类钙通道阻滞剂常见产生的踝部水肿,可被ACEI或ARB消除。研究表明,小剂量长效二氢吡啶类钙通道阻滞剂加ARB初始联合治疗高血压患者,可明显提高血压控制率。此外,ACEI或ARB也可部分阻断钙通道阻滞剂所致反射性交感神经张力增加和心率加快的不良反应。

（3）钙通道阻滞剂加噻嗪类利尿剂。研究证实,二氢吡啶类钙通道阻滞剂加

续表7-3

噻嗪类利尿剂治疗，可降低高血压患者脑卒中发生风险。

（4）二氢吡啶类钙通道阻滞剂（D-CCB）加β受体阻滞剂。前者具有的扩张血管和轻度增加心率的作用，正好抵消β受体阻滞剂的缩血管及减慢心率的作用。两药联合可使不良反应减轻。

我国临床主要推荐应用的优化联合治疗方案是：D-CCB加ARB；D-CCB加ACEI；ARB加噻嗪类利尿剂；ACEI加噻嗪类利尿剂；D-CCB噻嗪类利尿剂；D-CCB加β受体阻滞剂。次要推荐使用的可接受联合治疗方案是：利尿剂加β受体阻滞剂；α受体阻滞剂加β受体阻滞剂；D-CCB加保钾利尿剂；噻嗪类利尿剂加保钾利尿剂。

不常规推荐的但必要时可慎用的联合治疗方案是：ACEI加β受体阻滞剂；ARB加β受体阻滞剂；ACEI加ARB；中枢作用药加β受体阻滞剂。

514. 固定配比复方制剂降压药有哪些？

固定配比复方制剂降压药是常用的一组高血压联合治疗药物。通常由不同作用机制的两种小剂量降压药组成，也称为单片固定复方制剂。与分别处方的降压联合治疗相比，其优点是使用方便，可改善治疗的依从性，是联合治疗的新趋势。对2或3级高血压或某些高危患者可作为初始治疗的药物选择之一。应用时注意其相应组成成分的禁忌证或可能的副作用。

（1）我国传统的固定配比复方制剂包括：复方利血平（复方降压片）、复方利血平氨苯蝶啶片（降压0号）、珍菊降压片等，以利血平、氢氯噻嗪、盐酸双屈嗪或可乐定为主要成分。此类复方制剂组成成分的合理性虽有争议，但仍在基层广泛使用。

（2）新型的固定配比复方制剂：一般由不同作用机制的两种药物组成，多数每天口服1次，使用方便，改善依从性。目前我国上市的新型的固定配比复方制剂主要包括：ACEI加噻嗪类利尿剂；ARB加噻嗪类利尿剂、二氢吡啶类钙通道阻滞剂加ARB、二氢吡啶类钙通道阻滞剂加β受体阻滞剂、噻嗪类利尿剂加保钾利尿剂等。

（3）降压药与其他心血管治疗药物组成的固定配比复方制剂：二氢吡啶类钙通道阻滞剂加他汀类、ACEI加叶酸。此类复方制剂使用应基于患者伴发的危险因素或临床疾患，需掌握降压药和相应非降压药治疗的适应证及禁忌证。

表7-4　常见复方制剂降压药

主要组分与每片剂量	每次	次/日	相应组分的不良反应
复方利血平片 （利血平 0.032mg/氢氯噻嗪 3.1mg/双肼屈嗪 4.2mg/异丙嗪 2.1mg）	1～2片	3	消化性溃疡,困倦
复方利血平氨苯蝶啶片 （利血平 0.1mg/氨苯蝶啶 12.5mg/氢氯噻嗪 12.5mg/双肼屈嗪 12.5mg）	1片	1	消化性溃疡,头痛,血钾异常
珍菊降压片 （可乐定 0.03mg/氢氯噻嗪 5mg）	1片	2～3	低血压,血钾异常
氯沙坦钾氢氯噻嗪片 （氯沙坦钾 50mg/氢氯噻嗪 12.5mg）	1～2片	1	偶见血管神经水肿,血钾异常
（氯沙坦钾 100mg/氢氯噻嗪 12.5mg）	1片	1	
缬沙坦氢氯噻嗪片 （缬沙坦 80mg/氢氯噻嗪 12.5mg）	1～2片	1	偶见血管神经水肿,血钾异常
厄贝沙坦氢氯噻嗪片 （厄贝沙坦 150mg/氢氯噻嗪 12.5mg）	1片	1	偶见血管神经水肿,血钾异常
替米沙坦氢氯噻嗪片 （替米沙坦 40mg/氢氯噻嗪 12.5mg）	1片	1	偶见血管神经水肿,血钾异常
复方卡托普利片 （卡托普利 10mg/氢氯噻嗪 6mg）	1～2片	2～3	咳嗽,偶见血管神经水肿,血钾异常
复方阿米洛利片 （阿米洛利 2.5mg/氢氯噻嗪 25mg）	1～2片	1	血钾异常,尿酸升高
贝那普利氢氯噻嗪片 （贝那普利 10mg/氢氯噻嗪 12.5mg）	1片	1	咳嗽,偶见血管神经水肿,血钾异常
培哚普利吲达帕胺片 （培哚普利 4mg/吲达帕胺 1.25mg）	1片	1	咳嗽,偶见血管神经水肿,血钾异常
缬沙坦氨氯地平片 （氨氯地平 5mg/缬沙坦 80mg）	1片	1	头痛,踝部水肿,偶见血管神经水肿
氨氯地平贝那普利片 （氨氯地平 5mg/贝那普利 10mg）	1片	1	头痛,踝部水肿,偶见血管神经水肿
赖诺普利氢氯噻嗪片 （赖诺普利 10mg/氢氯噻嗪 12.5mg）	1片	1	咳嗽,血钾异常

续表7-4

主要组分与每片剂量	每次	次/日	相应组分的不良反应
复方依那普利片 （依那普利 5mg/氢氯噻嗪 12.5mg）	1～2片	1	咳嗽,偶见血管神经水肿,血钾异常
尼群地平/阿替洛尔 （尼群地平 10mg/阿替洛尔 20mg）	1片	1	头痛,踝部水肿,支气管痉挛,心动过缓
依那普利叶酸片 （依那普利 10mg/叶酸 0.8mg）	1～2片	1	咳嗽,恶心,偶见血管神经水肿
氨氯地平阿托伐他汀钙片 （氨氯地平 5mg/阿托伐他汀 10mg）	1片	1	头痛,踝部水肿,肌肉疼痛,转氨酶升高

515. 如何做好高血压治疗随诊及记录？

随诊的目的及内容：患者开始治疗后的一段时间，为了评估治疗反应，使血压稳定地维持于目标水平须加强随诊，诊视的相隔时间较短。随诊中除密切监测血压及患者的其他危险因素和临床疾患的改变以及观察疗效外，还要与患者建立良好的关系，向患者进行保健知识的宣教：让患者了解自己的病情，包括高血压、危险因素及同时存在的临床疾患，了解控制血压的重要性，了解终生治疗的必要性。

为争取药物治疗取得满意疗效，随诊时应强调按时服药，让患者了解该种药物治疗可能出现的副作用，后者一旦出现，应及早报告。深入浅出地耐心向患者解释改变生活方式的重要性，使之理解其治疗意义，自觉付诸实践，并长期坚持。随诊间隔：根据患者的心血管总危险分层及血压水平，由医生视具体情况而定，若高血压患者当前血压水平仅属正常高值或1级，危险分层属低危者或仅服一种药物治疗者，可安排每1～3个月随诊1次；新发现的高危及较复杂病例随诊的间隔应较短，高危患者血压未达标的，每2周至少随诊1次；血压达标且稳定的，每1个月随访1次。经治疗后，血压降低达到目标，其他危险因素得到控制，可以减少随诊次数。若治疗6个月，使用了至少3种降压药，血压仍未达目标，应考虑将患者转至高血压专科门诊或上级医院专科门诊治疗，各级有条件的医院均设有高血压专科门诊。继续加强对患者的随访，从而提高高血压的治疗率和控制率。

应特别强调的是：暂时决定不予药物治疗的患者，应同样定期随诊和监测，并按随诊结果考虑是否给予抗高血压药物，以免延误。

516. 高血压治疗患者可以减药吗？

高血压患者一般须终身治疗。患者经确诊为高血压后若自行停药，其血压（或迟或早）终将回复到治疗前水平。但患者的血压若长期控制，可以试图小心、逐步地减少服药次数或剂量，尤其是认真进行非药物治疗，密切观察改进生活方式进度和效果的患者。患者在试行这种"逐步减药"时，应十分仔细地监测血压。

517. 高血压患者应如何调整剂量？

对大多数非重症或急症高血压患者而言，要寻找其最小有效耐受剂量药物，也不宜降压太快。故开始给小剂量药物，经2～4周后，如疗效不够而不良反应少或可耐受，可增加剂量；如出现不良反应不能耐受，则改用另一类药物。随访期间血压的测量应在每天的同一时间，对重度高血压患者，须及早控制其血压，可以较早递增剂量和联用药。随访时除患者主观感觉外，还要做必要的化验检查，以了解靶器官状况和有无药物不良反应。对于非重症或急症高血压患者，经治疗血压被控制并长期稳定达一年以上，可以考虑试探减少剂量，目的为减少药物的可能副作用，但以不影响疗效为前提。

518. 老年高血压的临床特点有哪些？

老年高血压常与多种疾病并存，并发症多：常并发冠心病、心力衰竭、脑血管疾病、肾功能不全、糖尿病等。我国人群脑卒中发生率远高于西方人群。若血压长期控制不理想，更易发生靶器官损害。老年高血压的临床特点如下：

（1）收缩压增高，脉压增大：老年单纯收缩期高血压（ISH）占高血压的60%。随着年龄增长 ISH 的发生率增加，同时脑卒中的发生率急剧升高。老年人脉压与总死亡率和心血管事件呈显著正相关。

（2）血压波动大：血压"晨峰"现象增多，高血压合并体位性低血压和餐后低血压者增多。体位性低血压定义为：在改变体位为直立位的 3 分钟内，收缩压下降>20 mmHg 或舒张压下降>10 mmHg，同时伴有低灌注的症状，如头晕或晕厥。老年 ISH 伴有糖尿病、低血容量，应用利尿剂、扩血管药或精神类药物者容易发生体位性低血压。老年餐后低血压定义为：餐后 2h 内每 15min 测量血压，与餐前比较收缩压下降 > 20 mmHg，或餐前收缩压≥100 mmHg，餐后 < 90 mmHg，或虽餐后血压仅有轻微下降但出现心脑缺血症状（心绞痛、乏力、晕

厥、意识障碍）。老年人血压波动大，影响治疗效果，血压急剧波动时，可显著增加发生心血管事件的危险。

（3）常见血压昼夜节律异常：血压昼夜节律异常的发生率高，表现为夜间血压下降幅度<10%（非勺型）或超过20%（超勺型），导致心、脑、肾等靶器官损害的危险增加。

（4）白大衣高血压增多。很早以前人们已经发现，在诊室中测得的血压与诊室外的血压值有一定的差异，通常是诊室中由医生或护士测得的血压高于病人在家中自测的血压值，一些通过医院或诊室内测量血压被诊断轻中度高血压的患者，在医院以外测量血压则为正常，叫作白大衣高血压（WCH）。研究发现WCH在高血压人群中并不少见，近50年来，随着高血压诊断及防治研究的进展，白大衣高血压越来越受到人们的重视。白大衣高血压的发生机制并不十分明确，有人认为WCH可能与患者产生的应激反应和警觉反应有关，但有一些学者认为WCH是一个发展为持续高血压的因素，是高血压病的前奏。还有的实验发现白大衣高血压病人可能存在有代谢障碍。

（5）假性高血压增多。假性高血压是指袖带法所测血压值高于动脉内测压值的现象（即收缩压高≥10 mmHg或舒张压高≥15 mmHg），可发生于正常血压或高血压老年人。

上述高血压的临床特点与老年动脉硬化血管壁僵硬度增加及血压调节中枢功能减退有关。

519. 老年高血压如何治疗？

老年高血压试验汇总分析表明：降压治疗可使脑卒中减少40%，心血管事件减少30%；无论是收缩期或舒张期高血压，抑或是ISH，降压治疗均可降低心脑血管病的发生率及死亡率；平均降低10 mmHg收缩压和4 mmHg舒张压，卒中的危险降低30%，心血管事件和死亡率降低13%；70岁以上的老年男性、脉压增大或存在心血管并发症者获益更多。高龄老年高血压降压治疗可降低总死亡率和脑卒中等（HYVET试验）。临床试验结果表明钙通道阻滞剂治疗老年人高血压可显著减少脑卒中发生风险。

老年高血压患者的血压应降至150/90 mmHg以下，如能耐受可降至140/90 mmHg以下。对于80岁以上的高龄老年人的降压的目标值为<150/90 mmHg。但目前尚不清楚老年高血压降至140/90 mmHg以下是否有更大获益。

老年患者降压治疗应强调收缩压达标，同时应避免过度降低血压；在能耐受降压治疗的前提下，逐步降压达标，应避免过快降压；对于降压耐受性良好的患者应积极进行降压治疗。

治疗老年高血压的理想降压药物应符合以下条件：平稳、有效；安全，不良反应少；服药简便，依从性好。常用的5类降压药物均可以选用。对于合并前列腺肥大或使用其他降压药而血压控制不理想的患者，α受体阻滞剂亦可以应用，同时注意防止体位性低血压等副作用。对于合并双侧颈动脉狭窄≥70%并有脑缺血症状的患者，降压治疗应慎重，不应过快、过度降低血压。

520. 儿童高血压有哪些特点？

儿童高血压以原发性高血压为主，表现为轻、中度血压升高，通常没有自我感知，没有明显的临床症状，除非定期体检，否则不易被发现。与肥胖密切相关，50%以上的儿童高血压伴有肥胖。一项20年的队列研究显示，43%的儿童高血压20年后发展成为成人高血压，而儿童血压正常人群中发展为成人高血压的比例只有9.5%。左心室肥厚是儿童原发性高血压最突出的靶器官损害，占儿童高血压的10%～40%。

儿童中血压明显升高者多为继发性高血压，肾性高血压是继发性高血压的首位病因，占继发性高血压的80%左右。随年龄增长，原发性高血压的比例逐渐升高，进入青春期的青少年高血压多为原发性。根据近10年部分省市的调查结果，儿童高血压患病率，学龄前儿童为2%～4%，学龄儿童为4%～9%。

521. 儿童高血压如何治疗？

原发性高血压或未合并靶器官损害的高血压儿童应将血压降至 高血压值以下；合并肾脏疾病、糖尿病或出现高血压靶器官损害时，应将血压降至正常高值血压以下，以减少对靶器官的损害，降低远期心血管病发病率。

绝大多数高血压儿童通过非药物治疗即可达到血压控制目标。非药物治疗是指建立健康的生活方式：控制体重，延缓BMI上升；增加有氧锻炼，减少静态活动时间；调整饮食结构（包括限盐），建立健康饮食习惯。

高血压儿童如果合并下述1种及以上情况，则需要开始药物治疗：出现高血压临床症状，继发性高血压，出现高血压靶器官的损害，糖尿病，非药物治疗6个月后无效者。儿童高血压药物治疗的原则是从单一用药、小剂量开始。ACEI或ARB和钙通道阻滞剂（CCB）在标准剂量下较少发生副作用，通常作为首选的儿科抗高血压药物；利尿剂通常作为二线抗高血压药物或与其他类型药物联合使用，解决水钠潴留及用于肾脏疾病引起的继发性高血压；其他种类药物如α受体阻滞剂和β受体阻滞剂，因为副作用的限制多用于严重高血压和联合用药。

522.何为妊娠合并高血压?

妊娠合并高血压的患病率占孕妇的5%~10%,其中70%是与妊娠有关的高血压,其余30%在怀孕前即存在高血压。妊娠合并高血压分为妊娠期高血压、子痫前期、子痫、慢性高血压伴子痫前期和慢性高血压5类。

523.妊娠合并高血压如何处理?

(1)轻度妊娠合并高血压。药物治疗并不能给胎儿带来益处,也没有证据可以预防先兆子痫的发生。此时包括限盐在内的非药物治疗是最安全、有效的处理方法。在妊娠的最初20周,由于全身血管张力降低,患者血压可以恢复正常。在继续非药物治疗下,可以停用降压药物。对于怀孕前高血压、存在靶器官损害或同时使用多种降压药物的患者,应根据妊娠期间血压水平调整药物剂量,原则上采用尽可能少的药物种类和剂量,同时应充分告知患者,妊娠早期用药对胎儿重要脏器发育影响的不确定性。血压轻度升高的先兆子痫,由于其子痫的发生率仅为0.5%,不建议常规应用硫酸镁,但需要密切观察血压和尿蛋白变化以及胎儿状况。

(2)重度妊娠合并高血压。治疗的主要目的是最大程度降低母亲的患病率和病死率。在严密观察母婴状态的前提下,应明确治疗的持续时间、降压目标、药物选择和终止妊娠的指征。对重度先兆子痫,建议静脉应用硫酸镁,密切观察血压、腱反射和不良反应,并确定终止妊娠的时机。

524.高血压合并心力衰竭如何降压?

大多数心衰患者无论有无左心室扩张和左心室射血分数(LVEF)降低,均有高血压史。长期和持续的高血压促进了病理性心肌细胞肥厚和心肌损伤,后者又引起RAAS和交感神经系统的过度兴奋,导致一系列神经内分泌因子的激活,从而产生心肌重构,而心肌重构反过来又使RAAS和交感神经系统进一步兴奋性增加,加重心肌重构,形成恶性循环,最终发生心衰。

(1)降压的目标水平。大型临床试验结果表明,降压治疗可降低高血压患者心衰的发生率,也可减少伴心衰患者的心血管事件,降低病死率和改善预后。对于曾有过心衰或现在仍有心衰症状与体征的高血压患者,应积极控制高血压。降压的目标水平为<130/80 mmHg。对于持续高血压患者,或高血压伴左心室肥厚,或伴左心室功能障碍但无心衰症状和体征的患者,治疗目标亦为<130/80 mmHg。这样做有利于预防出现心衰的症状和体征。

（2）药物选择和应用。对于伴临床心衰或 LVEF 降低的患者，临床研究表明，阻断 RAAS 药物如 ACEI 或 ARB、醛固酮受体阻滞剂（螺内酯、依普利酮），以及交感神经系统阻滞剂及 β 受体阻滞剂等均对患者的长期临床结局有益，即可降低病死率和改善预后。这些药物形成了此类患者抗高血压治疗方案的主要成分。高血压伴心衰患者通常须合用 2 种或 3 种降压药物。在应用利尿剂消除体内过多滞留的液体，使患者处于"干重"状态后，β 受体阻滞剂加 ACEI 或 ARB 可发挥协同的有益作用，称之为优化的组合。此种组合既为抗心衰治疗所必需，又可发挥良好的降压作用。RAAS 阻滞剂和 β 受体阻滞剂均应从极小剂量起始，约为通常降压治疗剂量的 1/8～1/4，且应缓慢地增加剂量，直至达到抗心衰治疗所需要的目标剂量或最大耐受剂量。此种最终应用的剂量往往会显著高于高血压治疗中的剂量，这在一系列心衰临床试验中已得到证实。

525. 高血压合并糖尿病如何治疗？

高血压常伴发糖代谢异常。高血压人群的糖尿病患病率平均为 18%。高血压也是糖尿病心血管和微血管并发症的重要危险因素。糖尿病一旦合并高血压，不仅使患者心脑血管意外的风险显著增加（至少是单一高血压或糖尿病的两倍），更易于发生心肌梗死、脑血管意外及末梢大血管病，并加速视网膜病变以及肾脏病变的发生和发展，其死亡风险将增加 7.2 倍。

（1）降压治疗的目标。研究显示，糖尿病合并高血压患者的收缩压每下降 10 mmHg，糖尿病相关的任何并发症风险下降 12%，死亡风险下降 15%。一般糖尿病患者的降压目标是 < 130/80 mmHg；老年或伴严重冠心病的糖尿病患者血压目标是 < 140/90 mmHg。

（2）药物的选择和应用。收缩压在 130～139 mmHg 或者舒张压在 80～89 mmHg 的糖尿病患者，可以进行不超过 3 个月的非药物治疗，包括饮食管理、减重、限制钠盐摄入、适当限酒和中等强度的规律运动。如血压不能达标，应采用药物治疗。血压≥140/90 mmHg 的患者，应在非药物治疗基础上立即开始药物治疗；伴微量白蛋白尿的患者，也应该直接使用药物治疗。首先考虑使用 ACEI 或 ARB 对肾脏有保护作用，且有改善糖、脂代谢的好处；当需要联合用药时，也应当以其中之一为基础。

亦可应用利尿剂、β 受体阻滞剂或二氢吡啶类钙通道阻滞剂。利尿剂和 β 受体阻滞剂宜小剂量使用，糖尿病合并高尿酸血症或痛风的患者，慎用利尿剂；反复低血糖发作的患者，慎用 β 受体阻滞剂，以免掩盖低血糖症状。有前列腺肥大且血压控制不佳的患者可使用 α 受体阻滞剂。血压达标通常需要 2 种或 2 种以上的药物联合治疗。

526. 外周动脉疾病怎样降压治疗？

外周动脉疾病（PAD）在我国年龄大于 60 岁的人群中的估测患病率超过 10%。由于 PAD 是系统性动脉粥样硬化的常见表现，治疗目标不仅是维持患肢功能、减少或消除症状、防止疾病进展，更重要的是还要降低心、脑血管事件的风险。治疗措施包括保守治疗、经皮介入及外科手术。保守治疗方面，要尽力纠正可能导致血管阻塞的危险因素，以减缓疾病的进展。轻中度症状的患者在医生指导下进行正规的运动训练可明显增加无间歇性跛行距离。血运重建术是立即缓解 PAD 症状的最有效方法，用于有严重症状而保守治疗无效的患者。

一般认为下肢动脉病合并高血压的患者应该接受抗高血压治疗，降压达标有利于降低心、脑血管事件的风险。在降压过程中患肢血流可能有所下降，多数患者均可耐受，但少数严重缺血患者会出现血流进一步下降，导致症状加重，故对重症患者在降压时需考虑这种可能性，尤其是要避免过度降压。研究表明，β受体阻滞剂治疗下肢动脉病患者的高血压有效，并非禁忌。对于无高血压的有症状下肢动脉病患者，有研究表明使用血管紧张素转换酶抑制剂有利于降低心、脑血管事件的风险。

527. 什么是高血压急症和亚急症？

高血压急症和高血压亚急症曾被称为高血压危象。高血压急症是指原发性或继发性高血压患者，在某些诱因作用下，血压突然和显著升高（一般超过 180/120 mmHg），同时伴有进行性心、脑、肾等重要靶器官功能不全的表现。高血压急症包括高血压脑病、颅内出血（脑出血和蛛网膜下腔出血）、脑梗死、急性心力衰竭、肺水肿、急性冠状动脉综合征（不稳定型心绞痛、急性非 ST 段抬高和 ST 段抬高心肌梗死）、主动脉夹层动脉瘤、子痫等应注意血压水平的高低与急性靶器官损害的程度并非成正比。一部分高血压急症并不伴有特别高的血压值，如并发于妊娠期或某些急性肾小球肾炎的患者，但如血压不及时控制在合理范围内会对脏器功能产生严重影响，甚至危及生命，处理过程中需要高度重视。并发急性肺水肿、主动脉夹层动脉瘤、心肌梗死者，即使血压仅为中度升高，也应视为高血压急症。

高血压亚急症是指血压显著升高但不伴有靶器官损害。患者可以有血压明显升高造成的症状，如头痛、胸闷、鼻出血和烦躁不安等。相当多数的患者有服药顺从性不好或治疗不足。

血压升高的程度不是区别高血压急症与高血压亚急症的标准，区别两者的唯一标准是有无新近发生的急性进行性的严重靶器官损害。

528. 高血压急症如何处理？

当怀疑是高血压急症时，应进行详尽的病史收集、体检和实验室检查，评价靶器官功能受累情况，以尽快明确是否为高血压急症。但初始治疗不要因为对患者整体评价过程而延迟。

高血压急症的患者应进入急诊抢救室或加强监护室，持续监测血压；尽快应用适合的降压药；酌情使用有效的镇静药以消除患者恐惧心理；并针对不同的靶器官损害给予相应的处理。

高血压急症需立即进行降压治疗以阻止靶器官进一步损害。在治疗前要明确用药种类、用药途径、血压目标水平和降压速度等。在临床应用时需考虑到药物的药理学和药代动力学作用，对心排出量、全身血管阻力和靶器官灌注等血流动力学的影响，以及可能发生的不良反应。理想的药物应能预期降压的强度和速度，作用强度可随时调节。

在严密监测血压、尿量和生命体征的情况下，应视临床情况的不同使用短效静脉降压药物。降压过程中要严密观察靶器官功能状况，如神经系统症状和体征的变化、胸痛是否加重等。由于已经存在靶器官的损害，过快或过度降压容易导致组织灌注压降低，诱发缺血事件。所以起始的降压目标不是使血压正常，而是渐进地将血压调控至不太高的水平，最大限度地防止或减轻心、脑、肾等靶器官损害。

一般情况下，初始阶段（数分钟到 1 h 内）血压控制的目标为平均动脉压的降低幅度不超过治疗前水平的 25%。在随后的 2～6 h 内将血压降至较安全水平，一般为 160/100 mmHg 左右，如果可耐受这样的血压水平，临床情况稳定，在以后的 24～48 h 逐步降低血压达到正常水平。降压时须充分考虑到患者的年龄、病程、血压升高的程度、靶器官损害和合并的临床状况，因人而异地制定具体的方案。如果患者为急性冠脉综合征或以前没有高血压病史的高血压脑病（如急性肾小球肾炎、子痫所致等），初始目标血压水平可适当降低。若为主动脉夹层动脉瘤，在患者可以耐受的情况下，降压的目标应该低至收缩压 100～110 mmHg，一般需要联合使用降压药，并要重视足量 β 受体阻滞剂的使用。降压的目标还要考虑靶器官特殊治疗的要求，如溶栓治疗等。一旦达到初始靶目标血压，可以开始口服药物，静脉用药逐渐减量至停用。

在处理高血压急症时，要根据患者具体临床情况做其他相应处理，争取最大程度保护靶器官，并针对已经出现的靶器官损害进行治疗。

529. 高血压的防治对策是什么？

绝大部分高血压可以预防，可以控制，但却难以治愈，因此，预防高血压的发生及系统管理治疗高血压患者是一项涉及全社会的长期使命。防治对象不仅包括已诊断的高血压病人，而且包括社区中所有可能发生高血压的高危个体。防治对策应该是可执行的、经济有效的并且是可持续发展的。这包括以下四个方面：

（1）在经费开支方面支持适合当地高血压流行状况及经济条件的检出和管理方案以及药物治疗的优惠政策等。

（2）支持对所服务范围的社区医生提供定期培训。

（3）对复杂或难治的高血压患者做好双向转诊。

（4）将高血压的防治质量及效果作为基层医疗卫生服务中心业绩考核的主要评估指标。

高血压一旦发生，就需要终生管理。有效的管理是预防严重的心脑血管疾病等并发症的关键。基层医疗卫生服务部门是高血压防治的第一线，必须担负起高血压检出、登记、治疗及长期系统管理的主要责任。通过建立健康档案的过程，了解社区人群的高血压患病率及具体的患病个体，了解社区人群中的高危个体，并主动采取相应的干预措施。通过系统筛查、机会性检查（日常服务）及补充性追查可以经济高效地检出高血压患者。根据病人的具体特点做必要的附加检查。复杂或难治的高血压患者应及时转诊到上级专科医院，并根据上级医院的治疗方案继续管理该病例。

530. 高血压全人群防治的策略是什么？

全人群的策略主要采用健康促进的理论，强调以下几个方面：

（1）政策发展与环境支持。在提倡健康生活方式方面发展政策和创造支持性环境，特别是强调减少食盐的摄入和控制体重，促进高血压的早期检出和治疗。

（2）健康教育。社区健康教育的责任是应争取当地政府的支持和配合，对社区全人群开展多种形式的高血压防治的宣传和教育，如组织健康教育俱乐部，定期举办健康知识讲座，利用宣传栏、黑板报宣传或文字宣传材料等传播健康知识。

（3）社区参与。以现存的卫生保健网为基础，多部门协作，动员全社区参与高血压防治工作。

（4）场所干预。高血压的干预策略必须落实到场所中才能实现，根据不同场所的特点制订和实施高血压的干预计划。

531. 高血压易患人群的防治策略有哪些？

社区高危人群的干预主要强调早期发现和控制心血管疾病的危险因素，预防心血管疾病的发生。

（1）高血压易患人群的筛选

高血压易患因素主要包括：正常高值血压人群（120～139 mmHg 和/或 80～89 mmHg），超重和肥胖，酗酒，高盐饮食。

（2）高血压易患人群的防治策略

1）健康体检。包括一般询问，身高、体重、血压测量，尿常规，测定血糖、血脂、肾功能、心电图等指标。

2）控制危险因素的水平。与一般人群策略相同，体检出的高危个体进行随访管理和生活方式指导。

532. 高血压患者如何管理？

高血压患者的管理包括高血压的早诊早治、规范管理和监测。

（1）高血压的检出

社区高血压患者的筛查有以下几个途径：

1）健康档案。社区建立居民档案，档案的基本内容包括个人一般情况、家族史、现病史、生活方式等，并可结合当地实际情况进行增补。将健康档案与社区常规的诊疗信息系统连接起来，开展持续性保健服务。

2）体检。体检发现高血压患者。

3）门诊就诊。常规门诊就诊的病人通过测量血压发现新的高血压患者。

4）其他途径的机会性筛查。如流行病调查等场所提供测量血压的装置，职工可随时测量血压，以及时发现血压升高。

5）家庭自测血压。自我测量血压以及时发现血压升高。

（2）高血压患者的随访管理

高血压社区随访可采用多种方式同时进行，常用的方式有病人到医院的诊所随访、定期到居民比较集中的社区站点随访、病人自我管理教育后的电话随访、对行动不便患者的入户随访以及对中青年高血压人群的网络随访。符合成本效益的是电话随访，应注意在电话随访前患者应接受血压监测方法的培训。

533. 什么是高血压的三级预防？

（1）一级预防。一级预防主要指对病因的预防。是指面对公众，包括针对高血压危险因素开展健康教育、创造支持性环境、改善不良行为和生活习惯，防止高血压。主要从以下几个方面进行：均衡膳食，"食物多样，谷类为主，有粗有细，有甜有咸，每餐八分饱"及低钠，高钙、钾、镁食物是均衡膳食的基本原则；适量运动，以不同年龄、体质、习惯选择不同运动项目；坚持三个原则"有恒、有序、有度"；戒烟限酒；心理平衡；控制体重。

（2）二级预防。二级预防主要是针对高危人群，实施高血压危险因素控制，以及做到高血压的"三早"，即早期发现、早期诊断、早期治疗。主要在做好一级预防的同时，还要学会自我监测血压，要掌握自身血压水平和变化规律，如发现异常，应找出原因采取措施。

（3）三级预防。三级预防是临床治疗，延缓、减少并发症。指积极治疗高血压，努力使血压达标，减缓靶器官损害，预防心、脑、肾并发症的发生，降低致残率及死亡率。其实施原则是：综合治疗，进行系统正规的抗高血压治疗，兼顾其他危险因素的治疗。

534. 什么是继发性高血压？

继发性高血压是病因明确的高血压，当查出病因并有效去除或控制病因后，作为继发症状的高血压可被治愈或明显缓解；继发性高血压在高血压人群中约占 5%～10%；常见病因为肾实质性、内分泌性、肾血管性高血压和睡眠呼吸暂停综合征，由于精神心理问题而引发的高血压也时常可以见到。以前因为认识不足，故诊断的病例数较少。继发性高血压患者发生心血管病、脑卒中、肾功能不全的危险性更高，而病因常被忽略以致延误诊断。提高对继发性高血压的认识，及时明确病因并积极针对病因治疗将会大大降低因高血压及并发症造成的高致死及致残率。近年来，对继发性高血压的鉴别已成为高血压诊断治疗的重要方面。

535. 什么是肾实质性高血压？

肾实质性高血压是原发或继发性肾脏实质病变引起的高血压，是最常见的继发性高血压，其血压升高常为难治性，是青少年患高血压急症的主要病因；常见的肾脏实质性疾病包括急、慢性肾小球肾炎、多囊肾；慢性肾小管－间质病变（慢性肾盂肾炎、梗阻性肾病）；代谢性疾病肾损害（痛风性肾病、糖尿病肾病）；系统性或结缔组织疾病肾损害（狼疮性肾炎、硬皮病）；遗传性肾脏疾病

（Liddle综合征）、肾脏肿瘤（肾素瘤）等。

　　肾实质性高血压的诊断依赖于：（1）肾脏实质性疾病病史；蛋白尿、血尿及肾功能异常多发生在高血压之前或同时出现。（2）体格检查往往有贫血貌、肾区肿块等。常用的实验室检查包括：血、尿常规；血电解质（钠、钾、氯）、肌酐、尿酸、血糖、血脂；24h尿蛋白定量或尿白蛋白/肌酐比值、12 h尿沉渣检查，如发现蛋白尿、血尿及尿白细胞增加，则须进一步行中段尿细菌培养、尿蛋白电泳、尿相差显微镜检查，明确尿蛋白、红细胞来源及排除感染；肾脏B超：了解肾脏大小、形态及有无肿瘤，如发现肾脏体积及形态异常，或发现肿物，则须进一步做肾脏CT/MRI以确诊并查病因；眼底检查；有条件的医院可行肾脏穿刺及病理学检查。肾实质性高血压须与高血压引起的肾脏损害和妊娠高血压相鉴别，肾实质性高血压肾脏病变的发生常先于高血压或与其同时出现；血压水平较高且较难控制、易进展为恶性高血压；蛋白尿/血尿发生早、程度重、肾脏功能受损明显。患肾实质性高血压者多于妊娠20周内出现高血压伴蛋白尿或血尿、易发生先兆子痫或子痫、分娩后仍有高血压。

　　肾实质性高血压的防治：应低盐饮食（每日<3 g）；大量蛋白尿及肾功能不全者，宜选择摄入高生物价蛋白，并限制在0.3～0.6 g/kg/d；在针对原发病进行有效治疗的同时，积极控制血压在<130/80 mmHg，有蛋白尿的患者应首选ACEI或ARB作为降压药物；长效钙通道阻滞剂、利尿剂、β受体阻滞剂、α受体阻滞剂均可作为联合治疗的药物；如肾小球滤过率<30 mL/min或有大量蛋白尿时，噻嗪类利尿剂无效，应选用袢利尿剂治疗。

536. 什么是内分泌性高血压？

　　内分泌组织增生或肿瘤所致的多种内分泌疾病，由于其相应激素分泌过度增多，导致机体血流动力学改变而使血压升高。也是较常见的继发性高血压，如能切除肿瘤，去除病因，高血压可被治愈或缓解。

　　（1）原发性醛固酮增多症（原醛症）。原醛症是由于肾上腺自主分泌过多醛固酮，而导致水钠潴留、高血压、低血钾和血浆肾素活性受抑制的临床综合征，常见原因是肾上腺腺瘤、单侧或双侧肾上腺增生，少见原因为腺癌和糖皮质激素可调节性醛固酮增多症。以往将低血钾作为诊断的必备条件，故认为原醛症在高血压中的患病率<1%，但近年来的报告显示：原醛症在高血压中可能占5%～15%，在难治性高血压中占近20%，仅部分患者有低血钾。建议对早发高血压或难治性高血压，伴有持续性或利尿剂引起的低血钾（血钾<3.5 mmol//L）、肾上腺意外瘤的高血压和有原醛症家族史的高血压患者进行原醛症的筛查。

即血浆醛固酮与肾素活性测定及比值（ARR），阳性者转上级医院进一步确诊及治疗。

（2）嗜铬细胞瘤。嗜铬细胞瘤可起源于肾上腺髓质、交感神经节或其他部位的嗜铬组织，由于过度分泌儿茶酚胺，引起持续性或阵发性高血压和多个器官功能及代谢紊乱。嗜铬细胞瘤90%以上为良性肿瘤，80%～90%发生于肾上腺髓质嗜铬质细胞，其中90%左右为单侧单个病变。起源于肾上腺以外的约占10%，恶性嗜铬细胞瘤约占5%～10%，可造成淋巴结、肝、骨、肺等多处转移。嗜铬细胞瘤间断或持续地释放儿茶酚胺激素作用于肾上腺素能受体后，可引起持续性或阵发性高血压，伴典型的嗜铬细胞瘤三联征，即阵发性"头痛、多汗、心悸"，同样可造成严重的心、脑、肾血管损害；大量儿茶酚胺进入血液引起高血压危象、低血压休克及严重心律失常等"嗜铬细胞瘤危象"。如能早期诊断并进行手术切除，它又是临床可治愈的一种继发性高血压。

多数嗜铬细胞瘤为良性，手术切除是最有效的治疗方法，但手术有一定的危险性，术前应做好充分的准备；131I-MIBG治疗是手术切除肿瘤以外最有价值的治疗方法，主要用于恶性及手术不能切除的嗜铬细胞瘤的治疗。α肾上腺素能受体阻滞剂和/或β肾上腺素能受体阻滞剂可用于控制嗜铬细胞瘤引起的血压升高、心动过速、心律失常和改善临床症状。

（3）库欣综合征。库欣综合征即皮质醇增多症，其主要病因分为促肾上腺皮质激素（ACTH）依赖性或非依赖性库欣综合征两大类；前者包括垂体ACTH瘤或ACTH细胞增生（即库欣病）、分泌ACTH的垂体外肿瘤（即异位ACTH综合征）；后者包括自主分泌皮质醇的肾上腺腺瘤、腺癌或大结节样增生。

建议伴有下述临床症状与体征的肥胖高血压患者进行库欣综合征临床评估及确诊检查：向心性肥胖、水牛背、锁骨上脂肪垫；满月脸、多血质；皮肤菲薄、瘀斑、宽大紫纹、肌肉萎缩；高血压、低血钾、碱中毒；糖耐量减退或糖尿病；骨质疏松或有病理性骨折、泌尿系结石；性功能减退，男性阳痿，女性月经紊乱、多毛、不育等；儿童生长、发育迟缓；神经、精神症状；易感染、机体抵抗力下降。

537. 什么是肾动脉狭窄？

肾动脉狭窄的根本特征是肾动脉主干或分枝狭窄，导致患肾缺血，肾素血管紧张素系统活性明显增高，引起高血压及患肾功能减退。肾动脉狭窄是引起高血压和/或肾功能不全的重要原因之一，患病率约占高血压人群的1%～3%。目前，动脉粥样硬化是引起我国肾动脉狭窄的最常见病因，据估计约为70%，其次为大动脉炎（约25%）及纤维肌性发育不良（约5%）。鉴于我国成人高血压患病率约达18%，推测肾动脉狭窄的患病总数相当大。因此，安全准确地鉴别出肾动脉狭窄患者，并予以恰当的治疗具有十分重要的意义。

肾动脉狭窄诊断目的包括：明确病因、明确病变部位及程度、血流动力学意义、血管重建是否能获益。由于肾动脉狭窄的临床表现多无特异性，常依赖实验室检查做出诊断。虽可供选择的检查很多，但为了优化诊断流程，减少费用，仍需结合临床线索做进一步诊断性检查。其临床线索包括：恶性或顽固性高血压；原来控制良好的高血压失去控制；高血压并有腹部血管杂音；高血压合并血管闭塞证据（冠心病，颈部血管杂音，周围血管病变）；无法用其他原因解释的血清肌酐升高；血管紧张素转换酶抑制剂或紧张素Ⅱ受体拮抗剂降压幅度非常大或诱发急性肾功能不全；与左心功能不匹配的发作性肺水肿；高血压并两肾大小不对称。如果线索越多，则肾动脉狭窄的可能性越大。

538. 什么是主动脉狭窄？

主动脉狭窄系少见病，包括先天性主动脉缩窄及获得性主动脉狭窄。先天性主动脉缩窄表现为主动脉的局限性狭窄或闭锁，发病部位常在主动脉峡部原动脉导管开口处附近，个别可发生于主动脉的其他位置；获得性主动脉狭窄主要包括大动脉炎、动脉粥样硬化及主动脉夹层剥离等所致的主动脉狭窄。主动脉狭窄只有位于主动脉弓、降主动脉和腹主动脉上段才会引发临床上的显性高血压，升主动脉狭窄引发的高血压临床上常规的血压测量难以发现，而肾动脉开口水平远端的腹主动脉狭窄一般不会导致高血压。本病的基本病理生理改变为狭窄所致血流再分布和肾组织缺血引发的水钠潴留和RAS（肾素-血管紧张素系统）激活，结果引起左心室肥厚、心力衰竭、脑出血及其他重要脏器损害。由于主动脉狭窄远端血压明显下降和血液供应减少，可导致肾动脉灌注不足。因此，这类高血压的发生虽然主要因机械阻力增加所致，但与肾脏缺血后释放肾素增多也有关。

主动脉缩窄主要表现上肢高血压，而下肢脉弱或无脉，双下肢血压明显低于上肢（ABI<0.9），听诊狭窄血管周围有明显血管杂音。无创检查如：多普勒超声、磁共振血管造影、计算机断层血管造影可明确狭窄的部位和程度。一般认为如果病变的直径狭窄≥50%，且病变远近端收缩压差≥20 mmHg，则有血流动力学的功能意义。

539. 什么是阻塞性睡眠呼吸暂停低通气综合征？

睡眠呼吸暂停低通气综合征（SAHS）是指由于睡眠期间咽部肌肉塌陷堵塞

气道，反复出现呼吸暂停或口鼻气流量明显降低，临床上主要表现为睡眠打鼾、频繁发生呼吸暂停的现象，可分为阻塞性、中枢性和混合性三型，以阻塞性睡眠呼吸暂停低通气综合征（OSAHS）最为常见，约占SAHS的80%～90%，是顽固性高血压的重要原因之一。至少30%的高血压患者合并OSAHS，而OSAHS患者中高血压发生率高达50%～80%，远远高于普通人群的11%～12%。其诊断标准为每晚7小时睡眠中，呼吸暂停及低通气反复发作在30次以上和（或）呼吸暂停低通气指数≥5次/小时。呼吸暂停是指口鼻气流停止10秒以上，低通气是指呼吸气流降低到基础值的50%以下并伴有血氧饱和度下降超过4%。其临床表现为：（1）夜间打鼾，往往是鼾声—气流停止—喘气—鼾声交替出现，严重者可以憋醒；（2）睡眠行为异常，可表现为夜间惊叫恐惧、呓语、夜游；（3）白天嗜睡、头痛、头晕、乏力，严重者可随时入睡。部分患者精神行为异常，注意力不集中、记忆力和判断力下降、痴呆等；（4）个性变化，烦躁、激动、焦虑。部分患者可出现性欲减退、阳痿；患者多有肥胖、短颈、鼻息肉；鼻甲、扁桃体及悬雍垂肥大；软腭低垂、咽腔狭窄、舌体肥大、下颌后缩及小颌畸形；OSAHS常可引起高血压、心律失常、急性心肌梗死等多种心血管疾病。

540. 什么是药物性高血压？

药物性高血压是常规剂量的药物本身或该药物与其他药物之间发生相互作用而引起血压升高，当血压>140/90 mmHg时即考虑药物性高血压。主要包括：激素类药物；中枢神经类药物；非类固醇类抗炎药物；中草药类。

原则上，一旦确诊高血压与用药有关，应该停用这类药物，换用其他药物或者采取降压药物治疗。

第八章

2型糖尿病患者健康管理服务规范

541. 2型糖尿病患者健康管理的服务对象是哪些人？

辖区内35岁及以上常住居民中2型糖尿病患者。

542. 2型糖尿病患者健康管理服务内容有哪些？

（1）筛查

对工作中发现的2型糖尿病高危人群进行有针对性的健康教育，建议其每年至少测量1次空腹血糖，并接受医务人员的健康指导。

（2）随访评估

对确诊的2型糖尿病患者，每年提供4次免费空腹血糖检测，至少进行4次面对面随访。

1）测量空腹血糖和血压，并评估是否存在危急情况，如：出现血糖≥16.7 mmol/L 或血糖≤3.9 mmol/L，收缩压≥180 mmHg 和/或舒张压≥110 mmHg；意识或行为改变，呼气有烂苹果样丙酮味，心悸、出汗，食欲减退、恶心、呕吐，多饮、多尿，腹痛，有深大呼吸、皮肤潮红；持续性心动过速（心率超过100次/分钟）；体温超过39℃或有其他的突发异常情况，如视力骤降、妊娠期及哺乳期血糖高于正常值等危险情况之一，或存在不能处理的其他疾病时，须在处理后紧急转诊。对于紧急转诊者，乡镇卫生院、村卫生室、社区卫生服务中心（站）应在2周内主动随访转诊情况。

2）若不用紧急转诊，询问上次随访到此次随访期间的症状。

3）测量体重，计算体质指数（BMI），检查足背动脉搏动。

4）询问患者疾病情况和生活方式，包括心脑血管疾病、吸烟、饮酒、运动、主食摄入情况等。

5）了解患者服药情况。

（3）分类干预

1）对血糖控制满意（空腹血糖值<7.0 mmol/L），无药物不良反应、无新发并发症或原有并发症无加重的患者，预约下一次随访。

2）对第一次出现空腹血糖控制不满意（空腹血糖值≥7.0 mmol/L）或药物不良反应的患者，结合其服药依从情况进行指导，必要时增加现有药物剂量、更换或增加不同类的降糖药物，2周内随访。

3）对连续两次出现空腹血糖控制不满意或药物不良反应难以控制以及出现新的并发症或原有并发症加重的患者，建议其转诊到上级医院，2周内主动随访转诊情况。

4）对所有的患者进行针对性的健康教育，与患者一起制定生活方式改进目标并在下一次随访时评估进展。告诉患者出现哪些异常时应立即就诊。

（4）健康体检

对确诊的2型糖尿病患者，每年进行1次较全面的健康体检，体检可与随访相结合。内容包括体温、脉搏、呼吸、血压、空腹血糖、身高、体重、腰围、皮肤、浅表淋巴结、心脏、肺部、腹部等常规体格检查，并对口腔、视力、听力和运动功能等进行判断。

543. 糖尿病的病因有哪些？

（1）遗传因素。1型或2型糖尿病均存在明显的遗传异质性。糖尿病存在家族发病倾向，1/4～1/2患者有糖尿病家族史。临床上至少有60种以上的遗传综合征可伴有糖尿病。1型糖尿病是多基因、多因素共同作用的结果，其中人组织相容性抗原基因是主效基因。2型糖尿病主要与胰岛素抵抗和胰岛β细胞功能缺陷相关。

（2）环境因素。进食过多、体力活动减少导致的肥胖是2型糖尿病最主要的环境因素，使具有2型糖尿病遗传易感性的个体容易发病。1型糖尿病患者存在免疫系统异常，在某些病毒如柯萨奇B4病毒、风疹病毒、腮腺炎病毒等感染后导致自身免疫反应，破坏胰岛β细胞。

544. 2型糖尿病患者健康管理具体工作流程是什么？

见图8-1。

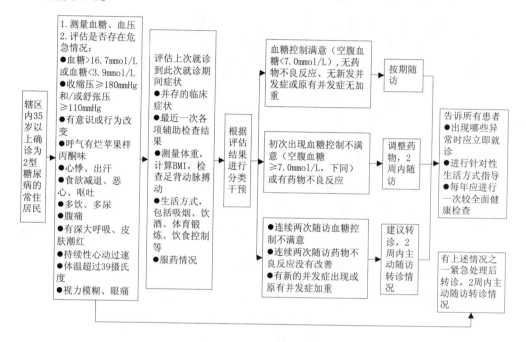

图8-1 2型糖尿病患者健康管理的工作流程

545. 2型糖尿病患者的健康管理的服务要求是什么？

（1）2型糖尿病患者的健康管理由医生负责，应与门诊服务相结合，对未能按照健康管理要求接受随访的患者，乡镇卫生院、村卫生室、社区卫生服务中心（站）应主动与患者联系，保证管理的连续性。

（2）随访包括预约患者到门诊就诊、电话追踪和家庭访视等方式。

（3）乡镇卫生院、村卫生室、社区卫生服务中心（站）要通过本地区社区卫生诊断和门诊服务等途径筛查和发现2型糖尿病患者，掌握辖区内居民2型糖尿病的患病情况。

（4）发挥中医药在改善临床症状、提高生活质量、防治并发症中的特色和作用，积极应用中医药方法开展2型糖尿病患者健康管理服务。

（5）加强宣传，告知服务内容，使更多的患者愿意接受服务。

（6）每次提供服务后及时将相关信息记入患者的健康档案。

546. 2 型糖尿病患者的健康管理有哪些工作指标?

2 型糖尿病患者规范管理率

$$= \frac{按照规范要求进行 2 型糖尿病患者健康管理的人数}{年内已管理的 2 型糖尿病患者人数} \times 100\%$$

$$管理人群血糖控制率 = \frac{年内最近一次随访空腹血糖达标人数}{年内已管理的 2 型糖尿病患者人数} \times 100\%$$

注:最近一次随访血糖指的是按照规范要求最近一次随访的血糖,若失访则判断为未达标,空腹血糖达标是指空腹血糖 < 7 mmol/L。

547. 什么是糖尿病?

糖尿病是一组以高血糖为特征的代谢性疾病。高血糖则是由于胰岛素分泌缺陷或其生物作用受损,或两者兼有引起。糖尿病时长期存在的高血糖,导致各种组织,特别是眼、肾、心脏、血管、神经的慢性损害、功能障碍。

548. 糖尿病的主要临床表现是什么?

(1)多饮、多尿、多食和消瘦。严重高血糖时出现典型的"三多一少"症状,多见于 1 型糖尿病。发生酮症或酮症酸中毒时"三多一少"症状更为明显。

(2)疲乏无力,肥胖。多见于 2 型糖尿病。2 型糖尿病发病前常有肥胖,若得不到及时诊断,体重会逐渐下降。

549. 糖尿病如何分型?

糖尿病的诊断一般不难,空腹血糖大于或等于 7.0 mmol/L 和/或餐后两小时血糖大于或等于 11.1 mmol/L 即可确诊。诊断糖尿病后要进行分型:

(1)1 型糖尿病。发病年龄轻,大多<30 岁,起病突然,多饮、多尿、多食、消瘦症状明显,血糖水平高,不少患者以酮症酸中毒为首发症状,血浆胰岛素和 C-肽水平低下,胰岛细胞抗体(ICA)、胰岛素抗体(IAA)或抗谷氨酸脱羧酶抗体(GADA)抗体可呈阳性。单用口服药无效,需用胰岛素治疗。

(2)2 型糖尿病。常见于中老年人,肥胖者发病率高,常可伴有高血压、血脂异常、动脉硬化等疾病。起病隐袭,早期无任何症状,或仅有轻度乏力、口渴,血糖增高不明显者需做糖耐量试验才能确诊。血清胰岛素水平早期正常或增高,晚期低下。

550. 糖尿病应与哪些疾病相鉴别？

（1）肝脏疾病。肝硬化患者常有糖代谢异常，典型者空腹血糖正常或偏低，餐后血糖迅速上升。病程长者空腹血糖也可升高。

（2）慢性肾功能不全。可出现轻度糖代谢异常。

（3）应激状态。许多应激状态如心、脑血管意外，急性感染、创伤，外科手术都可能导致血糖一过性升高，应激因素消除后1～2周可恢复。

（4）多种内分泌疾病。如肢端肥大症、库欣综合征、甲亢、嗜铬细胞瘤、胰升糖素瘤均可引起继发性糖尿病，除血糖升高外，尚有其他特征性表现，不难鉴别。

551. 糖尿病高危人群的界定条件？

符合下列任一项条件即为高危人群。

（1）曾有轻度的血糖升高者。

（2）有糖尿病家族史（双亲或同胞患糖尿病）。

（3）肥胖和超重者［体重指数（BMI）≥24 kg/m²］。

（4）妊娠糖尿病患者或曾分娩巨大儿（出生体重≥4 kg）的妇女。

（5）高血压患者（血压≥140/90 mmHg）和/或心脑血管病变者。

（6）有高密度脂蛋白胆固醇降低者。

（7）年龄45岁以上，且常年不参加体力活动者。

552. 什么是肥胖？

肥胖是指人体脂肪的过量储存，表现为脂肪细胞增多和/或细胞体积增大，即全身脂肪组织增大，与其他组织失去正常比例的一种状态。常表现为体重超过了相应升高所确定的标准值20%以上。

肥胖常表现为体重超过标准体重，但超重不一定全部都是肥胖。

553. 肥胖病如何诊断？

（1）以BMI估测全身肥胖。

（2）以腰围估测腹部或向心性肥胖（腹部体脂增多）。中华医学会糖尿病学分会建议目前暂用中国肥胖问题工作组建议的腰围男性85 cm及女性80 cm为向心性肥胖的诊断分割点。腰围测定时须两足分开（距离25～30 cm）并直立。测量部位在骨性胸廓最下缘与髂嵴最上缘的中点水平面。使用软皮尺贴着皮肤表面但不压迫软组织进行测量。

（3）身高标准体重法。一般情况下，成年人的身高标准体重计算公式为：

$$标准体重（kg）=[身高(cm)-100]\times0.9$$

肥胖度计算公式为：

$$肥胖度（\%）=[实际体重-标准体重（kg）]/标准体重（kg）\times100\%$$

凡肥胖度≥10%为超重，20%～29%为轻度肥胖，30%～49%为中度肥胖，≥50%为重度肥胖。

554. 什么是BMI？

BMI就是体质指数，其计算公式是：

$$BMI=体重（kg）/[身高(m)]^2$$

测量方法：直立、免冠、脱鞋并仅穿内衣测量体重及身高。BMI 15.8为慢性营养不良，18.5～24为正常，＞24为超重或肥胖。中华医学会糖尿病学分会建议目前暂用中国肥胖问题工作建议的BMI24及28为超重及肥胖的诊断分割点。

555. 什么是糖调节受损期？

糖调节受损期（IGR）：是指血糖水平已高于正常，但尚未达到目前划定的糖尿病诊断水平的一个时期。糖调节受损期的判断以空腹血糖及（或）负荷后2小时血糖为准。

（1）空腹血糖受损（IFG）：6.1 mmol/L≤空腹静脉血糖＜7.0 mmol/L。

（2）糖耐量减低：以口服葡萄糖耐量试验负荷后2小时血糖为标准时，7.8 mmol/L≤负荷后2小时血糖＜11.1 mmol/L。

556. 糖尿病患者什么最可怕？

糖尿病的并发症最可怕。长期血糖控制不佳的糖尿病患者，可伴发各种器官，尤其是眼、心、血管、肾、神经损害或器官功能不全，导致残疾或早亡。因此提高对糖尿病的认识，对早期预防、及时治疗有极其重要的意义。

557. 糖尿病的治疗的总体目标是什么？

纠正体内高血糖及其代谢紊乱；保持正常体力，维持正常体重，肥胖病人减轻体重，儿童保证生长发育；控制症状，预防和减少并发症发生、发展，降低死亡率。

558. 如何科学治疗糖尿病?

目前尚无根治糖尿病的方法,但通过多种治疗手段可以控制好糖尿病。主要包括5个方面:糖尿病患者的教育,自我监测血糖,饮食治疗,运动治疗和药物治疗。

559. 糖尿病的一般治疗有哪些?

(1)健康教育。要教育糖尿病患者懂得糖尿病的基本知识,树立战胜疾病的信心,了解如何控制糖尿病、控制好糖尿病对健康的益处。根据每个糖尿病患者的病情特点制定恰当的治疗方案。

(2)自我监测血糖。随着小型快捷血糖测定仪的逐步普及,病人可以根据血糖水平随时调整降血糖药物的剂量。1型糖尿病进行强化治疗时每天至少监测4次血糖(餐前),血糖不稳定时要监测8次(三餐前、后,晚上睡前和凌晨3点)。强化治疗时空腹血糖应控制在7.2 mmol/L以下,餐后两小时血糖小于10 mmol/L,糖化血红蛋白(HbA1c)小于7%。2型糖尿病患者自我监测血糖的频度可适当减少。

560. 糖尿病如何进行药物治疗?

(1)口服药物治疗

1)磺脲类药物。2型糖尿病患者经饮食控制、运动、降低体重等治疗后,疗效尚不满意者均可用磺脲类药物。因降糖机制主要是刺激胰岛素分泌,所以对有一定胰岛功能者疗效较好。对一些发病年龄较轻,体形不胖的糖尿病患者在早期也有一定疗效。但对肥胖者使用磺脲类药物时,要特别注意饮食控制,使体重逐渐下降,与双胍类或α-葡萄糖苷酶抑制剂降糖药联用较好。下列情况属禁忌证:一是严重肝、肾功能不全;二是合并严重感染、创伤及大手术期间,临时改用胰岛素治疗;三是糖尿病酮症、酮症酸中毒期间,临时改用胰岛素治疗;四是糖尿病孕妇,妊娠高血糖对胎儿有致畸形作用,早产、死产发生率高,故应严格控制血糖,应把空腹血糖控制在105 mg/dl(5.8 mmol/L)以下,餐后2小时血糖控制在120 mg/dl(6.7 mmol/L)以下,但控制血糖不宜用口服降糖药;五是对磺脲类药物过敏或出现明显不良反应。

2)双胍类降糖药。降血糖的主要机制是增加外周组织对葡萄糖的利用,增加葡萄糖的无氧酵解,减少胃肠道对葡萄糖的吸收,降低体重。①适应证:肥胖型2型糖尿病,单用饮食治疗效果不满意者;2型糖尿病单用磺脲类药物效果不好，可加双胍类药物；1型糖尿病用胰岛素治疗病情不稳定，用双胍类药物可减少胰岛素剂量；2型糖尿病继发性失效改用胰岛素治疗时，可加用双胍类药物，能减少胰岛素用量。②禁忌证：严重肝、肾、心、肺疾病，消耗性疾病，营养不良，缺氧性疾病；糖尿病酮症、酮症酸中毒；伴有严重感染、手术、创伤等应激状况时暂停双胍类药物，改用胰岛素治疗；妊娠期。③不良反应：一是胃肠道反应。最常见表现为恶心、呕吐、食欲下降、腹痛、腹泻，发生率可达20%。为避免这些不良反应，应在餐中或餐后服药。二是头痛、头晕、金属味。三是乳酸性酸中毒，多见于长期、大量应用降糖灵，伴有肝、肾功能减退，缺氧性疾病，急性感染，胃肠道疾病时，降糖片引起酸中毒的概率较小。

3）α-葡萄糖苷酶抑制剂。1型和2型糖尿病均可使用，可以与磺脲类、双胍类或胰岛素联用。①伏格列波糖：餐前即刻口服。②阿卡波糖：餐前即刻口服。主要不良反应有：腹痛、肠胀气、腹泻、肛门排气增多。

4）胰岛素增敏剂。有增强胰岛素的作用，改善糖代谢。可以单用，也可与磺脲类、双胍类或胰岛素联用。有肝脏病或心功能不全者不宜应用。

5）格列奈类胰岛素促分泌剂。①瑞格列奈：为快速促胰岛素分泌剂，餐前即刻口服，每次主餐时服，不进餐不服。②那格列奈：作用类似于瑞格列奈。

（2）胰岛素治疗

胰岛素制剂有动物胰岛素、人胰岛素和胰岛素类似物。根据作用时间分为短效、中效和长效胰岛素，并已制成混合制剂，如诺和灵30R，优泌林70/30。

1）1型糖尿病。需要用胰岛素治疗。非强化治疗者每天注射2～3次，强化治疗者每日注射3～4次，或用胰岛素泵治疗。需经常调整剂量。

2）2型糖尿病。口服降糖药失效者先采用联合治疗方式，方法为原用口服降糖药剂量不变，睡前晚10点注射中效胰岛素或长效胰岛素类似物，一般每隔3天调整1次，目的为空腹血糖降到4.9～8.0 mmoL/L，无效者停用口服降糖药，改为每天注射2次胰岛素。

胰岛素治疗的最大不良反应为低血糖。

561. 如何区别1型和2型糖尿病？

血糖水平不能区分1型还是2型糖尿病。即使是被视为1型糖尿病典型特征的糖尿病酮症酸中毒，有时在2型糖尿病也会出现。在患者起病初期进行分类有时的确很困难。目前诊断1型糖尿病主要根据临床特征。

1型糖尿病具有以下特点：发病年龄通常小于30岁；起病迅速；中度至重度的临床症状；明显体重减轻；体型消瘦；常有酮尿或酮症酸中毒；空腹或餐后的

血浆 C-肽浓度明显降低；出现自身免疫标记，如抗谷氨酸脱羧酶抗体（GA-DA）、胰岛细胞抗体（ICA）、人胰岛细胞抗原2抗体（IA-2A）等呈阳性。

年轻糖尿病患者的分类尤为困难，因为1型、2型糖尿病在青年人群中发病率相近。尽管在欧洲2型糖尿病的发病年龄常在50岁以上，然而在太平洋岛屿的居民和其他一些高发种群，如南亚和东南亚人，20～30岁年龄组发病的人数逐渐增加，而且目前同样的情形也出现于青少年前期儿童。

如果不确定分类诊断，可先做一个临时性分类，用于指导治疗。然后依据对治疗的初始反应以及追踪观察其临床表现再重新评估、分型。

血清 C 肽和 GADA 及其他与1型糖尿病相关的自身免疫标记物的检测有助于鉴别诊断，但不作为建立诊断的必要证据。

562. 什么是2型糖尿病防治中的三级预防？

一级预防的目标是预防 2 型糖尿病的发生；二级预防的目标是在已诊断的 2 型糖尿病患者中预防糖尿病并发症的发生；三级预防的目标是延缓已发生的糖尿病并发症的进展、降低致残率和病死率，并改善患者的生存质量。

563. 2 型糖尿病防治中一级预防的策略是什么？

（1）2 型糖尿病的危险因素和干预策略

2 型糖尿病的发生风险高低主要取决于危险因素的数目和危险度，有些因素不可改变，有一些是可改变的。近年来研究发现，他汀类药物与糖尿病发生风险轻度增加相关，但其在预防心血管疾病方面的获益远大于这种危害。由于公共卫生资源的限制，预防 2 型糖尿病应采取分级管理和高危人群优先的干预策略。

（2）高危人群的糖尿病筛查

2 型糖尿病的一级预防应按照高危人群和普通人群的不同进行分级管理。由于我国人口众多，在全人群中通过血糖检测筛查糖尿病前期患者或系统性地发现其他高危人群不具有可行性，所以高危人群的发现主要依靠机会性筛查（如在健康体检中或在进行其他疾病的诊疗时）。糖尿病筛查有助于早期发现糖尿病，提高糖尿病及其并发症的防治水平。因此，在条件允许时，可针对高危人群进行糖尿病筛查。

成年人中糖尿病高危人群的定义：在成年人中，具有下列任何一个及以上的糖尿病危险因素者。在上述各项中，糖调节异常是最重要的 2 型糖尿病高危人群，每年有1.5%～10.0% 的糖耐量减低患者进展为 2 型糖尿病。

1）年龄≥40 岁；

2）有糖调节受损史；

3）超重（BMI≥24 kg/m²）或肥胖（BMI≥28 kg/m²）和（或）中心型肥胖（男性腰围≥90 cm，女性腰围≥85 cm）；

4）静坐生活方式；

5）一级亲属中有2型糖尿病家族史；

6）有巨大儿（出生体重≥4kg）生产史或妊娠糖尿病史的妇女；

7）高血压 [收缩压≥140 mmHg和（或）舒张压≥90 mmHg（1 mmHg=0.133 Pa）]，或正在接受降压治疗；

8）血脂异常 [高密度脂蛋白胆固醇（HDL-C）≤0.91 mmol/L（≤35mg/dl）、甘油三酯≥2.22 mmol/L（≥200 mg/dl）]，或正在接受调脂治疗；

9）动脉粥样硬化性心脑血管疾病患者；

10）有一过性类固醇糖尿病病史者；

11）多囊卵巢综合征（PCOS）患者；

12）长期接受抗精神病药物和（或）抗抑郁药物治疗的患者。

儿童和青少年中糖尿病高危人群的定义：在儿童和青少年（≤18岁）中，超重（BMI＞相应年龄、性别的第85百分位）或肥胖（BMI＞相应年龄、性别的第95百分位）且合并下列任何一个危险因素者：

1）一级或二级亲属中有2型糖尿病家族史；

2）存在与胰岛素抵抗相关的临床状态（如黑棘皮病、高血压、血脂异常、PCOS）；

3）母亲怀孕时有糖尿病史或被诊断为妊娠糖尿病。

糖尿病筛查的年龄和频率：对于成年人的糖尿病高危人群，不论年龄大小，宜及早开始进行糖尿病筛查；对于除年龄外无其他糖尿病危险因素的人群，宜在年龄≥40岁时开始筛查；对于儿童和青少年的糖尿病高危人群，宜从10岁开始，但青春期提前的个体则推荐从青春期开始。首次筛查结果正常者，宜每3年至少重复筛查1次。

糖尿病筛查的策略：在具备实验室条件的医疗机构中，宜对就诊和查体的高危人群进行糖尿病筛查。

糖尿病筛查的方法：空腹血糖检查是简单易行的糖尿病筛查方法，宜作为常规的筛查方法，但也有漏诊的可能性。条件允许时，应尽可能采用OGTT（空腹血糖和糖负荷后2小时血糖）。暂不推荐将糖化血红蛋白检测作为常规的筛查方法。

（3）普通人群的糖尿病筛查

对于普通人群，为了提高糖尿病筛查的有效性，应根据糖尿病风险程度进行有针对性的糖尿病筛查。

（4）强化生活方式干预预防 2 型糖尿病

多项随机对照研究显示，糖耐量减低人群接受适当的生活方式干预可延迟或预防 2 型糖尿病的发生。推荐患者增加蔬菜摄入量、减少酒精和单糖的摄入量，鼓励超重或肥胖患者减轻体重，增加日常活动量，每天进行至少 20 min 的中等强度活动；生活方式干预 6 年，可使以后 14 年的 2 型糖尿病累计发生风险下降 43%。

糖尿病前期患者应通过饮食控制和运动以降低糖尿病的发生风险，并定期随访，给予社会心理支持，以确保患者良好的生活方式能够长期坚持（定期检查血糖），同时密切关注其他心血管疾病危险因素（如吸烟、高血压、血脂紊乱等），并给予适当的干预措施。具体目标是：

1）使超重或肥胖者 BMI 达到或接近 4 kg/m^2，或体重至少减少 5%～10%；

2）每日饮食总热量至少减少 400～500kcal（1kcal=4.184kj）；

3）饱和脂肪酸摄入占总脂肪酸摄入的 30% 以下；

4）中等强度体力活动，至少保持在 150min/ 周。

564.2 型糖尿病防治中二级预防的策略是什么？

（1）血糖控制。大量临床研究结果提示，在处于糖尿病早期阶段的糖尿病患者中，强化血糖控制可以显著降低糖尿病微血管病变的发生风险。在肥胖或超重人群中，二甲双胍的使用与心肌梗死和死亡的发生风险显著下降相关。在早期 2 型糖尿病患者中进行血糖的强化控制可以降低糖尿病大血管和微血管病变的发生风险。

（2）血压控制、血脂控制和阿司匹林的使用。研究显示，在新诊断的糖尿病患者中，采用强化的血压控制不但可以显著降低糖尿病大血管病变的发生风险，还可显著降低微血管病变的发生风险。高血压优化治疗试验（HOT）以及其他抗高血压治疗临床试验的糖尿病亚组分析也显示，强化的血压控制可以降低无明显血管并发症的糖尿病患者发生心血管病变的风险。

临床研究显示，采用他汀类药物降低低密度脂蛋白胆固醇（LDL-C）的策略可以降低无明显血管并发的糖尿病患者发生心血管病变的。糖尿病患者心血管风险行动计划研究显示，在他汀类药物治疗的基础上，联合应用其他调脂药物未能见到额外的心血管获益。

在糖尿病患者中采用阿司匹林进行心血管疾病一级预防的临床试验结果不尽相同，故阿司匹林在糖尿病患者心血管疾病一级预防中是否具有保护作用目前仍有争论。尽管如此，对多个临床试验进行的系统性综述仍显示，在具有心血管疾病危险因素的2型糖尿病患者中，阿司匹林对心血管具有一定的保护作用。

建议在没有明显糖尿病血管并发症但具有心血管疾病危险因素的2型糖尿病患者中，采取降糖、降压、调脂（主要是降低LDL-C）和应用阿司匹林治疗，以预防心血管疾病和糖尿病微血管病变的发生。

565. 2型糖尿病防治中三级预防的策略是什么？

（1）血糖控制。强化血糖控制可以降低已经发生的早期糖尿病微血管病变（如背景期视网膜病变、微量白蛋白尿等）进一步发展的风险。在年龄较大、糖尿病病程较长和已经发生过心血管疾病的患者中，要充分平衡强化血糖控制的利弊，在血糖控制目标的选择上采用个体化的策略，并制定以患者为中心的糖尿病管理模式。

（2）血压控制、血脂控制和阿司匹林的使用。已有充分的临床研究证据表明，在已经发生过心血管疾病的2型糖尿病患者中，无论是采用单独的降压、调脂或阿司匹林治疗，还是上述手段的联合治疗，均能够降低2型糖尿病患者再次发生心血管疾病和死亡的风险。在糖尿病肾病的患者中，采用降压措施，特别是使用ACEI或ARB类药，可以显著降低糖尿病肾病进展的风险。

对于年龄较大、糖尿病病程较长和已经发生过心血管疾病的2型糖尿病患者，应在个体化血糖控制的基础上，采取降压、调脂（主要是降低LDL-C）和应用阿司匹林的措施，以降低心血管疾病反复发生和死亡的风险，并且降低糖尿病微血管病变的发生风险。

566. 什么是2型糖尿病的医学营养治疗？

医学营养治疗是临床条件下对糖尿病的营养问题采取的特殊干预措施，包括对患者进行个体化营养评估、营养诊断、制订相应的营养干预计划并在一定时期内实施及监测，是糖尿病及其并发症的预防、治疗、自我管理以及教育的重要组成部分。医学营养治疗通过调整营养素结构，有利于血糖控制，有助于维持理想体重并预防营养不良的发生。

（1）营养治疗总则

糖尿病及糖尿病前期患者均需要接受个体化医学营养治疗，在熟悉糖尿病治疗的营养师或综合管理团队（包括糖尿病教育者）指导下完成。应在评估患者营养状况的情况下，设定合理的质量目标，控制总能量的摄入，合理、均衡分配各种营养素，达到患者的代谢控制目标，并尽可能满足个体饮食喜好。针对超重或肥胖者推荐适度减重，配合体育锻炼和行为改变，有助于维持减重效果。

（2）医学营养治疗的目标

1）维持合理体重。超重／肥胖患者减重的目标是 3～6 个月减轻体重的 5%～10%。消瘦者应通过合理的营养计划恢复并长期维持理想体重。

2）提供均衡营养的膳食。

3）达到并维持理想的血糖水平，降低糖化血红蛋白水平。

4）减少心血管疾病的危险因素，包括控制血脂异常和高血压。

5）减轻胰岛素抵抗，降低胰岛 β 细胞负荷。

（3）营养素

1）脂肪。膳食中由脂肪提供的能量不超过饮食总能量的20%～30%。饱和脂肪酸摄入量不应超过饮食总能量的10%，尽量减少反式脂肪酸摄入。单不饱和脂肪酸是较好的膳食脂肪来源，在总脂肪摄入中的供能比宜达到10%～15%，其余由多不饱和脂肪酸补充，限制食物的脂肪量，少食动物脂肪，尽量用植物油代替。

食物中胆固醇摄入量<300 mg/d。

2）碳水化合物。膳食中碳水化合物所提供的能量应占总能量的50%～60%。对碳水化合物的计量、评估或体验是血糖控制的关键环节。低血糖指数食物有利于血糖控制。糖尿病患者适量摄入糖醇和非营养性甜味剂是安全的。但是过多蔗糖分解后生成的果糖或添加过量果糖易致甘油三酯合成增多，使体脂积聚。

每日定时进餐，尽量保持碳水化合物均匀分配。

3）蛋白质。肾功能正常的糖尿病个体，推荐蛋白质的摄入量占供能比的15%～20%，保证优质蛋白质摄入超过50%。有显性蛋白尿的患者，蛋白质摄入量宜限制在每日每千克体重0.8 g以下。从肾小球滤过率（GFR）下降起，应实施低蛋白饮食，推荐蛋白质摄入量每日每千克体重0.6 g，为防止发生蛋白质营养不良，可补充复方α-酮酸制剂。

单纯摄入蛋白质不易引起血糖升高，但可能增加胰岛素分泌反应。

4）饮酒。不推荐糖尿病患者饮酒。若饮酒应计算酒精中所含的总能量。女性每天饮酒的酒精量不超过15 g，男性不超过25 g（15 g酒精相当于450 ml啤酒、150 ml葡萄酒或50 ml低度白酒）。每周不超过2次。应警惕酒精可能诱发的低血糖，避免空腹饮酒。

具有2型糖尿病风险的个体应限制含糖饮料的摄入。

5）膳食纤维。豆类、富含纤维的谷物类（每份食物≥5 g纤维）、水果、蔬菜和全麦食物均为膳食纤维的良好来源。提高纤维摄入对健康有益。建议糖尿病患者达到膳食纤维每日推荐摄入量，即 14 g/1000 kcal。

6）盐。食盐摄入量限制在每天 6 g 以内，合并高血压患者更应严格限制摄入量。同时应限制摄入含盐高的食物，例如味精、酱油、盐浸等加工食品、调味酱等。

7）微量营养素。糖尿病患者容易缺乏 B 族维生素、维生素 C、维生素 D 以及铬、锌、硒、镁、铁、锰等多种微量营养素，可根据营养评估结果适量补充。不建议长期大量补充维生素 E、维生素 C 及胡萝卜素等具有抗氧化作用的制剂，其长期安全性仍待验证。

8）膳食模式。不同的膳食干预模式，无论是地中海膳食、素食还是低碳水化合物饮食、低脂肪低能量饮食抑或高蛋白质饮食，在短期均有助于体重控制，但要求在专业人员的指导下完成，同时监测血脂、肾功能等变化。

567. 什么是糖尿病的饮食疗法？

饮食疗法是各型糖尿病的治疗基础，是糖尿病最根本的治疗方法之一。不论糖尿病属于何种类型，病情轻重或有无并发症，是否用胰岛素或口服降糖药治疗，都应该严格进行和长期坚持饮食控制。

568. 糖尿病的饮食治疗原则是什么？

（1）饮食疗法应根据病情随时调整、灵活掌握。

（2）饮食疗法应科学合理，不可太过与不及，即不能主观随意，也不能限制过严，一点碳水化合物也不敢吃，这样反而会加重病情，甚至出现酮症。

（3）科学安排主食与副食，不可只注意主食而轻视副食。

569. 糖尿病患者食物的选择？

（1）不宜吃的食物

1）易于使血糖迅速升高的食物，主要包括白糖、红糖、冰糖、葡萄糖、麦芽糖、蜂蜜、巧克力、奶糖、水果糖、水果罐头、汽水、果汁、甜饮料、果酱、冰激凌、甜饼干、蛋糕、甜面包及糖制糕点等。

2）易使血脂升高的食物，包括牛油、羊油、猪油、黄油、奶油、肥油。对富含胆固醇的食物更应注意，应该不用或少用，以防止动脉硬化性心脏病的发生。

3）糖尿病患者也不宜饮酒。

（2）适宜吃的食物

主要是可延缓血糖、血脂升高的食物。

1）大豆及其制品。这类食品除富含蛋白质、无机盐、维生素之外，在豆油中还有较多的不饱和脂肪酸，既能降低血胆固醇，又能降低血甘油三酰，所含的谷固醇也有降脂作用。

2）粗杂粮。如莜麦面、荞麦面、燕麦片、玉米面等含多种微量元素、维生素B和食用纤维。试验证明，它们有延缓血糖升高的作用。可用玉米面、豆面、白面按2∶2∶1的比例做成三合面馒头、烙饼、面条，长期食用，既有利于降糖降脂，又能减少饥饿感。

570. 糖尿病患者的饮食控制原则？

（1）打破"多吃降糖药可以多吃饭"的错误观念。

（2）少食多餐。

（3）碳水化合物食物要按规定吃，不能少吃也不能多吃，要均匀地吃（碳水化合物是指粮食、蔬菜、奶、水果、豆制品、硬果类食品中的糖分）。

（4）吃甜点心和咸点心没有区别，均会引起血糖升高。

（5）吃"糖尿病食品"的量与吃普通食品的量要相等。"糖尿病食品"是指用高膳食纤维的粮食做的食品，如：荞麦、燕麦等。

（6）所谓"无糖食品"实质上是未加蔗糖的食品，某些食品是用甜味剂代替蔗糖，仍然不能随便吃。

（7）以淀粉为主要成分的蔬菜应算在主食的量中。这些蔬菜为土豆、白薯、藕、山药、菱角、芋头、百合等。

（8）除黄豆以外的豆类，如红小豆、绿豆、蚕豆、芸豆、豌豆，它们的主要成分也是淀粉，所以也算作主食的量。

（9）吃副食也要适量。

（10）不能用花生、瓜子、核桃、杏仁、松子等硬果类食物充饥。

（11）多吃含膳食纤维的食物。

（12）少吃盐。

（13）少吃含胆固醇的食物。

（14）甜味剂不会转化为葡萄糖，不会影响血糖的变化，不能作为低血糖症的自救食品。

（15）糖尿病人千万不要限制喝水。

571. 如何进行 2 型糖尿病的运动治疗？

运动锻炼在 2 型糖尿病患者的综合管理中占重要地位。规律运动可增加胰岛素敏感性，有助于控制血糖，减少心血管危险因素，减轻体重，提升幸福感。而且对糖尿病高危人群一级预防效果显著。流行病学研究结果显示：规律运动 8 周以上可将 2 型糖尿病患者 HbAlc 降低 0.66%；坚持规律运动 12～14 年的糖尿病患者病死率显著降低。

2 型糖尿病患者运动时应遵循以下原则：

运动治疗应在医师指导下进行。运动前要进行必要的评估，特别是心肺功能和运动功能的医学评估（如运动负荷试验等）。

空腹血糖 >16.7 mmol/L、反复低血糖或血糖波动较大、有糖尿病酮症酸中毒等急性代谢并发症、合并急性感染、增殖性视网膜病、严重肾病、严重心脑血管疾病（不稳定性心绞痛、严重心律失常、一过性脑缺血发作）等情况下禁忌运动，病情控制稳定后方可逐步恢复运动。

成年糖尿病患者每周至少有 150min（如每周运动 5 天，每次 30min）中等强度（50%～70% 最大心率，运动时有点用力，心跳和呼吸加快但不急促）的有氧运动。研究发现即使一次进行短时的体育运动（如 10min），累计 30min/d，也是有益的。

中等强度的体育运动包括：快走、打太极拳、骑车、乒乓球、羽毛球和高尔夫球。较强体育运动为舞蹈、有氧健身操、慢跑、游泳、骑车上坡。

如无禁忌证，每周最好进行 2 次抗阻运动、锻炼肌肉力量和耐力。训练时阻力为轻或中度。联合进行抗阻运动和有氧运动可获得更大程度的代谢改善。

运动项目要与患者的年龄、病情及身体承受能力相适应，并定期评估，适时调整运动计划。记录运动日记，有助于提升运动依从性。

养成健康的生活习惯。培养活跃的生活方式，如增加日常身体活动，减少静坐时间，将有益的体育运动融入日常生活中。

运动前后要加强血糖监测，运动量大或激烈运动时应建议患者临时调整饮食及药物治疗方案，以免发生低血糖。

572. 2 型糖尿病患者为什么要戒烟？

吸烟有害健康。吸烟与肿瘤、糖尿病大血管病变、糖尿病微血管病变、过早死亡的风险增高相关。研究表明新发 2 型糖尿病患者戒烟有助于改善代谢指标、降低血压和白蛋白尿。

应劝诫每一位吸烟的糖尿病患者停止吸烟或停用烟草类制品，对患者吸烟状况以及尼古丁依赖程度进行评估，提供短暂咨询、戒烟热线、必要时加用药物等帮助戒烟。

573. 药物如何控制高血糖？

高血糖的药物治疗多基于纠正导致人类血糖升高的两个主要病理生理改变——胰岛素抵抗和胰岛素分泌受损。根据作用效果的不同，口服降糖药可分为以促进胰岛素分泌为主要作用的药物（磺脲类、格列奈类、DPP-4抑制剂）和通过其他机制降低血糖的药物（双胍类、噻唑烷二酮类、α-糖苷酶抑制剂）。

磺脲类和格列奈类直接刺激胰岛β细胞分泌胰岛素；DPP-4抑制剂通过减少体内胰升糖素样肽-1（GLP-1）的分解而增加GLP-1的浓度进而促进胰岛β细胞分泌胰岛素；双胍类的主要药理作用是减少肝脏葡萄糖的输出；噻唑烷二酮类的主要药理作用为改善胰岛素抵抗；α-糖苷酶抑制剂的主要药理作用为延缓碳水化合物在肠道内的消化吸收。

糖尿病的医学营养治疗和运动治疗是控制2型糖尿病高血糖的基本措施。在饮食和运动不能使血糖控制达标时应及时采用药物治疗。

2型糖尿病是一种进展性的疾病。在2型糖尿病的自然病程中，胰岛β细胞功能随着病程的延长而逐渐下降，胰岛素抵抗的程度变化不大。因此，随着2型糖尿病病程的进展，对外源性的血糖控制手段的依赖逐渐增大。临床上常需要口服药物及注射降糖药（胰岛素、GLP-1受体激动剂）的联合治疗。

574. 常用的口服降糖药如何运用？

（1）二甲双胍。目前临床上使用的双胍类药物主要是盐酸二甲双胍。双胍类药物的主要药理作用是通过减少肝脏葡萄糖的输出和改善外周胰岛素抵抗而降低血糖。许多国家和国际组织制定的糖尿病诊治指南中推荐二甲双胍作为2型糖尿病患者控制高血糖的一线用药和药物联合中的基本用药。对临床试验的系统评价显示，二甲双胍可以使HbAlc下降1.0%～1.5%，并可减轻体重。二甲双胍的疗效与体重无关。

研究证明，二甲双胍还可减少肥胖的2型糖尿病患者的心血管事件和死亡。在我国伴冠心病的2型糖尿病患者中开展的针对二甲双胍与磺脲类药物对再发心血管事件影响的临床随机分组对照试验结果显示，二甲双胍的治疗与主要心血管事件的显著下降相关，单独使用二甲双胍不导致低血糖，但二甲双胍与胰岛素或胰岛素促泌剂联合使用时可增加低血糖发生的风险。

二甲双胍的主要副作用为胃肠道反应。从小剂量开始并逐渐加量是减少其不良反应的有效方法。二甲双胍的疗效不受体重的影响。双胍类药物与乳酸性酸中毒发生风险间的关系尚不确定。双胍类药物禁用于肾功能不全[血肌酐水平男性>132.6μmol/L（1.5mg/dl），女性>123.8μmol/L（1.4mg/dl）或GFR<45 mL/min]、肝功能不全、严重感染、缺氧或接受大手术的患者。在造影检查使用碘化造影剂时，应暂时停用二甲双胍。

糖尿病患者在做造影检查使用碘化造影剂时，应暂时停用二甲双胍。这主要是因为某些造影剂会损害肾脏。如果患者肾脏一旦受到损害，药物则不能及时通过肾脏排出。在这种情况下，如果继续服用二甲双胍，药物在血液中就会越积越多，极有可能引起乳酸性酸中毒。

常使用造影剂的情况有：对膀胱或胆囊的X线检查、血管造影术以及某些CT扫描和磁共振成像（MRI）等。

一般应在检查前48小时至检查后48小时内停用二甲双胍。在检查48小时后，应检查肾功能，如结果正常，就可恢复服用二甲双胍了。

肾功能正常患者，用造影剂前不必停用二甲双胍，但用后必须在医生的指导下停用48小时或调整用药方案，复查肾功能正常后再接着用药。

（2）磺脲类药物。磺脲类药物属于胰岛素促泌剂，主要药理作用是通过刺激胰岛β细胞分泌胰岛素，增加体内的胰岛素水平而降低血糖。临床试验显示，磺脲类药物可使糖化血红蛋白降低1.0%～1.5%，是目前许多国家和国际组织制定的糖尿病诊治指南中推荐的控制2型糖尿病患者高血糖的主要用药。

前瞻性、随机分组的临床研究结果显示，磺脲类药物的使用与糖尿病微血管病变和大血管病变发生的风险下降相关。目前，在我国上市的磺脲类药物主要为格列本脲、格列美脲、格列齐特、格列吡嗪和格列喹酮。磺脲类药物如果使用不当可导致低血糖，特别是对于老年患者和肝、肾功能不全者，磺脲类药物还可导致体重增加。有肾功能轻度不全的患者，宜选择格列喹酮。

患者依从性差时，建议每天只服用1次磺脲类药物。消渴丸是含有格列本脲和多种中药成分的固定剂量复方制剂。消渴丸的降糖效果与格列本脲相当。与格列本脲相比，消渴丸低血糖发生的风险低，改善糖尿病相关中医症候的效果更显著。

（3）噻唑烷二酮类药物。噻唑烷二酮类药物主要通过增加靶细胞对胰岛素作用的敏感性而降低血糖。目前，在我国上市的噻唑烷二酮类药物主要有罗格列酮和吡格列酮。临床试验显示，噻唑烷二酮类药物可使糖化血红蛋白下降1.0%～1.5%。

噻唑烷二酮类药物单独使用时不导致低血糖，但与胰岛素或胰岛素促泌剂联合使用时可增加低血糖发生的风险。体重增加和水肿是噻唑烷二酮类药物的常见副作用，这些副作用在与胰岛素联合使用时表现更加明显。噻唑烷二酮类药物的使用与骨折和心力衰竭风险增加相关。有心力衰竭、活动性肝病或转氨酶升高超过正常上限 2.5 倍及严重骨质疏松和有骨折病史的患者应禁用本类药物。

（4）格列奈类药物。格列奈类药物为非磺脲类胰岛素促泌剂，我国上市的有瑞格列奈、那格列奈和米格列奈。本类药物主要通过刺激胰岛素的早时相分泌而降低餐后血糖，可将糖化血红蛋白降低 0.5%～1.5%。此类药物需在餐前即刻服用，可单独使用或与其他降糖药联合应用（磺脲类除外）。对在中国 2 型糖尿病人群中开展的临床研究的系统评价显示，在降低糖化血红蛋白方面瑞格列奈优于安慰剂及磺脲类药物，与α-糖苷酶抑制剂、那格列奈、二甲双胍、噻唑烷二酮类相当。

对包括中国人在内的亚洲 2 型糖尿病人群中开展的临床研究的系统评价显示，在降低糖化血红蛋白方面那格列奈的效果优于α-糖苷酶抑制剂，与磺脲类药物相当，与瑞格列奈和米格列奈相当。在我国新诊断的 2 型糖尿病人群中，瑞格列奈与二甲双胍联合治疗较单用瑞格列奈可更显著地降低糖化血红蛋白，但低血糖的风险显著增加。

格列奈类药物的常见副作用是低血糖和体重增加，但低血糖的风险和程度较磺脲类药物轻。格列奈类药物可以在肾功能不全的患者中使用。

（5）α-糖苷酶抑制剂。α-糖苷酶抑制剂通过抑制碳水化合物在小肠上部的吸收而降低餐后血糖。适用于以碳水化合物为主要食物成分和餐后血糖升高的患者。国内上市的α-糖苷酶抑制剂有阿卡波糖、伏格列波糖和米格列醇。包括中国人在内的 2 型糖尿病人群中开展的临床研究的系统评价显示α-糖苷酶抑制剂可以使糖化血红蛋白降低 0.50%，并能使体重下降。

在中国人 2 型糖尿病人群开展的临床研究结果显示每天服用 300mg 阿卡波糖的降糖疗效与每天服用 1500mg 二甲双胍的疗效相当。α-糖苷酶抑制剂可与双胍类、磺脲类、噻唑烷二酮类或胰岛素合用。

α-糖苷酶抑制剂的常见不良反应为胃肠道反应如腹胀、排气等。从小剂量开始，逐渐加量是减少不良反应的有效方法。单独服用本类药物通常不会发生低血糖，并可减少餐前反应性低血糖的风险；在老年患者中使用无须调整服药的剂量和次数，亦不增加低血糖发生，且耐受性良好。合用α-糖苷酶抑制剂的患者如果出现低血糖，治疗时需使用葡萄糖或蜂蜜，而食用蔗糖或淀粉类食物纠正低血糖的效果差。

（6）二肽基肽酶-4（DPP-4）抑制剂。DPP-4 抑制剂通过抑制 DPP-4 而减少 GLP-1 在体内的失活，使内源性 GLP-1 的水平升高。GLP-1 以葡萄糖浓度依赖的方式增强胰岛素分泌，抑制胰高血糖素分泌。目前，在国内上市的 DPP-4 抑制剂有西格列汀、沙格列汀、维格列汀、利格列汀和阿格列汀。我国 2 型糖尿病患者的临床试验显示西格列汀可降低 HbAlc0.70%～0.90%，沙格列汀可降低 HbA1c0.40%～0.50%，维格列汀可降低 HbA1c0.50%，在对比研究中维格列汀与阿卡波糖的降低 HbAlc 的作用相似，利格列汀可降低 HbAlc0.68%，阿格列汀可降低 HbAlc0.57%～0.68%。

需要特别注意的是，DPP-4 抑制剂降低 HbAlc 程度与基线 HbAlc 水平有一定的关系，即基线 HbAlc 水平高的降得多一些。单独使用 DPP-4 抑制剂不增加低血糖发生的风险。DPP-4 抑制剂对体重的作用为中性或增加。沙格列汀、阿格列汀不增加心血管病变、胰腺炎及胰腺癌发生的风险。在有肾功能不全的患者中使用西格列汀、沙格列汀、阿格列汀和维格列汀时，应注意按照药物说明书来减少药物剂量。在有肝、肾功能不全的患者中使用时利格列汀不需要调整剂量。

575. 什么是低血糖？

正常成人的空腹静脉血浆葡萄糖（简称血糖）浓度为 4～6 mmol/L，平均 5.0 mmol/L。当血糖≤3.0 mmol/L 时为低血糖，血糖降低并出现相应症状及体征时称为低血糖症，但目前对两者已没有严格区分。

576. 低血糖的诊断标准是什么？

对非糖尿病患者来说，低血糖的诊断标准为血糖<2.8 mmol/L。而接受药物治疗的糖尿病患者只要血糖水平≤3.9 mmol/L 就属低血糖范畴。

577. 低血糖如何分类？

严重低血糖：需要他人帮助，常有意识障碍，低血糖纠正后神经系统症状明显改善或消失。

症状性低血糖：血糖≤3.9 mmol/L，且有低血糖症状。

无症状性低血糖：血糖≤3.9 mmol/L，但无低血糖症状。

此外，部分患者出现低血糖症状，但没有检测血糖（称可疑症状性低血糖），也应及时处理。

578. 低血糖有哪些临床表现？

与血糖水平以及血糖的下降速度有关，可表现为交感神经兴奋（如心悸、焦虑、出汗、饥饿感等）和中枢神经症状（如神志改变、认知障碍、抽搐和昏迷）。但老年患者发生低血糖时常可表现为行为异常或其他非典型症状。夜间低血糖常因难以发现而得不到及时处理。有些患者屡发低血糖后，可表现为无先兆症状的低血糖昏迷。

临床研究显示，严格的血糖控制会增加低血糖的风险，并且严重低血糖可能与患者死亡风险升高有关，因而对糖尿病患者需要制定个体化的血糖控制目标。

579. 针对可能的诱因如何预防低血糖？

胰岛素或胰岛素促分泌剂：应从小剂量开始，逐渐增加剂量，谨慎地调整剂量。

未按时进食或进食过少：患者应定时定量进餐，如果进餐量减少则相应减少降糖药物剂量，有可能误餐时应提前做好准备。

运动量增加：运动前应增加额外的碳水化合物摄入。

酒精摄入尤其是空腹饮酒：酒精能直接导致低血糖，应避免酗酒和空腹饮酒。

严重低血糖或反复发生低血糖：应调整糖尿病的治疗方案，并适当调整血糖控制目标。

使用胰岛素的患者出现低血糖时，应积极寻找原因，精心调整胰岛素治疗方案和用量。

糖尿病患者应常规随身备用碳水化合物类食品，一旦发生低血糖，立即食用。

580. 什么是糖尿病酮症酸中毒（DKA）？

DKA 是由于胰岛素不足和升糖激素不适当升高引起的糖、脂肪和蛋白代谢严重紊乱综合征，临床以高血糖、高血酮和代谢性酸中毒为主要表现。1 型糖尿病有发生 DKA 的倾向；2 型糖尿病亦可发生 DKA，常见的诱因有急性感染、胰岛素不适当减量或突然中断治疗、饮食不当、胃肠疾病、脑卒中、心肌梗死、创伤、手术、妊娠、分娩、精神刺激等。

（1）临床表现。DKA 分为轻度、中度和重度。仅有酮症而无酸中毒称为糖尿病酮症；轻、中度除酮症外，还有轻至中度酸中毒；重度是指酸中毒伴意识障碍（DKA 昏迷），或虽无意识障碍，但血清碳酸氢根低于 10 mmol/L。主要表现有多尿、烦渴多饮和乏力症状加重。不及时治疗，病情继续恶化，于 2～4 天发展至失代偿阶段，出现食欲减退、恶心、呕吐，常伴头痛、烦躁、嗜睡等症状，呼吸深快，呼气中有烂苹果味（丙酮气味）；病情进一步发展，出现严重失水现象，尿量减少、皮肤黏膜干燥、眼球下陷，脉快而弱，血压下降、四肢厥冷；到晚期，各种反射迟钝甚至消失，终至昏迷。

（2）检查。尿糖、尿酮阳性或强阳性；如有条件可测血酮，可早期发现酮症或酮症酸中毒。血酮体增高，多在 3.0 mmol/L 以上。血糖升高，一般在 16.7～33.3 mmol/L，超过 33.3 mmol/L 时多伴有高血糖高渗综合征或有肾功能障碍。血钾水平在治疗前高低不定，血尿素氮和肌酐轻度升高，一般为肾前性，随DKA治疗恢复而下降。

（3）诊断。对昏迷、酸中毒、失水、休克的患者，要想到 DKA 的可能性。如尿糖和酮体阳性伴血糖增高，血 pH 和（或）二氧化碳结合力降低，无论有无糖尿病病史，都可诊断为 DKA。

（4）治疗。对单有酮症者，需补充液体和胰岛素治疗，持续到酮体消失。DKA 应按以下方法积极治疗。

补液：补液治疗能纠正失水，恢复血容量和肾灌注，有助于降低血糖和清除酮体。补液速度应先快后慢，并根据血压、心率、每小时尿量及周围循环状况决定输液量和输液速度。

胰岛素：一般采用小剂量胰岛素静脉滴注治疗方案，开始以 0.1U/ kg/h，如在第一个小时内血糖下降不明显，且脱水已基本纠正，胰岛素剂量可加倍。每1～2h 测定血糖，根据血糖下降情况调整胰岛素用量。当血糖降至 13.9 mmol/L时，胰岛素剂量减至 0.05～0.10U/ kg/h。

纠正电解质紊乱和酸中毒：在开始胰岛素及补液治疗后，患者的尿量正常，血钾低于 5.2 mmol/L 即可静脉补钾。治疗前已有低钾血症，尿量≥40 mL/h 时，在胰岛素及补液治疗的同时必须补钾。严重低钾血症可危及生命，应立即补钾，当血钾升至 3.5 mmol/L 时，再开始胰岛素治疗，以免发生心律失常、心脏骤停和呼吸肌麻痹。血 pH 在 7.0 以下时，应考虑适当补碱，直到上升至 7.0 以上。

去除诱因和治疗并发症：如休克、感染、心力衰竭和心律失常、脑水肿和肾衰竭等。

（5）预防。保持良好的血糖控制，预防和及时治疗感染及其他诱因。加强糖尿病教育，促进糖尿病患者和家属对 DKA 的认识，是预防 DKA 的主要措施，并有利于本病的早期诊断和治疗。

581. 什么是高血糖高渗综合征（HHS）？

HHS 是糖尿病的严重急性并发症之一，临床以严重高血糖而无明显酮症酸中毒、血浆渗透压显著升高、脱水和意识障碍为特征。HHS 的发生率低于 DKA，且多见于老年 2 型糖尿病患者。

（1）临床表现。HHS 起病常比较隐匿。典型的 HHS 主要有严重失水和神经系统两组症状体征。

（2）化验检查。尿比重较高。尿糖呈强阳性。尿酮阴性或弱阳性，常伴有蛋白尿和管型尿。血糖明显增高，多在 33.3 mmol/L 以上。血钠多升高，可达 155 mmol/L 以上。血浆渗透压显著增高是 HHS 的重要特征和诊断依据，一般在 350 mmol/L 以上。血尿素氮、肌酐和酮体常增高，多为肾前性。血酮正常或略高，一般不超过 4.8 mmol/L。

（3）诊断。HHS 的实验室诊断参考标准是：血糖≥33.3 mmol/L；有效血浆渗透压≥320 mmol/L；血清碳酸氢根≥18 mmol/L 或动脉血 pH≥7.30；尿糖呈强阳性，而血酮正常或轻度升高，尿酮阴性或为弱阳性。

（4）治疗。主要包括积极补液，纠正脱水；小剂量胰岛素静脉输注控制血糖，纠正水、电解质和酸碱失衡以及去除诱因和治疗并发症。

（5）预后。HHS 的预后不良，病死率为 DKA 的 10 倍以上，抢救失败的主要原因是高龄、严重感染、重度心力衰竭、肾功能衰竭、急性心肌梗死和脑梗死等。

582. 什么是糖尿病乳酸性酸中毒？

主要是体内无氧酵解的糖代谢产物乳酸大量堆积，导致高乳酸血症，进一步出现血 pH 降低，即为乳酸性酸中毒。糖尿病合并乳酸性酸中毒的发生率较低，但病死率很高。大多发生在伴有肝、肾功能不全或慢性心肺功能不全等缺氧性疾病患者。

（1）临床表现。疲乏无力，厌食、恶心或呕吐，呼吸深大，嗜睡等。大多数有服用双胍类药物史。

（2）实验室检查。明显酸中毒，但血、尿酮体不升高，血乳酸水平升高。

（3）治疗。应积极抢救。治疗包括去除诱因、积极治疗原病、补碱、纠正酸中毒、维持水电解质平衡、补液、扩容、纠正脱水和休克，必要时透析治疗。

（4）预防。严格掌握双胍类药物的适应证，尤其是苯乙双胍，对伴有肝、肾功能不全，慢性缺氧性心肺疾病及一般情况差的患者忌用双胍类降糖药。二甲双胍引起乳酸性酸中毒的发生率大大低于苯乙双胍，因此建议需用双胍类药物治疗的患者尽可能选用二甲双胍。使用双胍类药物患者在遇到危重急症时，应暂停用药，改用胰岛素治疗。

583. 什么是糖尿病肾病？

约有20%～40%的糖尿病患者会发生糖尿病肾病，是糖尿病患者肾功能衰竭的主要原因。早期糖尿病肾病的特征是尿中白蛋白排泄轻度增加（微量白蛋白尿），逐步进展至大量白蛋白尿和血清肌酐水平上升，最终发生肾功能衰竭，需要透析或肾移植。肾功能的逐渐减退和发生心血管疾病的风险增高显著相关。因此，微量白蛋白尿与严重的肾脏病变一样，均应视为心血管疾病和肾功能衰竭的危险因素。在糖尿病肾病的早期阶段通过严格控制血糖和血压，可防止或延缓糖尿病肾病的发展。

（1）筛查。2型糖尿病患者在确诊糖尿病后每年均应做肾脏病变的筛查。最基本的检查是尿常规，检测有无尿蛋白。这种方式有助于发现明显的蛋白尿以及其他一些非糖尿病性肾病，但是会遗漏微量白蛋白尿。所有成年糖尿病患者中，不管尿白蛋白排泄程度如何，每年至少应检测血肌酐。血肌酐用来估算肾小球滤过率（eGFR）和评价慢性肾脏病的分期情况。

（2）诊断。糖尿病肾病的诊断：若糖尿病得到有效控制时，尿白蛋白排出量仍是20～200 μg/min，则可诊断为早期糖尿病性肾病。按病情发展，大致可分为4期。Ⅰ期：肾脏体积增大，肾小球滤过率增加30%～40%，但无形态学改变。Ⅱ期：发生毛细血管基底膜增厚，尿微量白蛋白排泄多数在正常范围，或呈间歇性增高。Ⅲ期：出现微白蛋白尿，即尿白蛋白排泄率介于20～200 μg/min之间。Ⅳ期：尿蛋白逐渐增多，尿白蛋白排泄率>200 μg/min，可伴有浮肿和高血压，呈肾病综合征表现，肾功能逐渐减退，晚期伴氮质血症，最终发生肾功能衰竭。

糖尿病肾病为慢性肾脏病变的一种重要类型，对糖尿病肾病应计算eGFR，采用肾脏病膳食改良试验（MDRD）或Cockcroft-Gault（C-G）公式进行估算。

诊断时要排除非糖尿病性肾病，以下情况应考虑非糖尿病肾病：糖尿病病程较短、单纯肾源性血尿或蛋白尿伴血尿、短期内肾功能迅速恶化、不伴视网膜病变、突然出现水肿和大量蛋白尿而肾功能正常、显著肾小管功能减退、合并明显的异常管型。鉴别困难时可通过肾穿刺病理检查进行鉴别。

检测尿液微量白蛋白最简单的方法是测定晨尿或随机尿中ACR，如结果异常，则应在3个月内重复检测以明确诊断。如3次ACR中有2次升高，排除感染等其他因素时，可诊断为微量白蛋白尿。24 h内运动、感染、心力衰竭、显著高血糖及显著高血压均可使尿白蛋白排泄升高。当肾脏功能减退时，慢性肾脏病分期便于指导临床用药。伴有慢性肾脏病的糖尿病患者应用口服药物治疗时，均应注意其肾脏安全性。绝大多数降糖、调脂和降压药物对于处于慢性肾脏病Ⅰ～Ⅱ期的患者是安全的。

（3）治疗。可采取以下治疗方式。

改变生活方式：如合理控制体重、糖尿病饮食、戒烟及适当运动等。

低蛋白饮食：临床糖尿病肾病期时应实施低蛋白饮食治疗，肾功能正常的患者饮食蛋白摄入量为0.8g/kg/d；在肾小球滤过率下降后，饮食蛋白摄入量为0.6～0.8g/kg/d，蛋白质来源应以优质动物蛋白为主。如蛋白摄入量≤0.6g/kg/d，应适当补充复方α-酮酸制剂。

控制血糖：肾功能不全的患者可优先选择从肾脏排泄较少的降糖药，严重肾功能不全患者应采用胰岛素治疗，宜选用短效胰岛素，以减少低血糖的发生。

控制血压：大于18岁的非妊娠患者血压应控制在140/80 mmHg以下。降压药首选ACEI或ARB，血压控制不佳者可加用其他降压药物。

纠正血脂紊乱：糖尿病控制不良者可有不同程度的高甘油三酯血症和/或高胆固醇血症，高密度脂蛋白胆固醇常降低，可导致肾功能减退，逐渐出现氮质血症以至尿毒症。因此要及时对症治疗，以控制病情恶化。

控制蛋白尿：自肾脏病变早期阶段（微量白蛋白尿期），不论有无高血压，首选肾素-血管紧张素系统抑制剂（ACEI或ARB类药物），能减少尿白蛋白。因该类药物可能导致短期肾小球滤过率下降，在开始使用这些药物的1～2周内应检测血肌酐和钾浓度。不推荐血肌酐>265.2μmol/L（3mg/dl）的肾病患者应用肾素-血管紧张素系统抑制剂。

透析治疗和移植：当eGFR低于60 mL/（min·1.73m²）时，评估并治疗潜在的慢性肾脏病并发症。对糖尿病肾病肾衰竭者需透析或移植治疗时，应该尽早开始。一般肾小球滤过率降至15～20 mL/min或血清肌酐水平超过442 μmol/L（5mg/dl）时应积极准备透析治疗，透析方式包括腹膜透析和血液透析。有条件的糖尿病患者可行肾移植或胰-肾联合移植。

584. 糖尿病视网膜病变是什么？

糖尿病视网膜病变是糖尿病高度特异性的微血管并发症，在20～74岁成人新发失明病例中，糖尿病视网膜病变是最常见的病因。糖尿病视网膜病变的主要危险因素包括糖尿病病程、高血糖、高血压和血脂紊乱，其他相关危险因素还包括妊娠和糖尿病肾病等。2型糖尿病患者也是其他眼部疾病早发的高危人群，这些眼病包括白内障、青光眼、视网膜血管阻塞及缺血性视神经病变等。

（1）筛查。非增殖性糖尿病视网膜病变和黄斑水肿的患者可能无明显临床症状，因此，从预防性治疗的角度来说，定期做眼底检查尤为重要。在诊断前常已经存在一段时间的糖尿病了，诊断时视网膜病变的发生率较高，因此，2 型糖尿病患者在确诊后应尽快进行首次眼底检查和其他方面的眼科检查。

随访频率：无糖尿病视网膜病变患者推荐 1～2 年进行一次检查（轻度病变患者每年 1 次，重度病变患者每 3～6 个月 1 次），妊娠期妇女须增加检查频率。临床随访期间，主要观察指标包括全身指标和眼部指标。全身指标有糖尿病病程、血糖、HbA1c、血脂、血压、体重、尿蛋白及用药史等；眼部指标有视力、眼压、房角、眼底（观察：微血管瘤、视网膜内出血、硬性渗出、棉绒斑、视网膜内微血管异常、静脉串珠、新生血管、玻璃体积血、视网膜前出血、纤维增生等）等。

（2）诊断。糖尿病视网膜病变依据散瞳下检眼镜可观察到的指标来分级。

（3）治疗。良好的控制血糖、血压和血脂可预防或延缓糖尿病视网膜病变的进展。

突发失明或视网膜脱离者需立即转诊眼科。伴有任何程度的黄斑水肿，重度非增殖性糖尿病视网膜病变（NPDR），或任何增殖性糖尿病视网膜病变（PDR）的糖尿病患者，应转诊到对糖尿病视网膜病变诊治有丰富经验的眼科医生。

激光光凝治疗能够减少高危 PDR、有临床意义的黄斑水肿及部分重度 NPDR 患者失明的风险。

抗血管内皮生长因子（VEGF）治疗可用于糖尿病性黄斑水肿患者。

视网膜病变不是使用阿司匹林治疗的禁忌证，该治疗不会增加视网膜出血的风险。

非诺贝特可减缓糖尿病视网膜病变进展、减少激光治疗需求。

585. 糖尿病神经病变有哪些？

糖尿病神经病变是糖尿病最常见的慢性并发症之一，病变可累及中枢神经及周围神经，以后者为常见。由于缺乏统一的诊断标准和检测方法，其患病率有较大差异，在 10%～96%。糖尿病病程在 10 年以上、常有明显的临床糖尿病神经病变，其发生风险与糖尿病的病程、血糖控制不佳等相关。

糖尿病中枢神经病变是指大脑、小脑、脑干及脊髓的神经元及其神经纤维的损伤。糖尿病周围神经病变（DPN）是指在排除其他原因的情况下，糖尿病患者出现周围神经功能障碍相关的症状和/或体征，如糖尿病远端对称性多发性神经病变（DSPN）是具有代表性的糖尿病神经病变。无症状的糖尿病神经病变，依靠体征筛查或神经电生理检查方可诊断。

（1）DPN分型

DPN可根据受损的部位及临床表现进行分型，常用的分型如下。

远端对称性多发性神经病变：是DPN最常见类型。

近端运动神经病变：一侧下肢近端严重疼痛为多见，可与双侧远端运动神经同时受累，伴迅速进展的肌无力和肌萎缩。是肌肉最常受到累及的类型。

局灶性单神经病变（或称为单神经病变）：可累及单颅神经或脊神经。颅神经损伤以动眼神经最常见，其次为面神经、外展神经、三叉神经及听神经。

非对称性的多发局灶性神经病变：同时累及多个单神经的神经病变称为多灶性单神经病变（或非对称性多神经病变）。

多发神经根病变：最常见为腰段多发神经根病变，主要为L2、L3和L4等高腰段的神经根病变引起的一系列症状。

自主神经病变：糖尿病自主神经病变（DAN）是糖尿病常见的并发症，其可累及心血管、消化、呼吸、泌尿生殖等系统，还可出现体温调节、泌汗异常及神经内分泌障碍。

（2）DPN诊断

诊断标准：明确的糖尿病病史；诊断糖尿病时或之后出现的神经病变；临床症状和体征与DPN的表现相符；有临床症状（疼痛、麻木、感觉异常等）者，5项检查（踝反射、针刺痛觉、震动觉、压力觉、温度觉）中任1项异常；无临床症状者，5项检查中任2项异常，临床诊断为DPN。

排除诊断：须排除其他病因引起的神经病变，如颈腰椎病变（神经根压迫、椎管狭窄、颈腰椎退行性变）、脑梗死、格林-巴利综合征，排除严重动静脉血管性病变（静脉栓塞、淋巴管炎）等，尚需鉴别药物尤其是化疗药物引起的神经毒性作用以及肾功能不全引起的代谢毒物对神经的损伤。如根据以上检查仍不能确诊，需要进行鉴别诊断的患者，可做神经肌电图检查。

1）糖尿病远端对称性多发性神经病变的临床诊断

主要根据临床症状，如疼痛、麻木、感觉异常等。临床诊断有疑问时，可以做神经传导功能检查等。

诊断分层：

确诊：有糖尿病远端对称性多发性神经病变的症状或体征，同时存在神经传导功能异常。

临床诊断：有糖尿病远端对称性多发性神经病变的症状及1项体征为阳性，

或无症状但有 2 项以上（含 2 项）体征为阳性。

疑似：有糖尿病远端对称性多发性神经病变的症状但无体征或无症状但有 1 项体征为阳性。

亚临床：无症状和体征，仅存在神经传导功能异常。

2）糖尿病性自主神经病变的临床诊断

心血管自主神经病变：表现为直立性低血压、晕厥、冠状动脉舒缩功能异常、无痛性心肌梗死、心脏骤停或猝死。目前尚无统一诊断标准，检查项目包括心率变异性、Valsalva 试验、握拳试验（持续握拳 3 mm 后测血压）、体位性血压变化测定、24 h 动态血压监测、频谱分析等。

消化系统自主神经病变：表现为吞咽困难、呃逆、上腹饱胀、胃部不适、便秘、腹泻及排便障碍等。检查项目可选用胃电图、食管测压、胃排空的闪烁图扫描（测定固体和液体食物排空的时间）及直肠局部末梢神经病变的电生理检查，有助于诊断。

泌尿生殖系统自主神经病变：临床出现排尿障碍、尿潴留、尿失禁、尿路感染、性欲减退、勃起功能障碍、月经紊乱等。超声检查可判定膀胱容量、残余尿量，神经传导速度检查可以确定尿道神经功能。

其他自主神经病变：如体温调节和出汗异常，表现为出汗减少或不出汗，从而导致手足干燥开裂，容易继发感染。另外，由于毛细血管缺乏自身张力，致静脉扩张，易在局部形成"微血管瘤"而继发感染。对低血糖反应不能正常感知等。

（3）治疗

1）对因治疗

血糖控制：细胞内过多的葡萄糖会激活细胞内一个或多个代谢葡萄糖的通路，因此长期的高血糖导致包括 DPN 在内的糖尿病并发症的发生。积极严格地控制高血糖并保持血糖稳定是预防和治疗 DPN 的最重要措施。开始越早，治疗效果越明显。

神经修复：DPN 的神经损伤通常伴有节段性脱髓鞘和轴突变性。主要通过增强神经细胞内核酸、蛋白质以及磷脂的合成，刺激轴突再生、促进神经修复。常用药如甲钴胺、生长因子等。

抗氧化应激：氧化应激是机体在高糖、缺血缺氧等损伤因素的作用下，体内产生的高活性分子如活性氧过多或清除减少导致的组织损伤。通过抑制脂质过氧化，增加神经营养血管的血流量，增加神经 Na^+-K^+-ATP 酶活性，保护血管内皮功能。常用药如硫辛酸等。

改善微循环：周围神经血流减少是导致 DPN 发生的一个重要因素。通过扩张血管、改善血液高凝状态和微循环，提高神经细胞的血氧供应，可有效改善 DPN 的临床症状。常用药如前列腺素 E1、贝前列素钠、西洛他唑、己酮可可碱、胰激肽原酶、钙拮抗剂和活血化瘀类中药等。

改善代谢紊乱：通过抑制醛糖还原酶、糖基化产物、蛋白激酶 C、氨基己糖通路、血管紧张素转化酶而发挥作用。如醛糖还原酶抑制剂依帕司他等。

其他：如神经营养，包括神经营养因子、肌醇、神经节苷脂和亚麻酸等。

2）对症治疗

治疗痛性糖尿病神经病变的药物有：抗惊厥药（普瑞巴林、加巴喷丁、丙戊酸钠和卡马西平）、抗忧郁药物（度洛西汀、阿米替林、丙米嗪和西肽普兰等）、阿片类药物（羟考酮）和辣椒素等。

586. 下肢血管病变指什么？

下肢血管病变主要是指下肢动脉病变，虽然不是糖尿病的特异性并发症，但糖尿病患者发生下肢动脉病变的危险性较非糖尿病患者明显增加，而且发病年龄更早，病情更严重，病变更广泛，预后更差。

（1）下肢动脉病变

下肢动脉病变是外周动脉疾病（PAD）的一个组成成分，表现为下肢动脉的狭窄或闭塞。与非糖尿病患者相比，糖尿病患者更常累及股深动脉及胫前动脉等中小动脉。其主要病因是动脉粥样硬化，但动脉炎和栓塞等也可导致下肢动脉病变，因此糖尿病患者下肢动脉病变通常是指下肢动脉粥样硬化病变（LEAD）。

（2）糖尿病性 LEAD 的筛查

对于 50 岁以上的糖尿病患者，应该常规进行 LEAD 筛查。伴有 LEAD 发病危险因素（如合并心脑血管病变、血脂异常、高血压、吸烟或糖尿病病程 5 年以上）的糖尿病患者应该每年至少筛查1次。

对于有足溃疡、坏疽的糖尿病患者，不论其年龄，应该进行全面的动脉病变检查及评估。

（3）糖尿病性 LEAD 的诊断

LEAD 一旦诊断，临床上应对其进行 Fontaine 分期。

如果患者静息踝臂指数（ABI）≤0.90，无论患者有无下肢不适的症状，应该诊断 LEAD；运动时出现下肢不适且静息 ABI≥0.90 的患者，如踏车平板试验后 ABI 下降 15%～20%，应该诊断 LEAD；如果患者静息 ABI<0.40 或踝动脉压 <50 mmHg 或趾动脉压 <30 mmHg，应该诊断为严重肢体缺血。

（4）糖尿病性 LEAD 的治疗

1）LEAD 的治疗目的：包括预防全身动脉粥样硬化疾病的进展，预防心血管事件，预防缺血导致的溃疡和肢端坏疽，预防截肢或降低截肢平面，改善间歇性跛行患者的功能状态。因此，糖尿病性 LEAD 的规范化治疗包括三个部分：一级预防——防止或延缓 LEAD 的发生；二级预防——缓解症状，延缓 LEAD 的进展；三级预防——血运重建，降低截肢和心血管事件发生。

2）糖尿病性 LEAD 的一级预防：严格控制导致糖尿病患者 LEAD 发生的危险因素，即纠正不良生活方式，如戒烟，限酒，控制体重，严格控制血糖、血压、血脂等。血糖控制目标为餐前血糖在 4.4～7.2 mmol/L，餐后血糖在 <10 mmol/L，HbA1c<7%。血压控制目标为 <140/80 mmHg；血脂控制目标为 LDL-C<2.1 mmol/L，这样有助于防止或延缓 LEAD 的发生。

年龄 50 岁以上的糖尿病患者，尤其是合并多种心血管危险因素者，如无药物禁忌证，都应该口服阿司匹林以预防心血管事件。对于阿司匹林过敏者或合并有溃疡者，可服用氯吡格雷。具体措施如下：控制高血糖，控制高血压，改善血脂异常，阿司匹林治疗。

3）糖尿病性 LEAD 的二级预防：在一级预防的基础上，对于有症状的 LEAD 患者，建议应用小剂量阿司匹林，阿司匹林的剂量建议为 75～100mg/d；同时，指导患者运动康复锻炼，时间至少持续 3～6 个月，以及给予相应的抗血小板药物、他汀类调脂药、降压药物及抗凝药物治疗。

对于间歇性跛行患者，除上述治疗外，尚需使用血管扩张药物。目前所用的血管扩张药主要有脂微球包裹前列地尔、贝前列素钠、西洛他唑、盐酸沙格雷酯、萘呋胺、胰激肽原酶和己酮可可碱等。

4）糖尿病性 LEAD 的三级预防：针对慢性严重肢体缺血患者，即临床上表现为静息痛或缺血性溃疡，Fontaine 分期在 3 期以上者，应该进行三级预防。其最终目的是减轻缺血引起的疼痛、促进溃疡愈合、避免因肢体坏死而导致的截肢、提高生活质量。

在内科保守治疗无效时，需行各种血管重建手术，包括外科手术治疗和血管腔内治疗，可明显降低截肢率，改善生活质量。外科手术治疗包括动脉内膜剥脱术、人造血管和（或）自体血管旁路术等。血管腔内治疗具有微创、高效、可同时治疗多平面病变、可重复性强等优点，是目前 LEAD 的首选治疗方法。

LEAD 的三级预防要求临床上做到多学科协作，即首先由糖尿病专科医师评估患者全身状况，做到尽可能地降低心血管并发症的发生；同时评估其血管条件，创造经皮血管腔内介入治疗或外科手术治疗条件，血管外科和血管腔内介入治疗医师一起讨论手术方式，做出术中和术后发生心血管事件的抢救预案，并且在手术成功后给予随访及药物调整。只有这样，才有最大可能改善糖尿病性LEAD患者的血运重建，减少截肢和死亡。

587. 什么是糖尿病足病?

糖尿病足病是糖尿病最严重的和治疗费用最高的慢性并发症之一，重者可导致截肢。糖尿病患者下肢截肢的相对风险是非糖尿病患者的40倍。近年来的调查显示，我国三甲医院非创伤性截肢患者中约有三分之一为糖尿病所致。大约85%的截肢是由于足溃疡引发的，15%左右的糖尿病患者会在其一生中发生足溃疡。

我国17家三甲医院调查显示，2007至2008年住院慢性溃疡患者中，糖尿病患者占到33%，而2006年调查时仅为4.9%。预防和治疗足溃疡可明显降低截肢率。糖尿病足病的基本发病因素是神经病变、血管病变和感染。这些因素共同作用可导致组织的溃疡和坏疽。

神经病变可有多种表现，但与足病发生有关的最重要的神经病变是感觉减退或缺失的末梢神经病。由于感觉缺乏，使得糖尿病患者失去了足的自我保护作用，容易受到损伤。糖尿病自主神经病变所造成的皮肤干燥、皲裂和局部的动静脉短路可以促使或加重足病的发生发展。

周围动脉病变是造成足病的另外一个重要因素。有严重周围动脉病变的患者可出现间歇性跛行的典型症状。但大多数合并严重周围动脉病变的患者可无此症状而发生足溃疡，或在缺乏感觉的足受到损伤以后，缺血性病变加重了足病变。对于有严重的周围动脉病变的患者，在采取措施改善周围供血之前，足溃疡难以好转。

糖尿病足溃疡的患者容易合并感染。感染又是加重溃疡甚至是导致患者截肢的因素。糖尿病足溃疡合并的感染，大多是革兰氏阳性菌和阴性菌甚至合并有厌氧菌的混合感染。

在所有的糖尿病慢性并发症中，糖尿病足病是相对容易识别、预防比较有效的并发症。尽早识别糖尿病足病高危因素并采取积极对策，至少可使一半以上的糖尿病足病引起的截肢得到避免。

（1）糖尿病足病的危险因素

病史：以往有过足溃疡或截肢；独居的生活状态；经济条件差；不能享受医疗保险；赤足行走、视力差、弯腰困难、老年、合并肾脏病变等。

神经病变：有神经病变的症状，如下肢的麻木、刺痛或疼痛，尤其是夜间的疼痛；周围感觉迟钝、严重减退甚至感觉缺失的患者更容易罹患足病。

血管状态：间歇性跛行、静息痛、足背动脉搏动明显减弱或消失。

皮肤：颜色呈暗红、发紫，温度明显降低，水肿，趾甲异常，胼胝，溃疡，皮肤干燥，足趾间皮肤糜烂。

骨、关节：畸形（槌头趾、骨性突起、关节活动障碍）。

鞋、袜：不合适的鞋袜。

（2）糖尿病足病的筛查

可以通过以下检查来了解患者是否有周围神经病变而造成的感觉缺失：10g的尼龙丝检查，128Hz的音叉检查震动觉，用针检查两点辨别感觉，用棉花絮检查轻触觉、足跟反射。

下肢动脉病变的检查可以通过触诊足背动脉和胫后动脉的搏动，如足背动脉、胫后动脉搏动明显减弱时，则需要检查腘动脉、股动脉搏动。采用多普勒超声检查踝动脉与肱动脉的比值（ABI≤0.9提示有明显的缺血；ABI>1.3也属于异常，提示有动脉钙化）。必要时可进行经皮氧分压、血管超声、血管造影或CT、磁共振血管造影检查。

（3）糖尿病足病的预防

糖尿病足病治疗困难，但预防有效。应对所有的糖尿病患者足部进行定期检查，包括足有否畸形、胼胝、溃疡、皮肤颜色变化，足背动脉和胫后动脉搏动、皮肤温度以及有否感觉异常等。如果患者足部动脉搏动正常，尼龙丝触觉正常，没有足畸形以及没有明显的糖尿病慢性并发症，这类患者属于无足病危险因素的，可进行一般的糖尿病足病预防教育。

预防糖尿病足病的关键在于：定期检查患者是否存在糖尿病足病的危险因素；教育患者及其家属和有关医务人员进行足的保护；穿着合适的鞋袜；去除和纠正容易引起溃疡的因素。

对于有足病危险因素的糖尿病患者，应由糖尿病足病专业人员进行教育与管理，尽可能地降低糖尿病足病发病危险。对这些患者及其家属给予下列教育：每天检查双足，特别是足趾间；有时需要其他有经验的人来帮助检查足；定期洗脚，用干布擦干，尤其是擦干足趾间；洗脚时的水温要合适，低于37℃时不宜用热水袋、电热器等物品直接保暖足部；避免赤足行走；避免自行修剪胼胝或用化学制剂来处理胼胝或趾甲；穿鞋前先检查鞋内有否异物或异常；不穿过紧的或有毛边的袜子或鞋；足部皮肤干燥可使用油膏类护肤品；每天换袜子；不穿高过膝盖的袜子；水平地剪趾甲；由专业人员修除胼胝或过度角化的组织；一旦有问题，及时找到专科医师或护士诊治。

不合适的鞋袜可引起足溃疡。让患者学会选择合适的鞋袜。这类鞋子鞋内应该有足够的空间，透气良好，鞋底较厚硬而鞋内较柔软，能够使足底压力分布更合理。

凡是合并严重周围神经病变的糖尿病患者，一旦出现足踝部畸形、浮肿和皮肤温度升高或溃疡者，都应该进行 X 片检查，以了解是否有足畸形和夏科关节病。

（4）糖尿病足溃疡的治疗

首先要鉴别溃疡的性质：神经性溃疡常见于反复受压的部位，如跖骨头的足底面、胼胝的中央，常伴有感觉的缺失或异常，而局部供血是好的。缺血性溃疡多见于足背外侧、足趾尖部或足跟部，局部感觉正常，但皮肤温度低、足背动脉和（或）胫后动脉搏动明显减弱或消失。

1）对于神经性溃疡，主要是制动减压，特别要注意患者的鞋袜是否合适。

2）对于缺血性溃疡，则要重视解决下肢缺血，轻、中度缺血的患者可进行内科治疗。病变严重的患者可接受介人或血管外科成形手术。

3）对于合并感染的足溃疡，应及时去除感染和坏死组织。只要患者局部供血良好，对于感染的溃疡，就必须进行彻底清创。根据创面的性质和渗出物的多少，选用合适的敷料。在细菌培养的基础上选择有效的抗生素进行治疗。病程长、转诊入院、已经接受过抗生素治疗的足溃疡往往是多种细菌合并感染，需要联合应用两种以上抗生素，兼顾革兰氏阴性和阳性菌的混合感染，必要时根据临床情况，加用抗厌氧菌感染的抗生素。严重感染时抗生素治疗 2～3 周，合并骨髓炎的感染，抗生素治疗至少 4 周。

4）转诊或会诊：非糖尿病足病专业的医务人员，应掌握何种糖尿病足病需要及时转诊或会诊。一旦出现以下情况，应该及时转诊给糖尿病足病专科或请血管外科、骨科、创面外科等相关专科会诊：皮肤颜色的急剧变化、局部疼痛加剧并有红肿等炎症表现、新发生的溃疡、原有的浅表溃疡恶化并累及软组织和（或）骨组织、播散性的蜂窝组织炎、全身感染征象、骨髓炎等。及时转诊或多学科会诊有助于降低截肢率和减少医疗费用。

588. 老年糖尿病有哪些特点？

老年糖尿病患者患病年龄、病程、身体状况、肝肾等重要脏器功能、并发症与合并症、合并用药情况、经济状况及医疗支持、对治疗的预期以及其预期生存期均不同。

随着年龄的增长，老年糖尿病患者的听力、视力、认知能力、自我管理能力下降，运动耐力下降，应关注运动治疗的风险、重复用药或遗漏用药的可能。

进入老年期之前诊断为糖尿病的患者大多病程较长，慢性并发症常见。新诊断的老年糖尿病多起病缓慢，无症状或症状不明显。多在常规体检或因出现并发症、伴发病检查血糖或尿糖时发现。但诊断糖尿病时一般已存在多种并发症，且比较严重。因此，老年糖尿病一经诊断，应该进行全面而细致的并发症筛查。

老年糖尿病急性并发症临床症状不典型，常同时与其他疾病伴发，易误诊或漏诊。

老年糖尿病患者对低血糖耐受性差，易出现无症状性低血糖及严重低血糖。反复低血糖发生会加重老年糖尿病患者的认知障碍，甚至诱发严重心脑血管事件。

老年糖尿病患者可伴有多种代谢异常，部分同时罹患肿瘤或其他伴随疾病。

589. 老年糖尿病的常见并发症是什么？

（1）急性并发症：包括高血糖高渗状态（HHS）、DKA和乳酸性酸中毒。其急性并发症的病死率明显高于一般成人。HHS多发于老年人，半数以上无糖尿病史。DKA的发生多有诱因，如感染、胰岛素治疗中断等。老年人因肝肾功能减退、心肺功能异常等易发生乳酸性酸中毒，尤其是应用苯乙双胍者。

（2）慢性并发症：慢性并发症是老年糖尿病防治的重点。老年糖尿病大血管病变以动脉粥样硬化为基本病理改变。心、脑血管并发症是老年糖尿病致残、致死的主要原因。老年糖尿病大血管病变具有病变广泛、严重、临床症状轻或缺如的特点。

老年糖尿病肾病可能是多种危险因素共同作用的结果，血肌酐水平及尿微量白蛋白在部分患者不能确切反映肾脏情况。糖尿病视网膜病变随年龄增大而增加，多与糖尿病肾病共同存在。老年糖尿病神经系统损害包括中枢神经系统形态和结构改变，认知功能减退，周围神经病变和自主神经病变的发生率均随增龄而增加。

老年糖尿病患者合并白内障、青光眼、耳聋、运动受限、跌倒或骨折的风险明显增加。

（3）老年综合征：老年2型糖尿病患者易出现功能缺陷、认知障碍、抑郁、跌倒、尿失禁、营养不良等一组临床症候群，被定义为"老年综合征"。严重影响老年人生活质量，并且成为控制糖尿病的障碍。对此类患者应注重多方面机能的恢复，注意各种危险因素之间的累加效应。鼓励进行功能恢复训练、心理辅导，合理选择降糖药物，避免低血糖的发生。

（4）老年糖尿病与低血糖：年龄是严重低血糖的独立危险因素。低血糖对于老年糖尿病患者危害巨大，有时甚至致命。然而在老年患者中，这种致命的危害常无症状而直接导致功能损害，例如跌倒、骨折以及逐渐恶化的认知功能等。

老年糖尿病患者伴有其他并发症（如自主神经病变）或服用某些药物（如β受体阻滞剂）易发生无症状低血糖，增加了发生严重低血糖的风险。

另外，认知功能的损害也使患者无法自我判断低血糖的发生。选择低血糖风险低的降糖药物、简单的治疗方案，将有助于减少低血糖的发生，有利于患者依从性的提高。

590. 如何治疗老年糖尿病？

2型糖尿病是老年糖尿病的类型，此类型老年糖尿病患者常用口服降糖药，药物选择可参照有关章节，但要兼顾患者年龄大的特点。在不出现低血糖的前提下，根据患者情况制定个体化的控制目标，达到适度的血糖控制。

老年糖尿病治疗的注意事项：

根据患者情况确定个体化血糖控制目标，HbAlc 控制目标应适度放宽。

生活方式干预依然是重要的治疗手段，有些血糖水平不太高的老年2型糖尿病患者，通过生活方式干预可获得相对满意的血糖控制。制定生活方式干预方案时应注意其并发症及伴发病、视力、听力、体力、运动耐力、平衡能力、是否有骨关节病变及心肺等器官功能情况，推荐个体化的方案。

老年患者可能罹患多种疾病，会同时服用多种药物，药物间相互作用以及肝肾功能逐渐减退可能增加药物不良反应发生的风险。

在进行降糖治疗时要注意血压、血脂、凝血机制等异常，根据异常情况做相关处理。

第九章

严重精神障碍患者管理服务规范

591. 严重精神障碍患者管理服务的对象是哪些？

辖区内常住居民中诊断明确、在家居住的严重精神障碍患者。主要包括精神分裂症、分裂情感性障碍、偏执性精神病、双相情感障碍、癫痫所致精神障碍、精神发育迟滞伴发精神障碍。

592. 严重精神障碍患者管理的服务内容有哪些？

（1）患者信息管理

在将严重精神障碍患者纳入管理时，需由家属提供或直接转自原承担治疗任务的专业医疗卫生机构的疾病诊疗相关信息，同时为患者进行一次全面评估，为其建立居民健康档案，并按照要求填写严重精神障碍患者个人信息补充表。

（2）随访评估

对应管理的严重精神障碍患者每年至少随访4次。每次随访应对患者进行危险性评估；检查患者的精神状况，包括感觉、知觉、思维、情感和意志行为、自知力等；询问和评估患者的躯体疾病、社会功能情况、用药情况及各项实验室检查结果等。其中，危险性评估分为6级。

0级：无符合以下1～5级中的任何行为。

1级：口头威胁，喊叫，但没有打砸行为。

2级：打砸行为，局限在家里，针对财物，能被劝说制止。

3级：明显打砸行为，不分场合，针对财物，不能接受劝说而停止。

4级：持续的打砸行为，不分场合，针对财物或人，不能接受劝说而停止（包括自伤、自杀）。

5级：持械针对人的任何暴力行为，或者纵火、爆炸等行为，无论在家里还是公共场合。

（3）分类干预

根据患者的危险性评估分级、社会功能状况、精神症状评估、自知力判断，以及患者是否存在药物不良反应或躯体疾病情况对患者进行分类干预。

1）病情不稳定患者。若危险性为3～5级或精神症状明显、自知力缺乏、有严重药物不良反应或严重躯体疾病，对症处理后立即转诊到上级医院。必要时报告当地公安部门，2周内了解其治疗情况。对于未能住院或转诊的患者，联系精神专科医师进行相应处置，并在居委会人员、民警的共同协助下，2周内随访。

2）病情基本稳定患者。若危险性为1～2级，或精神症状、自知力、社会功能状况至少有一方面较差，首先应判断是病情波动或药物疗效不佳，还是伴有药物不良反应或躯体症状恶化，分别采取在规定剂量范围内调整现用药物剂量和查找原因对症治疗的措施，2周时随访，若处理后病情趋于稳定者，可维持目前治疗方案，3个月时随访；未达到稳定者，应请精神专科医师进行技术指导，1个月时随访。

3）病情稳定患者。若危险性为0级，且精神症状基本消失，自知力基本恢复，社会功能处于一般或良好，无严重药物不良反应，躯体疾病稳定，无其他异常，继续执行上级医院制定的治疗方案，3个月时随访。

4）每次随访应根据患者病情的控制情况，对患者及其家属进行有针对性的健康教育和生活技能训练等方面的康复指导，对家属提供心理支持和帮助。

（4）健康体检

在患者病情许可的情况下，征得监护人与（或）患者本人同意后，每年进行1次健康检查，可与随访相结合。

593. 严重精神障碍患者管理服务的工作指标有哪些？

严重精神障碍患者规范管理率=

$$\frac{年内辖区内按照规范要求进行管理的严重精神障碍患者人数}{年内辖区内登记在册的确诊严重精神障碍患者人数} \times 100\%$$

$$严重精神障碍患者规律服药率 = \frac{规律服药患者人数}{在册患者人数} \times 100\%$$

规律服药患者人数指每3个月随访一次，每次记录均为住院、规律服药、医嘱无须服药且不能有间断和不服药的患者数。

594.严重精神障碍患者体检包括哪些辅助检查？

包括一般体格检查、血压、体重、血常规（含白细胞分类）、转氨酶、血糖、心电图。

595.严重精神障碍患者管理的服务流程是什么？

见图9-1。

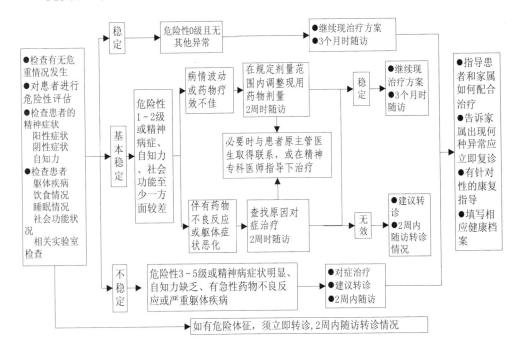

图9-1 严重精神障碍患者管理的服务流程

596.严重精神障碍患者管理的服务要求是什么？

（1）配备接受过严重精神障碍管理培训的专（兼）职人员，开展本规范规定的健康管理工作。

（2）与相关部门加强联系，及时为辖区内新发现的严重精神障碍患者建立健康档案并根据情况及时更新。

（3）随访包括预约患者到门诊就诊、电话追踪和家庭访视等方式。

（4）加强宣传，鼓励和帮助患者进行社会功能康复训练，指导患者参与社会活动，接受职业训练。

597. 严重精神障碍患者管理制度有哪些？

（1）成立本辖区重性精神疾病卫生工作领导小组，建立精神卫生三级管理网络（街道、居委会、监护人），制定工作计划，定期召开例会。

（2）开展重性精神疾病流行病学调查，准确掌握精神病人基本情况，实行动态管理，及时准确地将相关报表上报至市重性精神疾病领导小组工作办公室。

（3）开展重点人群的心理卫生咨询、心理行为干预、精神疾病预防等服务，早期发现精神疾病患者。

（4）开展对慢性或服用维持剂量药物的精神病人的诊治，对新发现或疑似病人应及时转诊至上级专业机构确诊。

（5）建立随访制度。定期走访居委会，按疾病分期随访精神病人，及时掌握病情变化、治疗情况、去向，填写随访记录，进行康复治疗指导。

（6）指导监护人督促病人按时服药，观察可能出现的药物副反应和精神症状，动员病人参加社区组织的康复活动。

（7）病人就诊或医务人员到病人家中诊疗时，应有家属或监护人陪同。

（8）做好重性精神病人的管理，防止肇事肇祸事件的发生。

（9）对"三无"精神病人登记造册并上报，同时帮助其落实各项救治救助政策。

598. 什么是精神疾病？

精神疾病主要是一组以表现在行为、心理活动上的紊乱为主的神经系统疾病。主要是由于家庭、社会环境等外在原因，和患者自身的生理遗传因素、神经生化因素等内在原因相互作用所导致的心理活动、行为及其神经系统功能紊乱为主要特征的病症。

599. 精神疾病的病因是什么？

精神障碍是生物学因素、个性素质因素及心理社会因素综合作用的结果。

（1）生物学因素

1）遗传：如染色体数目和结构异常，以及基因突变等。

2）感染：感染因素能影响中枢神经系统，产生精神障碍。

3）化学物质：各种对中枢神经系统有害的物质都可引起精神障碍。常见的有成瘾物质、酒精、医用药物、工业毒物、农药、食物、一氧化碳等。

4）躯体疾病：脑血管疾病、颅内肿瘤、颅脑损伤、脑变性疾病是引起器质性精神障碍的主要原因。

5）年龄：童年和少年期的脑功能尚未发育完全，特别容易受到损害，出现发育障碍。40～55岁进入更年期，是精神障碍的第二个发育高峰期。60岁以后进入老年期，老年性痴呆的发病率迅速增加。

6）性别：性别对一些精神障碍的发病有重要影响。如抑郁症、神经性障碍发病率女性高于男性；而物质依赖、慢性酒精中毒的发病率则男性高于女性。

（2）心理因素

心理因素简称心因，包括心理素质和心理应激两方面。心理素质是条件因素，心理应激则为致病诱因。

（3）社会因素

1）社会文化：精神分裂症的患病率城市明显高于农村，而精神发育迟滞和癫痫则农村高于城市。

2）社会变迁：城市化、工业化、移民迁徙等社会变迁都会引起精神障碍的疾病谱的变化。

3）社会压力。

4）社会支持：社会支持是指人际关系对应激的不良影响所起的保护作用。社会支持能够减轻应激对健康的不利影响。

600. 什么是精神症状？

异常的精神活动通过人的外显行为，如言谈、书写、表情、动作等表现出来，称之为精神症状。

601. 精神症状有哪些特点？

症状的出现不受患者意志的控制；症状一旦出现，难以通过注意力转移令其消失；症状的内容与周围客观环境不相称；症状会给患者带来不同程度的社会功能损害。

602. 如何判定并分析某一种精神活动是否属于精神症状？

一般应从以下3个方面来分析：

第一，纵向比较，即与当事人过去一贯的表现相比较，其精神状态是否发生了明显的改变。

第二，横向比较，即与大多数正常人的精神状态相比较，差别是否明显，持续时间是否超出了一般限度。

第三，应结合当事人的心理状态和处境进行具体分析和判断。

在观察精神症状时：第一，应确定症状是否存在，存在哪些症状；第二，应了解症状的强度、持续时间和严重程度；第三，应善于分析各症状之间的关系，确定哪些症状是原发的，哪些症状是继发的；第四，应学会分析和探讨各种症状发生的可能诱因或原因及影响因素，包括生物学和社会心理因素；第五，关注患者对症状的感受，以及在症状支配下所表现出的情感和行为的变化。

603. 常见精神症状有哪些？

精神症状是异常精神活动的表现，它涉及人们精神活动的各个方面，并通过人的外显行为，如仪表动作、言谈举止、神态表情以及书写内容等表现出来。精神症状可分为感知觉障碍、思维障碍、注意障碍、记忆障碍、智能障碍、定向力障碍、情感障碍、意志障碍、动作行为障碍、意识障碍、自知力障碍。

（1）感觉障碍：包括感觉过敏、感觉减退、感觉缺失和内感性不适（内感性不适指体内产生各种不适感和难以忍受的感觉，且难以表达，患者不能明确指出不适的部位）。

（2）知觉障碍：包括错觉、幻觉、感知综合障碍。

（3）思维障碍：表现形式多种多样，大体可分为思维形式障碍和思维内容障碍。思维形式障碍主要为思维过程的联想和逻辑障碍，常见的症状有思维奔逸、思维迟缓、思维贫乏、思维散漫、思维破裂、语词杂拌、思维不连贯、思维中断、思维被夺、思维插入、强制性思维、病理性赘述、思维化声、语词新作、象征性思维、强迫思维等；思维内容障碍主要表现为妄想，常见症状有关系妄想、被害妄想、夸大妄想、罪恶妄想、疑病妄想、钟情妄想、嫉妒妄想、非血统妄想、物理影响妄想、内心被揭露感等。

（4）注意障碍：包括注意增强、注意减退、注意涣散、注意狭窄、注意转移。

（5）记忆障碍：包括记忆增强、记忆减退、遗忘、虚构、错构。

（6）智能障碍：可分为精神发育迟滞和痴呆。

（7）定向力障碍：包括时间定向障碍、地点定向障碍、人物定向障碍。

（8）情感障碍：包括情感高涨、欣快、情感低落、情感淡漠、焦虑、恐惧、易激惹、情感不稳、情感倒错、情感矛盾。

（9）意志障碍：主要表现为意志增强、意志减退、意志缺乏、矛盾意向。

（10）动作行为障碍：主要表现为精神运动性兴奋、精神运动性抑制、模仿动作、刻板动作、作态、强迫动作。

（11）意识障碍：包括嗜睡、混浊、昏睡、昏迷、朦胧状态、谵妄状态、梦样状态。

（12）自知力障碍：自知力又称内省力或领悟力，是指患者对自身精神状态的认识和判断能力。临床上往往将有无自知力及其恢复的程度作为判定病情轻重和疾病好转程度的重要指标。

604. 常见精神障碍综合征有哪些？

精神疾病的症状常常不是孤立存在的，而是相互联系、以一组症状组合成某些综合征或症候群同时出现的。

（1）兴奋状态。"兴奋"一词表示精神活动整体水平的过高或者过剩，主要表现为思维联想过程加快、情感活跃、意志行为增多。协调性精神运动性兴奋表现为思维奔逸、自我评价过高、情感高涨、意志增强，多见于躁狂状态；不协调性精神运动性兴奋表现为思维散漫甚至破裂、情感躁动不安、言语和行为杂乱无章。多见于精神分裂症青春型。

（2）抑郁状态。抑郁状态表现为情感低落、兴趣缺乏，思维迟缓、自卑自责、悲观厌世、言语减少、动作缓慢。多见于抑郁发作。

（3）妄想状态。妄想状态以妄想为主要表现，内容可以是被害、夸大、疑病、钟情等，可伴有幻听及相应的情感与行为变化。多见于妄想性障碍和精神分裂症。

（4）奥赛罗综合征。又称病理性嫉妒综合征。以坚信配偶不贞的嫉妒妄想为核心症状，多具有偏执型人格障碍的基础。患者以许多似是而非的证据证明其配偶另有新欢，为此反复侦察、盘问、跟踪、拷打，症状可持续数年，可能发生攻击行为，甚至杀死配偶，多见于妄想性障碍。

（5）精神自动症综合征。在意识清晰状态下出现假性幻觉、被控制感、被揭露感、强制性思维及系统化的被害妄想、影响妄想等，患者的突出体验是异己感，可有思维插入、思维被广播等被动体验。见于精神分裂症偏执型。

（6）紧张症候群。表现为木僵、违拗、被动服从、蜡样屈曲、作态，以及刻板言语、刻板动作等，有时又表现为突发的兴奋、冲动行为。见于精神分裂症紧张型。

（7）衰退状态。以思维贫乏、情感淡漠、意志缺乏为核心症状，表现为言语简单、面无表情、生活懒散、无欲无求。认知功能可以有各式各样的缺陷，但不是痴呆，在临床相中也不占突出地位。见于精神分裂症单纯型或其他型的衰退期。

（8）强迫状态。以强迫思维、强迫意向或强迫动作为主要表现，重复无意义的思想、要求和行动，内心痛苦，希望摆脱却欲罢不能。见于强迫性障碍。

（9）柯萨可夫综合征。又称遗忘综合征，表现为近事遗忘、错构、虚构和定向障碍，多见于慢性酒精中毒性精神障碍、颅脑外伤后精神障碍及其他脑器质性精神障碍。

605. 什么是感觉障碍？

感觉是客观刺激作用于感觉器官所产生对事物个别属性的反映，如形状、颜色、大小、重量和气味等。感觉障碍主要表现在以下几个方面：

（1）感觉减退：对外界刺激的感受性减低，如强烈的疼痛或难以忍受的气味等都只有轻微的感觉。严重时对外界刺激不产生任何感觉（感觉消失）。临床意义：多见于入睡前瞌睡状态、抑郁状态、木僵状态或某些意识障碍时以及癔症、催眠状态。

（2）感觉过敏即感觉增强。感觉阈值降低或强烈的情绪因素造成。临床表现为患者对一般强度的刺激反应特别强烈，显得难以忍受。如感到阳光特别刺眼，声音特别刺耳，轻微的触摸皮肤感到疼痛难忍等。多见于丘脑或周围神经病变，精神科见于神经衰弱、癔症、疑病症、更年期综合征等。

（3）内感性不适：又名体感异常。躯体内部产生性质不明确、部位不具体的不舒适感或难以忍受的异常感觉。如咽喉部堵塞感、胃肠扭转感、腹部气流上涌感等。多见于具有疑病症状的各种神经症、精神分裂症、抑郁状态、脑外伤后综合征或更年期精神障碍。

606. 什么是知觉障碍？

知觉是事物的各种不同属性反映到脑中进行综合，并结合以往的经验，在脑中形成的整体的印象。正常情况下感知觉与外界客观事物相一致。知觉障碍主要表现为错觉和幻觉。

607. 什么是错觉？

错觉是指对客观事物的歪曲知觉，包括几何图形错觉（高估错觉、对比错觉、线条干扰错觉）、时间错觉、运动错觉、空间错觉以及光渗错觉、整体影响部分的错觉、声音方位错觉、形重错觉、触觉错觉等。

608. 什么是幻觉？

幻觉是感觉器官缺乏客观刺激时的知觉体验，并且与真正的知觉体验有相同的特征。幻觉是产生于外界（或躯体内部）的一种类似知觉的体验，而不像意象是内心的体验。幻觉是精神病患者最常见的症状之一。幻觉可以根据其所涉及的感觉器官、来源和产生条件进行不同的分类。

（1）按幻觉产生的来源划分

按幻觉的产生来源划分可分为真性幻觉与假性幻觉两种。

1）真性幻觉又称完全性幻觉、知觉性幻觉。系指患者体验为经由感官所感知到的实际不存在的、来源于客观空间、具有"真实"鲜明生动的幻觉。患者坚信不疑，伴有相应的思维、情感和意志行为反应。

2）假性幻觉：幻觉形象不够鲜明生动，产生于患者的主观空间如脑内、体内。幻觉不是通过感觉器官而获得，如听到肚子里有说话的声音，可以不用自己的眼睛就能看到头脑里有一个人像。虽然幻觉的形象与一般知觉不同，但是患者却往往非常肯定地认为他的确是听到了或看到了，因而对此坚信不疑。

（2）按幻觉产生的感觉器官划分

1）幻听：最为常见。病人听到各种声音，常为言语声。其来源、清晰程度和内容各不相同。病人有相应的情绪和行为反应，如与幻听对骂，或侧耳谛听，或将耳中塞以棉花。幻听可为评论、争论或命令的内容，如为命令性幻听，可直接支配患者的行动。

2）幻视：为常见的幻觉形式。内容多样，从单调的光、色，各种形象到人物、景象、场面等。在意识障碍时，幻视多为生动鲜明的形象，并常具有恐怖性质，多见于躯体疾病伴发精神障碍的谵妄状态。在意识清晰时出现的幻视见于精神分裂症。

3）幻嗅：较少见，病人可闻到各种特殊的气味，如异香、奇臭、血腥、烧焦气味等。见于颞叶癫痫与精神分裂症。

4）幻味：较少见，常与幻嗅或其他幻觉同时存在，病人在进食或饮水时尝到某种特殊味道，常引起拒食。见于颞叶癫痫与精神分裂症。

5）幻触：病人感到其皮肤黏膜有虫爬、通电、火灼、手抓等异常感觉，可见于中毒性精神病与精神分裂症。有性器官接触感者，称为性幻觉，多见于精神分裂症。

6）本体幻觉：较少见，包括内脏幻觉、运动幻觉和前庭幻觉。更年期发生的抑郁症常有内脏幻觉。运动幻觉指病人处于静止状态时自觉身体某部位有运动感，以精神分裂症多见。前庭幻觉指病人自感失去平衡，从而引起奇特姿势和行为，可见于精神分裂症和脑干器质性病变。

（3）按幻觉产生的条件划分

1）功能性幻觉：在某个感觉器官处于功能活动状态的同时出现的幻觉。功能性幻听与正常知觉同时出现、同时存在、同时消失，两者互不融合。例如：患者在听收音机时，同时听到骂他的声音；关闭收音机，便听不到骂他的声音。多见于精神分裂症，有时见于气功所致精神障碍或其他精神障碍。

2）心因性幻觉：是强烈的精神刺激引发的幻觉。幻觉的内容与精神刺激因素有密切的联系。仅仅见于应激相关精神障碍、癔症等。

3）反射性幻觉：当某一感官处于功能活动状态时，出现涉及另一感官的幻觉。如听到广播声音的同时就看到播音员的人像站在面前等。见于精神分裂症。

4）入睡前幻觉：此种幻觉出现在入睡前，患者闭上眼睛就能看见幻觉形象，多为幻视，如可见到各种动物、风景或人体的个别部分等。它与睡梦时的体验相近似，但又不是梦，这属于精神类疾病的一种前兆。

609. 什么是感知综合障碍?

病人在感知某一现实事物时，作为一个客观存在的整体来说是正确的，但对该事物的个别属性，如大小、形状、颜色、空间距离等产生与该事物不相符合的感知。常见感知综合障碍包括：

（1）自身感知综合障碍：患者感知到自己体形发生明显改变，如头部变大，鼻子拉长，四肢变粗变短或变细变长等。有的感到自己有两个躯体，同床睡的是两个同样的自体，称为双重自体。多见于某些神经系统疾病、癫痫、躯体疾病所致精神障碍，脑器质性精神障碍或精神分裂症。

（2）视物变形障碍：指患者看到周围的人或事物的形状、大小、体积等方面发生了变化。看到物体的形象比实际增大称为视物显大症，看到物体的形象比实际缩小称为视物显小症。

（3）时间感知综合障碍：是指患者对时间体验的综合障碍。如感到岁月不再行进，时间已经"凝固"，或感到时间"飞驰而过"或以"一张一弛，阵发松散"的形式流逝等。多见于颞叶癫痫或精神分裂症。

（4）空间感知综合障碍：是指患者感到周围事物的距离发生改变，如候车时汽车已驶进站台，而患者仍感觉很遥远。多见于癫痫。

（5）非真实感：非真实感又称为现实解体。患者感到周围事物和环境发生了变化，变得不生动、不明显及模糊不清，常有如隔帷幔、虚无缥缈及缺乏真实感。多见于抑郁症。

610. 思维障碍有哪些表现形式？

思维障碍：思维障碍的临床形式多样，所谓思维障碍，是指思维联想活动量和速度方面发生异常。思维障碍包括思维形式障碍和思维内容障碍。

（1）思维形式障碍

思维形式障碍主要为思维过程中的联想和逻辑障碍。常见症状如下：

1）思维奔逸：思维奔逸又称观念飘忽，指联想速度加快、数量增多、内容丰富生动。患者表现为健谈，说话滔滔不绝、口若悬河、出口成章，自述脑子反应快，特别灵活，好像机器加了"润滑油"，思维敏捷，概念一个接一个地不断涌现出来。说话增多，语速加快，说话的主题极易随环境而改变（随境转移），也可有音韵联想（音联），或字意联想（意联）。多见于躁狂症。

2）思维迟缓：一种抑制性的思维联想障碍，即联想抑制，联想速度减慢、数量的减少和困难。患者表现为言语缓慢、语量减少、语声甚低、反应迟缓。患者自觉脑子变笨，反应慢，思考问题困难。患者感到"脑子不灵了""脑子迟钝了"，多见于抑郁状态或情感性精神障碍抑郁发作。

3）思维散漫：指思维的目的性、连贯性和逻辑性障碍。患者思维活动表现为联想松弛，内容散漫，缺乏主题，一个问题与另外一个问题之间缺乏联系。说话东拉西扯，以致别人弄不懂他要阐述的是什么主题思想。对问话的回答不切题，以致检查者感到交谈困难。

4）思维破裂：患者在意识清楚的情况下，思维联想过程破裂，缺乏内在意义上的连贯和应有的逻辑性。在患者的言谈或书写中，虽然单独语句在结构和文法上正确，但主题与主题之间，甚至语句之间，缺乏内在意义上的联系，因而别人无法理解其意义。

5）思维不连贯：指患者的言语缺乏思维联想内容和结构上的连贯性和逻辑性，不仅句子间没有联系，而且言语中的细微语法结构也出现混乱，词组或词之间没有联系，形成互不相关的词的堆砌，多伴有程度不同的意识障碍。

6）思维中断：思维中断又称思维阻滞。患者无意识障碍，又无外界干扰等原因，思维过程突然出现中断。表现为患者说话时突然停顿，片刻之后又重新说话，但所说内容不是原来的话题。若患者有当时的思维被某种外力抽走的感觉，则称作思维被夺。两症状均为诊断精神分裂症的重要症状。

7）思维插入：思维插入是指患者感到某种思想不是属于自己的，不受他的意志所支配，是外力强行塞入其脑中的。常见于精神分裂症。

8）强制性思维：强制性思维又称思维云集，指患者头脑中出现了大量的不属于自己的思维，这些思维不受患者意愿的支配，强制性地在大脑中涌现，好像在神奇的外力作用下别人的思想在自己脑中运行。内容多杂乱无序，出乎意料，有时甚至是患者所厌恶的。本症多突然出现，持续时间短暂，有时转瞬即逝。

9）病理性赘述：病理性赘述是指患者思维活动停滞不前，迂回曲折，联想枝节过多，做不必要的过分详尽的累赘的描述，别人无法使他讲得扼要一点，一定要按他原来的方式讲完。见于癫痫、脑器质性及老年性精神障碍。

10）思维化声：是同时包括思维障碍和感觉障碍两种成分的一种症状。患者在思考时，同时感到自己的思想在脑子里变成了言语声，自己和他人都能听到。多见于精神分裂症。

11）语词新作：属于精神分裂症思维障碍的表现，指患者自创一些文字、语言、图形、符号并赋予特殊意义，或对常用普通词语赋予新概念。有时把几个无关的概念或几个不完全的词拼凑起来创成新词，以代表某种新的意义。除患者能理解外，不经解释别人极难弄清其含义。

12）象征性思维：象征性思维属于概念转换，以无关的具体概念代替某一抽象概念，不经患者解释，旁人无法理解。如某患者经常反穿衣服，以表示自己为"表里合一、心地坦白"，常见于精神分裂症。正常人可以有象征性思维，如以鸽子象征和平。正常人的象征以传统和习惯为基础，彼此能够理解，而且不会把象征当作现实的东西。

13）逻辑倒错性思维：逻辑倒错性思维以思维联想过程中逻辑性的明显障碍为主要特征。患者的推理过程十分荒谬，既无前提，又缺乏逻辑根据，尽管如此，患者却坚持己见，不可说服。例如，某中学生物老师，精神失常后拒食，在劝说下可饮水，仍拒食。医生询问时，患者答："我是大学生物系毕业的。生物进化是从单细胞到多细胞，从植物到动物。植物和动物是我们的祖先。父母从小就教育我要尊敬祖先。我吃饭、吃菜就是对祖先的不孝了。"逻辑倒错性思维多见于精神分裂症。

14）强迫思维：指在患者脑中反复出现某一概念或相同内容的思维，明知没有必要，但又无法摆脱。强迫思维可表现为某些想法反复回忆（强迫性回忆）、反复思索无意义的问题（强迫性穷思竭虑）、脑中总是出现一些对立的思想（强迫性对立思维）、总是怀疑自己的行动是否正确（强迫性怀疑）。强迫思维常伴有强迫动作，多见于强迫症。

（2）思维内容障碍

思维内容障碍主要表现为思维内容的荒诞，包括妄想、错误的超价观念和强迫观念。它是在病态推理和判断基础上形成的一种病理性的歪曲理念。其特征包括：妄想内容与事实不符，缺乏客观现实基础，但患者仍坚信不疑；妄想内容涉及患者本人，且与个人有利害关系；妄想内容具有个体独特性，是个体的心理现象，并非集体信念；妄想内容与患者的文化背景和经历有关，且通常有浓厚的时代色彩。

妄想是精神科临床上常见且重要的精神病性症状之一，可以根据其起源、结构和内容进行分类。

1）根据妄想的起源分类，可分为：原发性妄想和继发性妄想

原发性妄想：是没有发生基础的妄想。表现为内容不可理解，不能用既往经历、当前处境及其他心理活动等加以解释。原发性妄想是精神分裂的典型症状，对精神分裂症具有重要诊断价值。

继发性妄想：是发生在其他病例心理基础上的妄想，或与某种经历、情境等有关的妄想。如在抑郁基础上产生的自罪妄想；因亲人死于某种疾病后过分关注自己的身体健康，而逐渐产生疑病妄想等。可见于多种精神障碍。

（2）按照妄想的结构分类，可分为：系统性妄想和非系统性妄想

系统性妄想：是指内容前后相互联系、结构严密的妄想。此类妄想形成过程较漫长，逻辑性较强，与现实具有一定联系或围绕某一核心思想，如不仔细辨别，往往难以发现。多见于偏执性精神障碍。

非系统性妄想：是一些片段、零散、内容不固定、结构不严密的妄想。此类妄想往往产生较快，缺乏逻辑性，内容明显脱离现实，且易发生变化，甚至自相矛盾。多见于精神分裂症。

临床上通常按妄想的主要内容分类，常见有：

关系妄想：患者认为周围环境中所发生的与自己无关的事情均与自己有关。如认为周围人的谈话是在议论自己，别人的咳嗽是针对自己的，甚至认为电视上播出和报纸上登载的内容也与自己有关。多见于精神分裂症。

被害妄想：患者无中生有地坚信某人（或某集团）对自己、自己的亲人、家庭，进行监视、攻击或迫害。这些迫害活动包括阴谋、盯梢、食物中投毒等。在妄想支配下，病人会做出拒食、逃跑、控告，以致自伤或伤人等行为。多见于精神分裂症、偏执型精神病等。

夸大妄想：患者认为自己拥有非凡的才能、智慧、财富、权利、地位等，如称自己是著名的科学家、发明家、歌唱家、明星、大富翁、单位或国家领导人

等。可见于躁狂发作、精神分裂级某些器质性精神病。

罪恶妄想：患者坚信自己犯了严重错误，罪大恶极，以致连累亲友，甚至连国家也受到了不可弥补的损失，他自认为不仅应该受人鄙视和唾骂，甚至处死也不能补偿其罪恶之万一，常因而拒食，或采取一些方式赎罪。严重者认为自己不应该再活下去，可发生自伤、自杀等行为。多见于忧郁状态和精神分裂症。

疑病妄想：疑病症神经症简称疑病症，又名疾病臆想症。这是一种对自己身体健康过分关注、担心或深信自己患了一种或多种躯体疾病，经常诉说某些不适，反复就医，经多种检查均不能证实疾病存在的心理病理观念。

钟情妄想：钟情妄想是患者坚定不移地认为一个其实不喜欢自己的人非常喜欢自己的歪曲信念，并且往往会歪曲地认为对方很多拒绝自己的言行其实是对自己的考验，仍反复纠缠不休。见于精神分裂症。

嫉妒妄想：嫉妒妄想型，又称奥赛罗症候群，是一种病态型思想，认为自己的配偶或爱人不忠，病人并不会先采取一些方法（如雇用私家侦探或在家安装摄录机偷拍伴侣）来取得不忠的证据，而是收集一些琐细的佐证（如衣着凌乱，床单有斑点等），就错误推论并且证实妄想为真。大部分情况下，这些指控完全是虚构的，但有时伴侣曾经有过不忠。可见于精神分裂症，围绝经期精神障碍。

非血统妄想：非血统妄想症，是一种精神疾病，主要症状是患者怀疑子女或父母不是亲生的，如果谁向他提供父母子女是亲生的证据，他就会怀疑别人和家人合伙骗自己。而且，对于非血统妄想症患者来说，即使做很多次亲子鉴定，都对治疗病情无济于事。而且大多数为社会上的名流，有些患者坚信自己是历史著名人物的后裔。多见于精神分裂症。

物理影响妄想：一种认为自己的思想、情感或身体均被外界力量控制和干扰的病态观念。这种外界力量常被指称为电波、超声波、激光等现代先进技术，病人认为自己的一切均受到外力的控制、操纵，自己无力违抗，如患者觉得自己的大脑被电脑控制，自己已是机器人，同时可因这种电波或仪器干扰而有身体不适的感觉。此症状是精神分裂症的一种特征性症状。

内心被揭露感：内心被揭露感又称被洞悉感、读心症，病人认为他所想的事已被人知道，虽然病人说不出是怎样被人探知的，但确信已经尽人皆知，甚至搞得满城风雨，所有的人都在议论他。该症状是精神分裂症的典型症状。

611. 什么是注意障碍？

注意，即一段时间内，精神活动指向某一事物。注意分为两种：主动注意和被动注意。被动注意是没有自觉的目的和不加任何努力而不自主地、自然地注意。主动注意是自觉地、有预定目的地使注意指向一定的对象，而且为了实现这一目的，在必要时还须做一定的努力。被动注意的对象常不十分清晰和明确，通常所谓的注意是指主动注意而言。注意障碍其实是非常常见的，比如，经常有家长抱怨，"孩子注意力不集中，上课小动作特别多，他自己也知道，但孩子自己没办法改正"。这就是注意障碍的一种。

常见注意障碍包括以下几种：

（1）注意增强。注意增强有两种，一种是注意指向外在的某些事物，如具有妄想观念的病人，常围绕着一个有系统的妄想，过分地注意看他所怀疑的人的一举一动，甚至某些微小细节都保持高度注意和警惕。另一种是指向病人本身的某些生理活动，如神经症患者的疑病观念，这些患者常过分地注意自身的健康状态或那些使他忧愁的病态思维内容，其他任何事件都不易转移他们的注意力。注意的增强，可加强或促进精神症状的发展。

（2）注意减退。表现为主动注意明显减弱，即注意力不集中，患者不能把注意力集中于某一事物并保持相当长的时间，以致注意力很容易分散，即使看了很长时间的书，结果仍不知所云，就像没读过一样。多见于神经衰弱和精神分裂症。

（3）注意涣散。随意注意明显减弱，注意能力容易分散，并且不能保留适当长的时间。如某患者看书时，不能集中主动注意，外界稍有刺激，注意就容易分散，即使其主观努力把注意集中在书本上，也不能持久，也说不出书的内容。见于神经衰弱或精神分裂症。

（4）注意狭窄。患者的注意范围显著缩小，主动注意减弱，当患者集中于某一事物时，而其他一般易于唤起注意的事物并不引起患者的注意，见于朦胧状态和痴呆。

（5）注意转移。表现为被动注意的兴奋性增强，但注意不持久，注意的对象不断转移。如处于兴奋状态的躁狂症患者，注意力易受周围环境中的新现象所吸引而转移，以致不断改变话题和活动内容，而这种注意力不能持久，外界的偶然变动又会将患者注意力吸引到另一方面去。急性躁狂时，患者言语的不连贯性，主要由于注意的对象不断转换，思维联想太快所致。

612. 什么是记忆障碍？

记忆是人脑对过去经历和发生过的事物的重现，包括铭记、保持、回忆与认知（再现）的过程，在这个过程中对事物进行分类、概括、对比、联系等加工。因此，回忆是人脑对以往经历事物经加工后的再现，故有部分或完全性失真或错误。临床工作中可按回忆时间的长短将记忆分为以下3种。即刻记忆：指对事物仅能保持不到1分钟的记忆，一般易遗忘。给被检查者一串数字后请其背出或倒背出。受试者必须注意力正常，能处理的信息容量有限，仅7位数左右。近事记忆：对几分钟至几天内事物的记忆。远事记忆：对几个月至多年前事物的记忆。

记忆障碍通常涉及记忆过程的各个部分，常见记忆障碍包括以下几种：

（1）记忆增强，临床常见轻躁狂患者联想加速，"过目不忘"，而且对平时不能回忆的往事细节也能回忆起来，抑郁障碍患者也存在类似情况，主要表现为对既往细小的过错记忆犹新，病情缓解后以上现象消失。

（2）记忆减弱，记忆过程全面的功能减退，最常见于脑器质性精神障碍如痴呆患者，也可见于正常老年人。

（3）遗忘，对某一事件或某段经历不能回忆，称为回忆空白，可保留再认功能，分为顺行性遗忘、逆行性遗忘、进行性遗忘、心因性遗忘。前两类多见于脑损伤，进行性遗忘主要见于痴呆，心因性遗忘具有选择性遗忘的特点，即所遗忘的事情选择性地陷于痛苦经历或可能引起心理痛苦的事情，多在重大心理应激后发生，常见于分离性障碍，急性应激障碍等。

（4）错构，一种记忆错误，患者在回忆自己亲身经历的事件时，对地点尤其是时间的记忆出现错误或混淆，如将此时间段内发生的事情回忆成在另外时间里发生的。

（5）虚构，也是一种记忆错误，患者对某段亲身经历发生遗忘，而用完全虚构的故事来填补和代替之，随之坚信，有些患者所谈内容大部分为既往记忆的残余，在提问者的诱导下串联在一起，丰富生动又显得荒诞不经，但转瞬即忘，临床上称为虚谈症，多见于脑器质性精神障碍如痴呆患者和慢性酒精中毒性精神病。

（6）潜隐记忆，又称歪曲记忆，患者将别人的经历以及自己曾经的所见所闻回忆成自己的亲身经历，或者将本人的真实经历回忆成自己所见所闻的别人经历。

613. 什么是智能障碍？

智能障碍是一组临床综合征，可有记忆、认知（概括、计算、判断等）、语言、视空间功能和人格等至少3项受损。常由神经系统疾病、精神疾病和躯体疾病引起。主要症状包括：记忆障碍；思维与判断力障碍；性格改变；情感障碍。临床上，智能障碍可分为精神发育迟滞和痴呆两大类：

（1）智能发育不全

智能发育不全又称精神发育迟滞，指先天或发育成熟以前（18岁以前），由于各种原因影响智能发育所造成的智力低下和社会适应困难状态。随着年龄增长，患者的智力水平可能有所提高但仍明显低于同龄人。影响智能发育的原因包括：遗传、感染、中毒、缺氧、脑外伤、内分泌异常等。

（2）痴呆

痴呆症是由病程缓慢的进行性大脑疾病所致的综合征。特征是多种高级皮层功能紊乱，涉及记忆、思维、定向、理解、计算、判断、言语和学习能力等多方面。意识清晰，情感自控能力差、社交或动机的衰退，常与认知损害相伴随，但有时可早于认知损害出现。老年痴呆症患者往往伴有人格改变、情感淡漠、行为幼稚及本能意向亢进等。

根据大脑病理变化性质、所涉及的范围以及智能损害的广度，可分为全面性痴呆、部分性痴呆和假性痴呆。

1）全面性痴呆：大脑的病变主要呈现弥散性器质性损害，既涉及智能活动的各个方面，也往往影响病人的全部精神活动。常出现人格改变。病人缺乏对其疾病的分析和判断力，定向力也可发生障碍。多见老年性痴呆、麻痹性痴呆。

2）部分性痴呆：在这类痴呆中，病变所侵犯的只是某些限定的区域，如大血管的周围组织，因而使智能产生部分的障碍，如记忆力减退、理解力减弱、综合分析困难等。但其人格的基本特征一般仍保持良好，并且具有一定的批判和自知的能力，定向力也比较完整。这类痴呆常见于脑动脉硬化性精神病、外伤性痴呆。

3）假性痴呆：假性痴呆大都是伴随意识障碍而出现的暂时性脑机能障碍，并非真正的智能缺损，它常突然发生，也可突然消失，一般维持时间较短。智能缺损的程度不严重，且智能障碍不一致，如患者对简单问题不能正确回答，但对复杂的问题反而可正确回答。假性痴呆多系强烈的精神创伤而产生，其智能障碍通过适当的治疗和处理，在短期内可以完全恢复正常。

614. 什么是定向力？

定向力是对周围环境（时间、地点、人物）及自身状态（姓名、年龄、职业等）的察觉和识别能力。

615. 什么是定向力障碍？

定向力障碍是指对环境或自身状况认识能力的丧失或认识错误，定向力障碍多见于器质性精神病伴有意识障碍时，它是意识障碍的一个重要标志。但有定向力障碍者并不一定存在意识障碍，如老年痴呆患者可出现定向力障碍，但意识清晰。

616. 情感障碍有哪些表现？

情感障碍是指以心境或情感异常改变为主要临床特征的一组精神障碍。情感障碍主要包括：

（1）情感高涨：病人的情感活动显著增强，总是表现得欢欣喜悦、轻松愉快、兴高采烈、洋洋自得。自我感觉极佳，对自我才能估价过高，喜形于色，讲话时眉飞色舞，喜笑颜开，动作增多，表情丰富、生动。对一切都感到非常乐观，好像从来没有什么忧愁和烦恼，对任何事都感兴趣，自负自信，盛气凌人，甚至流于夸大。病人易激惹，往往对困难估价过低，稍有不遂则勃然大怒，遇悲哀事也可伤心流泪，但转瞬即逝。病人自我感觉良好，感到无比舒畅和幸福。

病人的情感变化与环境保持密切联系，其乐观情绪具有很强的感染力，容易引起周围人的共鸣。多见于躁狂状态。

（2）欣快：是在智能障碍基础上出现的与周围环境不协调的愉快体验。患者表现为心情愉快，高兴异常，无忧无虑，对任何事情都漠不关心，满不在乎，几乎失去注意力，往往与痴呆同时出现。多见于脑器质性疾病或酗酒状态。

（3）情感低落：是负性情绪的增强，轻者表现为情绪低落、忧心忡忡、愁眉不展、唉声叹气。重者抑郁沮丧、悲观绝望，感到自己一无是处，毫无生趣，有度日如年之感，外界一切均不能引起他的兴趣，因此常自卑自罪，感觉生不如死，从而出现自杀观念及企图。常伴有思维迟缓、动作减少，多见于抑郁状态。

（4）情感淡漠：情感淡漠是对外界刺激缺乏相应的情感反应，表现为情感活动的减退或丧失。患者对周围环境的变化丧失情感反应。

（5）焦虑：是以焦虑为主要特征的神经症。表现为没有事实根据也无明确客观对象和具体观念内容的提心吊胆和恐惧不安的心情，还有植物神经症状和肌肉紧张，以及运动性不安。本症分为惊恐障碍和广泛性焦虑两种形式。

（6）恐惧：是一种人类及生物心理活动状态，通常称为情绪的一种。从心理学的角度来讲，恐惧是一种有机体企图摆脱、逃避某种情景而又无能为力的情绪体验。其本质表现是生物体生理组织剧烈收缩（正常情况下是收缩伸展成对交替运行），组织密度急剧增大，能量急剧释放。

（7）易激惹：是情感活动的激惹性增高，表现为极易因一般小事引起强烈的不愉快情绪反应，如暴怒发作。

（8）情感不稳：是情感活动的稳定性障碍，表现为患者的情感反应极易发生变化，从一个极端波动至另一个极端，显得喜怒无常，变化莫测。常见于脑器质性精神障碍。

（9）情感倒错：情感倒错是一种情感障碍。指人的认识过程和情感活动之间丧失协调而产生的颠倒现象。此时人的情感反应与相应的外界刺激的性质及内心体验不相符合。如遇到悲哀事件，却非常高兴愉快；相反，碰到高兴事件，却痛苦悲伤。

（10）情感矛盾：指患者在同一时间对同一人或事物产生两种截然不同的情感反应，但患者并不感到这两种情感的矛盾和对立，没有痛苦和不安。如患者因怀疑母亲迫害自己而憎恨她，但同时又对她亲近关心。

617. 什么是意志障碍？

意志是人自觉地确定行动的目的并支配自己行动实现预定目的的心理过程。它从人的行为中得到表现，受到人的思维、情感的支持并受社会文化的制约，受到个体人格特征的影响。

（1）意志增强：意志增强是指一般意志活动的增强。多见于躁狂症和偏执型精神分裂症以及偏执性精神病。

（2）意志减退：是指病人的意志活动减少。多见于抑郁症、精神分裂症、各种活性物质中毒性精神病等。

（3）意志缺乏：指病人对任何活动都缺乏明显的动机。没有什么确切的企图和要求，不关心事业，也不要求工作和学习，无积极性和主动性，不讲卫生，不洗澡，不理发，甚至吃饭也要他人督促。主要见于精神分裂症，也可见于脑器质性精神病的痴呆状态。

（4）意向倒错：指病人的意向与一般常情相违背或为常人所不允许，以致病人的某些活动和行为使人难以理解和接受。如病人伤害自己和身体，吃一些人不能吃的东西（如肥皂、泥土、大便、草木等）。多见于精神分裂症。

（5）矛盾意向：指病人对同一事物同时产生对立的相互矛盾的意志活动。但病人对此毫无知觉，没有痛苦与不安。如患者碰到朋友时，想去握手，却又把手缩回来。

618. 什么是动作行为障碍？

动作是指简单的随意和不随意运动，如挥手、点头等。行为是一系列动作的有机组合，是为达到一定目的而进行的复杂的随意运动。两者既有区别，又有联系，故往往被同时联合使用，称为动作行为。人们的动作行为受到动机和目的的制约，并与认知、情感和意志活动保持协调一致。精神障碍患者由于病理性感知、思维、情感等影响，可以出现不同形式的动作行为障碍，主要表现为：

（1）精神运动性兴奋：是指患者的动作行为及言语活动明显增多。包括协调性和不协调性两类。协调性精神运动性兴奋表现为患者增多的动作行为及言语与思维、情感、意志等精神活动协调一致，并与环境保持较密切联系。患者的整个精神活动比较协调，行为具有目的，可以被周围人理解；不协调性精神运动兴奋表现为患者增多的动作行为及言语与思维、情感、意志等精神活动不相协调，脱离周围现实环境，患者的整个精神活动不相协调，动作行为杂乱无章，缺乏动机及目的，使人难以理解。

（2）精神运动性抑制：指动作行为和言语活动显著减少，主要包括木僵、蜡样屈曲、缄默症和违拗症。

（3）木僵：指动作行为和言语活动被完全抑制，表现为患者不语、不动、不饮、不食，肌张力增高，面部表情固定，对刺激缺乏反应，经常保持一种固定姿势，甚至大小便潴留。症状较轻者，可表现为少语、少动，表情呆滞，无人时能自动进食，可自行大小便，称为亚木僵状态。可见于精神分裂症、严重抑郁发作、反应障碍、严重的药物反应等。

（4）蜡样屈曲：患者的姿势经常固定不变，肢体任人摆布，即使四肢悬空或放在极不舒适的位置也能维持很久而不主动改变，如同蜡做的人一般。蜡样屈曲多见于精神分裂症紧张型，而常在木僵的基础上出现。

此类患者多意识清醒，在症状缓解后可回忆起发病期间的所见所闻。

（5）缄默症：是指言语器官无器质性病变，智力发育也无障碍而表现沉默不语。选择性缄默症多发生于敏感、胆怯、孤僻性格的儿童，平时父母过分溺爱、保护，因初次离开家庭、环境变动而起病，部分病例可能与遗传因素有关。癔症、情感性精神障碍、精神分裂症患者亦可出现缄默症状。

（6）违拗症：一种对他人的要求或指令表现出抵制或反抗的症状，又称抗拒症。临床上将其分为两类：①主动违拗症。或称命令性违拗症，指患者的行为与周围人对他所要求的正好相反，如让他张口而他却把嘴闭得更紧；②被动违拗症。指患者抗拒要求他做的事，如医生弯曲他的肢体时，患者紧绷肢体不动。给予的外界力量越强，其抗拒行为也越明显。有的抗拒行为反映在生理活动方面，如不进食、不吞咽、唾液外溢或不排便等所谓生理性违拗。

（7）模仿动作：指患者无目的的模仿别人的动作，如医生动一下头发，患者也跟着动一下自己的头发。常与模仿语言同时存在。

（8）刻板动作：指患者机械刻板地反复重复某一单调动作，如长时间反复将苹果拿起和放下。常与刻板语言同时出现。

（9）做态：指患者做出古怪的、愚蠢的、幼稚做作的动作、姿势、步态与表情，如做怪相、扮鬼脸等。

（10）强迫动作：指患者明知没有必要，却难以克制地去重复做某种动作行为，如果不重复，患者往往焦虑不安，如强迫性洗涤、强迫性检查等，强迫动作多于强迫思维有关。常见于强迫症。

619. 什么是意识障碍？

意识是个体对周围环境、自身状态感知的清晰程度及认识反应能力。意识障碍可表现为意识清晰度的降低、意识范围缩小及意识内容的变化。意识清晰度下降时，患者可出现感知觉迟钝、注意力不集中、理解困难、判断能力降低、记忆减退、情感反应迟钝、行为缺乏目的性、定向力障碍等。其中，定向力障碍是判断意识障碍的重要标志。

意识障碍主要见于脑器质性精神障碍、躯体疾病所致精神障碍及中毒所致精神障碍等。常见的意识障碍包括：

（1）嗜睡：意识清晰度降低较轻微。表现为患者在安静环境中经常昏昏入睡，但给予刺激后可以立即醒转，并能进行简单应答，但停止刺激后患者又进入睡眠状态。

（2）混浊：意识清晰度轻度受损。表现为患者反应迟钝、思维缓慢，注意、记忆、理解困难，能回答简单问题，但对复杂问题则表现茫然不知所措。存在时间、地点、人物等周围环境定向障碍。此时吞咽、角膜、对光反射存在，但可出现强握、吸吮等原始反射。

（3）昏睡：意识清晰度较混浊更低，表现为患者的周围环境定向力和自我定向力均丧失，没有言语功能。对一般刺激没有反应，只有强刺激才能引起防御性反射，如压眶反应。此时角膜、睫毛等反射减弱，对光反射、吞咽反射亢进，病理反射阳性，可出现不自主运动及震颤。

（4）昏迷：意识完全丧失，以痛觉反应和随意运动消失为特征。对任何刺激均不能引起反应，吞咽、防御，甚至对光反射均消失，可引出病理反射。

（5）朦胧状态：指在意识清晰度降低的同时伴有意识范围缩小。表现为患者在狭隘的意识范围内，可有相对正常的感知觉，以及协调连贯的复杂行为，但除此范围以外的事物却不能进行正常感知。患者表情呆板或茫然，联想困难。仔细精神检查可发现定向障碍，片段的幻觉、错觉、妄想以及相应的行为。常突然发作与终止，持续数分钟至数小时不等，事后遗忘或部分遗忘。

（6）谵妄状态：在意识清晰度降低的同时，出现大量的错觉、幻觉，以幻视多见，视幻觉及视错觉的内容多为生动而鲜明的形象性的情境，如见到昆虫、猛兽等。有的内容具有恐怖性，患者常产生紧张、恐惧情绪反应，出现不协调性精神运动性兴奋。思维不连贯，理解困难，有时出现片段妄想。患者的定向力全部或部分丧失，多数患者表现为自我定向力保存而周围环境定向力丧失。谵妄状态往往夜间加重，昼轻夜重。持续数小时至数日，意识恢复后可有部分遗忘或全部遗忘。

（7）梦样状态：指在意识清晰程度降低的同时出现梦样的体验。表现为外表好像清醒，但患者完全沉湎于幻觉幻想中，就像做梦一样，与外界失去联系。一般持续数日或数月，恢复后对梦样内容能够部分回忆。

前面四种意识障碍是以清晰度降低为特征，后三种意识障碍以意识清晰度降低伴范围缩小或者内容变化为特征。

620. 什么是自知力障碍？

自知力又称领悟力或自省力，是指患者对自己精神状态的认识和判断能力。

不同精神疾病自知力的损害程度是不同的。神经症患者的自知力一般保持完整，即患者能够认识到自己的异常精神活动，并为此感到痛苦而积极寻求医疗帮助。重性精神障碍患者的自知力一般是缺乏的，即患者不能认识到自己的病态表现，否认存在精神方面的问题，认为自己的幻觉、妄想等精神病性症状都是客观现实，故往往拒绝就医、治疗。

自知力缺乏是重性精神障碍的重要标志，临床上往往将有无自知力及自知力恢复的程度作为判断病情轻重和疾病好转程度的重要标志。自知力完全恢复是精神疾病康复的重要标志之一。

621. 常见精神疾病综合征有哪些？

虽然精神症状的表现复杂多样，但许多精神症状之间往往具有一定的联系。在临床上，通常将具有一定内在联系且往往同时出现的一组精神症状称为精神疾病综合征。常见精神疾病综合征如下。

（1）幻觉妄想综合征：以幻觉为主，并在幻觉的基础上产生相应的妄想，幻觉和妄想联系紧密，且相互影响。如一患者耳边出现同学议论的声音（幻听）后，逐渐怀疑同学对其进行跟踪迫害（妄想）。多见于精神分裂症，也可见于器质性精神障碍和精神活性物质所致精神障碍等。

（2）狂躁综合征：以情感高涨、思维奔逸和活动增多为特征。主要见于躁狂发作，也可见于器质性精神障碍。另外，某些药物如糖皮质激素、抗抑郁药物等也可引起类似发作。

（3）抑郁综合征：最突出的症状是患者全身肌张力增高，包括紧张性木僵和紧张性兴奋两种状态。前者常有违拗症、刻板言语及刻板动作、模仿言语及模仿动作、蜡样屈曲等症状，后者表现为突然爆发的兴奋激动和暴烈行为。紧张性木僵状态可持续数日或数年，可无任何原因地转入兴奋状态。而兴奋状态持续短暂，发作后往往再次进入木僵状态或缓解。紧张综合征可见于精神分裂症、抑郁发作、急性应激障碍、器质性精神障碍、药物中毒等。

（4）遗忘综合征：又称为科萨科夫综合征，患者无意识障碍，智能相对完好，主要表现为近事记忆障碍、定向力障碍和虚构。多见于酒精中毒性精神障碍、颅脑损伤所致精神障碍、脑肿瘤及其他脑器质性精神障碍。

622. 精神疾病及发病机制是什么？

本病病因和发病机制尚不清楚，大量研究资料提示遗传因素、神经生化因素和心理社会因素等对本病的发生有明显影响。

（1）遗传因素

1）家系研究。心境障碍患者中，有家族史者为30%～41.8%。心境障碍先证者亲属患本病的概率为一般人群的10～30倍，血缘关系越近，患病概率也越高，一级亲属的患病率远高于其他亲属，并且发病年龄逐代提早，疾病严重性逐代增加（早期遗传现象）。

2）双生子与寄养子研究。国外研究发现单卵双生子（MZ）的同病率为56.7%，而双卵双生子（DZ）为12.9%。患有心境障碍的亲生父母所生寄养子的患病率高于正常亲生父母所生寄养子的患病率。这些研究充分说明了遗传因素在心境障碍发病中占有重要地位，其影响远甚于环境因素。

关于本病的遗传方式，有单基因常染色体显性遗传、性连锁显性遗传、多基因遗传和异质性遗传等假说，但均未获得证实。目前多倾向于多基因遗传模式。

（2）分子遗传学研究

心境障碍的疾病基因或易感基因尚需深入研究。分子遗传学研究涉及多条染色体和基因，虽然有不少阳性发现，但基因组扫描研究未能证实第2、3、4、7、9、10、11、22及X染色体上的遗传标记与本病连锁。候选基因研究也未能证实酪氨酸羟化酶基因、DA受体基因、多巴胺转运体基因、多巴胺β羟化酶基因、5-HT受体基因、MAO基因等与本病连锁。

（3）神经生化因素

一些研究初步证实了中枢神经递质代谢异常及相应受体功能改变，可能与心境障碍的发生有关，证据主要来源于精神药理学研究资料和神经递质代谢研究。目前以5-羟色胺假说较为肯定。

5-羟色胺（5-HT）假说。该假说认为5-HT功能活动降低可能与抑郁发作有关，5-HT功能活动增高可能与躁狂发作有关。阻滞5-HT回收的药物（如选择性5-HT再摄取抑制剂）、抑制5-HT降解的药物（如单胺氧化酶抑制剂）、5-HT的前体色氨酸和5-羟色氨酸均具有抗抑郁作用；而选择性或非选择性5-HT耗竭剂（对氯苯丙氨酸与利舍平）可导致抑郁。一些抑郁发作患者脑脊液中5-HT的代谢产物5-羟吲哚乙酸（5-HIAA）含量降低，浓度越低，抑郁程度越重，伴自杀行为者比无自杀企图者更低；抑郁发作患者和自杀患者的尸脑研究也发现5-HT或5-HIAA的含量降低。

（4）去甲肾上腺素（NE）假说

该假说认为NE功能活动降低可能与抑郁发作有关，NE功能活动增高可能与躁狂发作有关。阻滞NE回收的药物（如选择性NE再摄取抑制剂等）具有抗抑郁作用；酪胺酸羟化酶（NE生物合成的限速酶）抑制剂α-甲基酪胺酸可以控制躁狂发作，并可导致轻度抑郁或抑郁症状恶化；利舍平可以耗竭突触间隙的NE而导致抑郁。抑郁发作患者中枢NE浓度降低，NE代谢产物3-甲氧基-4-羟基-苯乙二醇（MHPG）浓度增加；尿中MHPG明显降低，转为躁狂发作时则升高。

（5）多巴胺（DA）假说

该假说认为DA功能活动降低可能与抑郁发作有关，DA功能活动增高可能与躁狂发作有关。阻滞DA回收的药物（安非他酮）、多巴胺受体激动剂（溴隐亭）、多巴胺前体（L-多巴）具有抗抑郁作用；能阻断DA受体的抗精神病药物可以治疗躁狂发作。抑郁发作患者的尿中DA主要降解产物高香草酸（HVA）水平降低。

有研究显示上述神经递质相应受体功能的改变以及受体后信号传导系统（如第二信使cAMP和PI）的改变也参与心境障碍的发病。

（6）神经内分泌功能异常

许多研究发现，心境障碍患者有下丘脑-垂体-肾上腺轴（HPA）、下丘脑-垂体-甲状腺轴（HPT）、下丘脑-垂体-生长素轴（HPGH）的功能异常，尤其是HPA功能异常。研究发现，部分抑郁发作患者血浆皮质醇分泌过多，分泌昼夜节律改变，无晚间自发性皮质醇分泌抑制，地塞米松不能抑制皮质醇分泌；重度抑郁发作患者脑脊液中促皮质激素释放激素（CRH）含量增加。提示抑郁发作HPA

功能异常的基础是CRH分泌过多。

（7）脑电生理变化

脑电图研究发现：抑郁发作时多倾向于低α频率，躁狂发作时多为高α频率或出现高幅慢波。睡眠脑电图研究发现：抑郁发作患者总睡眠时间减少，觉醒次数增多，快速眼动睡眠（REM）潜伏期缩短（与抑郁严重程度正相关）。

（8）神经影像改变

CT研究发现心境障碍患者脑室较正常对照组为大。MRI发现抑郁发作患者海马、额叶皮质、杏仁核、腹侧纹状体等脑区萎缩。功能影像学研究发现抑郁发作患者左额叶及左前扣带回局部脑血流量（rCBF）降低。应激所致抑郁模型动物神经病理研究显示海马神经元萎缩以及海马神经再生受损，并且抗抑郁药可以激活促进神经可塑性的胞内信号转导途径，逆转该种病理改变。

（9）心理社会因素

应激性生活事件与心境障碍，尤其与抑郁发作的关系较为密切。抑郁发作前92%有突发生活事件；女性抑郁发作患者在发病前1年所经历的生活事件频度是正常人的3倍；个体经历一些可能危及生命的生活事件后6个月内，抑郁发作危险系数增加6倍。常见负性生活事件，如丧偶、离婚、婚姻不和谐、失业、严重躯体疾病、家庭成员患重病或突然病故，均可导致抑郁发作。另外经济状况差、社会阶层低下者易患本病。

623. 如何预防和控制精神疾病？

精神疾病三级预防是通过对疾病的病因、并发症的预防和开展积极的康复活动，以减轻慢性精神疾患造成的精神缺损。

（1）一级预防：病因的预防，消除或减少病因或致病因素，防止或减少精神疾病的发生。主要内容包括：

1）对某些病因已清楚的精神障碍，采取果断措施，杜绝疾病的发生。

2）机体的反应不仅随诱发因素的强度、持续时间和机体的机能状态为转移，同时也与病人的病前个性特征紧密相关。提倡婚前体检，优生优育优教，重视家庭教育，注意培养儿童的健全人格。

3）普及宣传精神卫生知识，使社会各界人士重视精神卫生。

4）积极开展各年龄阶段的心理卫生咨询及行为指导工作。

（2）二级预防：主要是临床前期预防，即"三早"原则（早期发现、早期诊断、早期治疗）。争取完全缓解，防止复发。

1）有计划地向广大群众宣传精神病防治知识，取得社会各方面的支持，改善社会及家庭对精神病患者的不正确看法，走群众路线，及早发现，早期诊治。

2）首次治疗时应力争达到完全缓解，并恢复中枢神经和植物神经的正常功能活动，减少复发的残留症状。

3）对病情已好转的病人，应进行多种形式的心理治疗。

4）做好出院病人的定期随访工作，建立长期的随访制度。

5）推广在综合性医院设立精神科，对各级医院的卫生人员大力普及精神疾病的基本知识。

6）心理、社会、环境因素在复发中起的作用不可忽视。

（3）三级预防：是对已患病者采取及时有效的治疗措施，防止病情恶化，预防并发症。

目标是做好精神残疾者的康复安排，最大限度地促进病人社会功能的恢复，尽可能地减少精神残疾的发生，把精神残疾的预防和康复作为重要内容纳入到初级卫生保健系统中。

624. 严重精神障碍包括哪几种疾病？

严重精神障碍包括精神分裂症、双相障碍、偏执性精神障碍、分裂情感性精神障碍、癫痫所致精神障碍、精神发育迟滞伴发精神障碍。

625. 什么是精神分裂症？

精神分裂症是一种精神科疾病，是一种持续、慢性的重性精神疾病，是精神病里最严重的一种，是以基本个性，思维、情感、行为的分裂，精神活动与环境的不协调为主要特征的一类最常见的精神病，多青壮年发病，进而影响行为及情感。通常患者意识清晰，智能尚好，有的病人在疾病过程中可出现认知功能损害，自然病程多迁延，呈反复加重或恶化，但部分病人可保持痊愈或基本痊愈状态。

626. 精神分裂症的诊断标准是什么？

（1）症状标准：至少有下列2项并非继发于意识障碍、智能障碍、情感高涨或低落。

1）反复出现的言语性幻听；

2）明显的思维松弛、思维破裂、言语不连贯，思维贫乏或思维内容贫乏；

3）思想被插入、被撤走、被播散，思维中断，或强制性思维；

4）被动、被控制，或被洞悉体验；

5）原发性妄想或其他荒谬的妄想；

6）思维逻辑倒错、病理性象征性思维，或语词新作；

7）情感倒错，或明显的情感淡漠；

8）紧张综合征，怪异行为，或愚蠢行为；

9）明显的意志减退或缺乏。

（2）严重标准：自知力障碍，并有社会功能严重受损或无法进行有效交谈。

（3）病程标准：符合症状标准和严重标准至少已持续1个月；若同时符合分裂症和情感性精神障碍的症状标准，当情感症状减轻到不能满足情感性精神障碍症状标准时，分裂症状需继续满足分裂症的症状标准至少2周以上，方可诊断为分裂症。

（4）排除标准：排除器质性精神障碍，及精神活性物质和非成瘾物质所致精神障碍。

627. 什么是双相障碍?

双相障碍一般是指既有躁狂或轻躁狂发作，又有抑郁发作的一类情感性精神障碍。其临床特点是反复（至少两次）出现心境和活动水平的明显改变。有时表现为心境低落、精力减退和活动减少，有时表现为心境高涨、精力充沛和活动增多，发作间期通常完全缓解。最典型的形式为躁狂和抑郁交替发作。

628. 如何诊断双相障碍躁狂发作?

躁狂发作以心境高涨为主，与其处境不相称，可以从高兴愉快到欣喜若狂，某些病例仅以易激惹为主。病情轻者社会功能无损害，严重者可出现幻觉、妄想等精神病性症状。

（1）症状标准：以情绪高涨或易激惹为主，并至少有下列3项（若仅易激惹，至少需4项）。

1）注意力不集中或随境转移；

2）语量增多；

3）思维奔逸、联想加快或意念飘忽的体验；

4）自我评价过高或夸大；

5）精力充沛、不感疲乏、活动增多、难以安静，或不断改变计划和活动；

6）鲁莽行为；

7）睡眠需要减少；

8）性欲亢进。

（2）严重标准：严重损害社会功能，或给别人造成危险或不良后果。

（3）病程标准：符合症状标准和严重标准至少持续1周；可存在某些分裂性症状，但不符合分裂症的诊断标准。若同时符合分裂症的诊断标准，在分裂症状缓解后，满足躁狂发作标准至少1周。

（4）排除标准：排除器质性精神障碍，或精神活性物质和非成瘾物质所致躁狂。

629. 如何诊断双相障碍抑郁发作？

抑郁发作以心境低落为主，与其处境不相称，可以从闷闷不乐到悲痛欲绝，甚至发生木僵。严重者可出现幻觉、妄想等精神性症状。某些病例的焦虑与运动性激越很显著。

（1）症状标准：以心境低落为主，并至少有下列4项。

1）兴趣丧失、无愉快感；

2）精力减退或疲乏感；

3）精神运动性迟滞或激越；

4）自我评价过低、自责，或有内疚感；

5）联想困难或自觉思考能力下降；

6）反复出现想死的念头或有自杀、自伤行为；

7）睡眠障碍，如失眠、早醒，或睡眠过多；

8）食欲降低或体重明显减轻；

9）性欲减退。

（2）严重标准：社会功能受损，给本人造成痛苦或不良后果。

（3）病程标准：符合症状标准和严重标准至少已持续2周。可存在某些分裂性症状，但不符合分裂症的诊断。若同时符合分裂症的症状标准，在分裂症状缓解后，满足抑郁发作标准至少2周。

（4）排除标准：排除器质性精神障碍，或精神活性物质和非成瘾物质所致抑郁。

630. 什么是偏执性精神障碍？

偏执性精神障碍是一组以系统妄想为主要症状，而病因未明的精神障碍。行为和情感反应则与妄想观念相一致，并且智能保持良好，一般不会出现人格衰退，并有一定的工作和社会适应能力。30岁以后起病者较多。

631. 偏执性精神障碍的诊断标准是什么?

（1）症状标准：以系统妄想为主要症状，内容较固定，并有一定的现实性，不经了解，难辨真伪。主要表现为被害、嫉妒、夸大、疑病、钟情等内容。

（2）严重标准：社会功能严重受损和自知力障碍。

（3）病程标准：符合症状标准和严重标准至少已持续3个月。

（4）排除标准：排除器质性精神障碍、精神活性物质和非成瘾物质所致精神障碍、分裂症或情感性精神障碍。

632. 什么是分裂情感性精神障碍?

分裂情感性精神障碍是指一组分裂症状和情感症状同时存在又同样突出，常有反复发作的精神病。分裂症状为妄想、幻觉，及思维障碍等阳性精神病性症状，情感性症状为躁狂发作或抑郁发作症状。

633. 分裂情感性精神障碍的诊断标准是什么?

（1）症状标准：同时符合分裂症和情感性精神障碍躁狂或抑郁发作的症状标准。

（2）严重标准：社会功能严重受损和自知力不全或缺乏。

（3）病程标准：符合症状标准的分裂症状与情感症状在整个病程中同时存在至少2周以上，并且出现与消失的时间较接近。

（4）排除标准：排除器质性精神障碍、精神活性物质和非成瘾物质所致精神障碍、分裂症或情感性精神障碍。

如在不同发作中分别表现以分裂性症状或情感性症状为主要临床相，仍按每次发作的主要临床相做出各自的诊断。

634. 什么是癫痫所致精神障碍?

癫痫所致精神障碍指一组反复发作的脑异常放电导致的精神障碍。由于累及的部位和病理生理改变不同，导致精神症状各异，可分为发作性和持续性精神障碍两类。前者为一定时间内的感觉、知觉、记忆、思维等障碍，心境恶劣，精神运动性发作，可短暂精神分裂症样发作，发作具有突然性、短暂性及反复发作的特点；后者为分裂症样障碍、人格改变、智能损害等。

635. 如何诊断癫痫所致精神障碍?

（1）症状标准：符合器质性精神障碍的诊断标准；有原发性癫痫的证据；精神障碍的发生及其病程与癫痫相关。

（2）严重标准：社会功能受损。

（3）病程标准：分发作性和持续性两类病程。前者有突然性、短暂性及反复发作的特点；后者为迁延病程。

（4）排除标准：排除感染或中毒所致精神障碍，需注意它们可产生继发性癫痫；排除癔症、睡行症、精神分裂症、情感性精神障碍。

636. 器质性精神障碍如何诊断?

器质性精神障碍是一组由脑部疾病或躯体疾病导致的精神障碍。

（1）诊断标准：1）有躯体、神经系统及实验室检查证据；2）有脑病、脑损伤，或可引起功能障碍的躯体疾病，并至少有下列1项：①智能损害综合征；②遗忘综合征；③人格改变；④意识障碍；⑤精神病性症状（如幻觉、妄想、紧张综合征等）；⑥情感障碍综合征（如躁狂综合征、抑郁综合征等）；⑦解离（转换）综合征；⑧神经症样综合征（如焦虑综合征、情感脆弱综合征等）。

（2）严重标准：日常生活或社会功能受损。

（3）病程标准：精神障碍的发生、发展以及病程与原发器质性疾病相关。

（4）排除标准：缺乏精神障碍由其他原因（如精神活性物质）引起的足够证据。

637. 什么是精神发育迟滞伴发精神障碍?

指一组精神发育不全或受阻的综合征，特征为智力低下和社会适应困难，起病于发育成熟以前。本症可单独出现，也可同时伴有其他精神障碍或躯体疾病。其智力水平低于正常。

（1）轻度精神发育迟滞

1）智商在50～69之间，心理年龄约9～12岁；

2）学习成绩差或工作能力差；

3）能自理生活；

4）无明显言语障碍，但对语言的理解和使用能力有不同程度的延迟。

（2）中度精神发育迟滞

1）智商在34～49之间，心理年龄约6～9岁；

2）不能适应普通学校学习，可进行个位数的加减计算。可从事简单劳动，但质量低、效率差；

3）可学会自理简单生活，但需督促、帮助；

4）可掌握简单生活用语，但词汇贫乏。

（3）重度精神发育迟滞

1）智商在20~40之间，心理年龄约3~6岁；

2）表现显著的运动损害或其他相关缺陷，不能学习和劳动；

3）生活不能自理；

4）言语功能严重受损，不能进行有效的语言交流。

（4）极重度精神发育迟滞

1）智商在20以下，心理年龄约在3岁以下；

2）社会功能完全丧失，不会逃避危险；

3）生活完全不能自理，大小便失禁；

4）言语功能丧失。

638. 严重精神障碍如何治疗？

对躯体病引起的精神障碍主要治疗躯体病，若精神障碍不致影响躯体病的治疗，则可不必专门治疗或仅作相应的对症处理。对其他精神病，可根据不同情况采用药物疗法、休克疗法等。

（1）药物治疗。20世纪50年代以来，许多精神疾病的治疗已经进入化学治疗的年代。所用药物包括抗焦虑药、抗精神病药、抗抑郁药、抗躁狂药等。

（2）休克疗法。如电休克。

（3）心理治疗。心理治疗在若干精神障碍的治疗中从来都占有重要地位和作用，目前主要用于神经症、心身疾病和人格障碍等。对神经症，也可合理选用镇静药物，但最主要的是心理疗法。心理咨询和心理治疗在神经症的治疗、精神病恢复期病人的保健和其他心理疾病的预防中越来越显示其重要作用。

（4）工疗，或称职业疗法。即每日给病人安排力所能及的劳动或工艺性操作作业，以辅助或促进病情缓解。急性精神障碍患者，病情好转时期应参加工艺品制作、缝纫、书法或绘画等活动，以提高其生活兴趣和信心。对慢性病人则宜安排工业工疗，即参加一些带有流水作业性质的集体劳动作业。这样的工疗接近现实生活，有助于他们的精神康复。工疗的另一个重要目的是有助于患者劳动就业或职业康复，其中包括管理家务和教育子女。

639. 抗精神病药物的作用机制是什么？

目前认为，几乎所有的抗精神病药物都能阻断脑内多巴胺受体（尤其是多巴胺 D_2 受体）而具有抗精神病作用。传统抗精神病药主要有四种受体阻断作用，包括多巴胺能 D_2 受体、胆碱能 M_1 受体、去甲肾上腺素能 α_1 受体和组胺能 H_1 受体。新一代抗精神病药在阻断多巴胺 D_2 受体基础上，还能通过阻断脑内 5-羟色胺受体，增强抗精神病作用，减少多巴胺受体阻断的副作用。

抗精神病药物的几个主要受体的阻断作用特点分述如下：

（1）多巴胺受体阻断作用：主要是阻断 D_2 受体。脑内多巴胺能系统有四条投射通路，其中中脑边缘和中脑皮质通路与抗精神病作用有关；黑质纹状体通路与锥体外系副作用有关；下丘脑-垂体的结节漏斗通路与催乳素水平升高导致的副作用有关。

（2）5-羟色胺受体阻断作用：主要是阻断 $5-HT_{2A}$ 受体。5-HT 阻断剂具有潜在的抗精神病作用，$5-HT_2/D_2$ 受体阻断比值高者，锥体外系症状发生率低并能改善阴性症状。

（3）肾上腺素能受体阻断作用：主要是阻断 α_1 受体。可产生镇静作用以及体位性低血压、心动过速、性功能减退、射精延迟等副作用。

（4）胆碱能受体阻断作用：主要是阻断 M_1 受体。可产生多种抗胆碱能副作用，如口干、便秘、排尿困难、视物模糊、记忆障碍等。

（5）组胺受体阻断作用：主要是阻断 H_1 受体。可产生镇静作用和体重增加的副作用。

抗精神病药物的药理作用广泛，除了上述与受体阻断的作用外，还具有加强其他中枢抑制剂的效应、镇吐、降低体温、诱发癫痫以及对心脏病和血液系统的影响等作用。

640. 抗精神病药物的应用原则是什么？

（1）把握适应证与禁忌证

抗精神病药物主要用于治疗精神分裂和预防精神分裂症的复发、控制狂躁发作，还可以用于其他具有精神病性症状的非器质性或器质性精神障碍。

严重的心血管疾病、肝脏疾病、肾脏疾病以及有严重的全身感染禁用，甲状腺功能减退和肾上腺皮质功能减退，重症肌无力，闭角型青光眼，有既往同种药物过敏史也禁用，白细胞过低、老年人、孕妇和哺乳期妇女等应慎用。

（2）严格用法和用量

1）药物的选择。药物的选择主要取决于副作用的差别。

2）急性期的治疗。用药前必须排除禁忌证，做好常规体格和神经系统检查以及血常规，血生化和心电图检查。首次起病和复发、加剧患者的治疗，均应视为急性期治疗。此时患者往往以兴奋躁动、幻觉妄想、联想障碍、行为怪异以及敌对攻击等症状为主。

对于合作的患者，给药方法以口服为主。多数情况下，尤其是症状较轻者，通常采用逐渐加量法，剂量应结合每个患者的具体情况实行个体化治疗。门诊病人的用药原则为加量缓慢，总日量相对小。老年、儿童和体弱患者的用量参照药物剂量范围酌情减少。

对于兴奋躁动较严重、不合作和不肯服药的患者，常采用注射给药。注射给药应短期应用，注射时应固定好患者体位，避免折针等意外，并采用深部肌肉注射。通常使用氟哌啶醇或氯丙嗪。

由于治疗的目的是使患者安静，也可以应用苯二氮䓬类药物如氯硝西泮、劳拉西泮或地西泮注射给药。此时可以减少合用的抗精神药物的剂量。

3）恢复期的巩固治疗。在急性期获得较为彻底缓解的基础上，仍要继续以急性期有效剂量巩固治疗，至少6个月，然后可以缓慢减量进入维持治疗。

4）稳定期的维持治疗。抗精神病药物的长期治疗可以显著减少精神分裂症的复发。有资料表明，持续2年的维持治疗可以将精神分裂症患者的复发率降低至40%，而2年的安慰剂对照治疗却有80%的精神分裂症患者复发。由于典型的精神分裂症是一种慢性持续性疾病，多数患者尤其是反复发作、经常波动或缓解不全的患者需要无限期和终身治疗。对于首发的、缓慢起病的患者，维持治疗时间至少5年；急性发作、缓解迅速彻底的患者，持续治疗时间可以相对较短。最终，只有不足1/5的患者有可能停药。

641. 抗精神病药物常见的不良反应有哪些？

抗精神病药物具有许多药理作用，因此不良反应较多，特异质反应也常见。常见的不良反应有以下几种：

（1）锥体外系不良反应

锥体外系不良反应是传统抗精神病药物治疗中最常见的神经系统副作用，包括四种表现：1）急性肌张力障碍（呈现不由自主的奇特的表现，包括眼上翻、斜颈、颈后倾、面部怪相和扭曲、吐舌、张口困难、角弓反张、脊柱侧弯等）；2）静坐不能（表现为无法控制的激越不安、不能静坐、反复走动或原地踏步）；

3）类帕金森症（表现可归纳为运动不能、肌张力增高、震颤和自主神经功能紊乱）；4）迟发性运动障碍（以不自主的、有节律的、刻板式运动为特征）。

（2）其他中枢神经系统不良反应

1）恶性综合征（NMS）。是一种少见的严重的不良反应。其临床特征是意识波动、肌肉僵直、高热和自主神经功能不稳定。2）癫痫发作。抗精神病药物能降低抽搐阈值而诱发癫痫，多见于氯氮平、氯丙嗪和硫利达嗪治疗时。

（3）自主神经的不良反应

1）抗胆碱能的副作用表现为口干、视力模糊、排尿困难、便秘等。严重反应包括尿潴留、麻痹性肠梗阻和口腔感染。2）α肾上腺素能阻滞作用表现为直立性低血压、反射性心动过速以及射精的延迟或抑制。

（4）代谢内分泌的不良反应

1）组胺受体阻断以及通过上下丘脑机制中介的糖耐量和胰岛素释放发生改变，致使体重增加、糖脂代谢异常，甚至诱发糖尿病。2）催乳素分泌增加，雌激素和睾酮水平异常变化。女性常见泌乳、闭经、性快感受损、妊娠试验假阳性；男性常见性欲丧失、勃起困难和射精抑制。3）生长激素水平降低，儿童生长发育迟滞。4）抗利尿激素异常分泌，致使体内水分潴留，尿钠排除增加以及稀释性低钠血症。

（5）精神方面的不良反应

1）过度镇静；2）体位性低血压引起的头晕和迟钝；3）舒必利、奋乃静、利培酮、三氟拉嗪、氟奋乃静和阿立哌唑有轻度激活或振奋作用，可产生焦虑和激越；4）抗胆碱能作用强的抗精神病药物如氯氮平、氯丙嗪等，可出现撤药反应，如失眠、焦虑和不安；5）认知功能受损；6）记忆功能受损；7）多巴胺阻断作用较强的传统药物可引起以快感缺失为主要表现的抑郁。

（6）QT间期延长与心源性猝死

抗精神病药物尤其是硫利达嗪可导致心电图的QT间期延长，严重者可出现尖端扭转性心律失常，极少数可发展成为室颤或猝死。

（7）其他不良反应

主要为肝损伤。

（8）过量中毒

过量的最早征象是激越或意识混浊。可见肌张力障碍、抽搐和癫痫样发作。常有严重低血压、心律失常、低体温。

642. 精神障碍患者如何做好康复？

精神障碍康复有三项基本原则，即功能训练、全面康复、重返社会。功能训练指利用各种康复的方法和手段，对精神障碍患者进行各种功能活动，包括心理活动、躯体活动、言语交流、日常生活、职业活动和社会活动等方面能力的训练；全面康复是康复的准则和方针，使之在心理上、生理上及社会生活上实现全面的整体的康复；重返社会则为康复的目标和方向。精神障碍康复具体包括：

（1）训练心理社会功能。训练患者生活、学习、工作方面的行为技能，尽可能恢复其参与社会生活的功能及重建独立生活的能力。

（2）改善生活环境条件。改善周围环境和社会条件，同时积极谋求社会的同情和支持，并在服务设施和生活条件上尽可能照顾到心理社会功能障碍病人康复的需求。

（3）贯彻支持性心理治疗。在整个康复训练过程中，始终结合有效的支持性心理治疗，进行必要的心理教育和干预，从情绪和理智上支持精神障碍残疾者，以促进心理康复。

（4）进行家庭及社会干预。积极采取心理社会干预尤其是家庭干预的形式，充分动员家庭成员、亲友等参与，并进一步发挥社区、家庭、基层机构以及患者亲友的"联谊"作用，促使家庭负担起应尽的责任。

（5）促使患者逐步回归社会。创造条件在社区中建立有利的过渡性康复设施，如工疗站、日间医院等，使患者能逐步达到较为理想的康复而顺利重返社会。

（6）努力提高生活质量。尽力提高患者在精神康复过程中的生活质量，最大限度地促使各种活动功能、技能、效能的恢复，并努力改善其社会地位、经济条件与健康状况等，这些都是患者全面康复的首要目标和方向。

第十章

肺结核患者健康管理服务规范

643. 什么是结核病？

结核病俗称"痨病"，是由结核杆菌侵入人体引起的一种慢性传染病，人体的任何部位都可发生，其中以肺结核最为多见。

644. 我国结核病疫情怎么样？

我国是全球22个结核病和27个耐多药肺结核高负担国家之一，耐多药肺结核患者人数位居全球首位，普通肺结核患者人数位居全球第二位，仅次于印度。

645. 我国结核病疫情的特点是什么？

一是感染人数多。全国约有5.5亿人已感染了结核杆菌，约占全国总人口的45%，明显高于全球平均感染水平。

二是发病人数多。目前我国肺结核病年发病人数约为130万，占全球发病的14.3%。在我国疾病信息报告系统中，肺结核报告发病和死亡人数始终位居全国甲乙类传染病的前列。

三是现患人数多。全国有活动性肺结核患者约523万人，其中传染性肺结核患者约占1/4。

四是耐多药患者人数多。我国每年新发耐多药结核病患者人数约为12万，每年新发广泛耐多药肺结核患者约1万。

五是结核菌/艾滋病病毒双重感染人数多。据世卫组织估算，我国目前有结核菌/艾滋病病毒双重感染人数约为1.9万。

六是疫情分布不平衡。农村地区高于城镇，西部地区高于东部地区，患病率随年龄增加呈上升趋势，男性高于女性。全国总体疫情与2000年相比有所下降，活动性肺结核患病率年递降率为0.1%，传染性肺结核患病率年递降率为5.5%。但是西部地区和农村地区患病率有所升高。

646. 肺结核患者健康管理服务的对象是谁？

服务对象为辖区内确诊的常住肺结核患者。

647. 肺结核患者健康管理服务内容有哪些？

（1）筛查及推介转诊

对辖区内前来就诊的居民或患者，如发现有慢性咳嗽、咳痰≥2周，咯血、血痰，或发热、盗汗、胸痛，或不明原因消瘦等肺结核可疑症状者，在鉴别诊断的基础上，填写"双向转诊单"，推荐其到结核病定点医疗机构进行结核病检查。1周内进行电话随访，了解是否前去就诊，督促其及时就医。

（2）第一次入户随访

乡镇卫生院、村卫生室、社区卫生服务中心（站）接到上级专业机构管理肺结核患者的通知单后，要在72小时内访视患者，具体内容如下：

1）确定督导人员，督导人员优先为医务人员，也可为患者家属。若选择家属，则必须对家属进行培训。同时与患者确定服药地点和服药时间。按照化疗方案，告知督导人员患者"肺结核患者治疗记录卡"或"耐多药肺结核患者服药卡"的填写方法、取药的时间和地点，提醒患者按时取药和复诊。

2）对患者的居住环境进行评估，告诉患者及家属做好防护工作，防止传染。

3）对患者及家属进行结核病防治知识宣传教育。

4）告诉患者出现病情加重、严重不良反应、并发症等异常情况时，要及时就诊。若72小时内2次访视均未见到患者，则将访视结果向上级专业机构报告。

（3）督导服药和随访管理

1）督导服药。医务人员督导：患者服药日，医务人员对患者进行直接面视下督导服药。家庭成员督导：患者每次服药要在家属的面视下进行。

2）随访评估。对于由医务人员督导的患者，医务人员至少每月记录1次对患者的随访评估结果；对于由家庭成员督导的患者，基层医疗卫生机构要在患者的强化期或注射期内每10天随访1次，继续期或非注射期内每1个月随访1次。评估内容为：第一，是否存在危急情况，如有则紧急转诊，2周内主动随访转诊情况。第二，对无须紧急转诊的，了解患者服药情况（包括服药是否规律，是否有不良反应），询问上次随访至此次随访期间的症状。询问其他疾病状况、用药史和生活方式。

3）分类干预。对于能够按时服药、无不良反应的患者，则继续督导服药，并预约下一次随访时间。

患者未按定点医疗机构的医嘱服药，要查明原因。若是不良反应引起的，则转诊；若为其他原因，则要对患者强化健康教育。如果患者漏服药次数超过1周及以上，要及时向上级专业机构进行报告。

对出现药物不良反应、并发症或合并症的患者，要立即转诊，2周内随访。

提醒并督促患者按时到定点医疗机构进行复诊。

（4）结案评估

当患者停止抗结核治疗后，要对其进行结案评估，包括：记录患者停止治疗的时间及原因；对其全程服药管理情况进行评估；收集和上报患者的"肺结核患者治疗记录卡"或"耐多药肺结核患者服药卡"。同时，将患者转诊至结核病定点医疗机构进行治疗转归评估，2周内进行电话随访，了解是否前去就诊及确诊结果。

648. 基本公共卫生服务中对肺结核患者的服务要求是什么？

（1）在农村地区，主要由村医开展肺结核患者的健康管理服务。

（2）肺结核患者健康管理医务人员须接受上级专业机构的培训和技术指导。

（3）患者服药后，督导人员按上级专业机构的要求，患者服完药后在"肺结核患者治疗记录卡"/"耐多药肺结核患者服药卡"中记录服药情况。患者完成疗程后，要将"肺结核患者治疗记录卡"/"耐多药肺结核患者服药卡"交上级专业机构留存。

（4）提供服务后及时将相关信息记入"肺结核患者随访服务记录表"，每月记入1次，存入患者的健康档案，并将该信息与上级专业机构共享。

（5）管理期间如发现患者从本辖区居住地迁出，要及时向上级专业机构报告。

649. 肺结核患者健康管理服务的工作指标是什么？

肺结核患者管理率=

$$\frac{\text{已管理的肺结核患者人数}}{\text{辖区同期内经上级定点医疗机构确诊并通知基层医疗卫生机构管理的肺结核患者人数}} \times 100\%$$

$$肺结核患者规则服药率=\frac{按照要求规则服药的肺结核患者人数}{同期辖区内已完成治疗的肺结核患者人数}\times100\%$$

规则服药：在整个疗程中，患者在规定的服药时间实际服药次数占应服药次数的90%以上。

650. 结核病有哪些危害？

肺结核严重影响患者的身体健康，若不彻底治疗会丧失劳动能力，甚至造成死亡。除此之外，肺结核通过呼吸道传播，传染性强，可危及他人的身体健康。一名涂阳肺结核患者若不加以治疗，一年平均可感染10～15名易感者。肺结核疫情若不加以控制，还将对国民经济造成重大影响。由于大部分肺结核患者是青壮年，处于最具生产能力的年龄段，据估计仅此就会使国民生产总值每年直接损失90亿元以上。

耐多药肺结核对个人、家庭和社会的危害则更大。与普通肺结核相比，耐多药肺结核因诊断、治疗所需时间长而导致其传染期更长，患者迁延不愈，四处流动，则大大增加了耐多药菌传播的机会和范围，被感染者一旦发病即直接成为耐多药肺结核患者。此外耐多药肺结核所需治疗时间长达2年之久，治疗费用昂贵，仅抗结核药品费用就高达3万～4万元，是普通结核病费用的100倍，将对家庭和社会带来沉重的经济负担。

651. 肺结核有哪些并发症？

肺结核常见并发症有：自发性气胸与脓气胸、肺心病与心肺功能衰竭、结核性支气管扩张及咯血、继发肺外结核。

652. 肺结核是怎样传染的？

肺结核主要通过吸入传染性肺结核病人咳嗽、咳痰、打喷嚏或大声说话时喷出的含有结核菌的飞沫而感染，一个未经治疗的传染性肺结核病人一年中可能传染10～15人。

653. 肺结核有哪些临床表现？

肺结核最常见的表现为咳嗽、咳痰2周以上，部分患者会出现痰中带血、咯血，也有一部分患者会出现午后低热（一般不超过38 ℃）、盗汗、胸痛、食欲不振、疲乏和消瘦无力等全身症状。

654. 结核菌侵犯肺部后会造成哪些改变？

结核菌一旦被吸入到人体的肺部，如果个体的抵抗力较强，结核菌的繁殖过程会受到抑制，通常不会大量繁殖造成严重的破坏，也就不会发生结核病，或发生很轻微的结核病；这类结核病，完全没有感觉，只有在做X线检查时肺部有结核病变自行痊愈后而产生的钙化点。

当抵抗力较差或一次性吸入大量的结核菌时，体内的抵抗力不足以抑制或杀灭入侵结核菌的繁殖，此时结核菌在体内会迅速繁殖生长，并侵犯肺组织，甚至造成部分肺的坏死，坏死的肺组织随着痰咳出体外后，在肺内形成空洞。部分患者结核菌会进入被破坏的肺部小血管，随着血流到达身体的各个部位，引起肺外结核，如结构性脑膜炎、骨结核、肾结核等。

655. 按照2001年《中华人民共和国卫生行业标准》，结核病可分为哪几类？

（1）原发型肺结核（简写为Ⅰ）。是指结核菌首次侵入人体肺部而发生的原发感染，典型病变包括肺部原发灶、引流淋巴管和肺门或纵隔淋巴结的结核性炎症，三者联合称为原发综合征。绝大多数病人为儿童、青少年。

（2）血行播散型肺结核（简写为Ⅱ）。以儿童、青少年多见，原发型肺结核患者肺内原发灶及肺门纵隔淋巴结内的结核菌，以一次性或短期内大量入侵引起急性血行播散型肺结核，可伴有脑膜炎和其他器官结核。小量结核菌或多次间歇性侵入血流或机体免疫力好时可形成亚急性、慢性过程，临床症状则较轻。

（3）继发型肺结核（简写为Ⅲ）。此型是肺结核中的一个主要类型，因90%发生于成年人，故又称成人型肺结核。包括浸润型、纤维空洞型肺结核及干酪型肺炎。

（4）结核性胸膜炎（简写为Ⅳ）。临床上已排除其他原因引起的胸膜炎。包括结核性干性胸膜炎、结核性渗出性胸膜炎、结核性脓胸，以渗出性胸膜炎最常见。

（5）肺外结核（简写为Ⅴ）。结核杆菌潜伏于肺外脏器，当机体抵抗力低时发病。如结核性脑膜炎、骨结核、肾结核、结核性腹膜炎、肠结核、盆腔结核等。

656. 感染了结核菌是否都会发病？

人体初次受到结核杆菌感染后，绝大多数人没有任何症状，也不发生结核病；少数感染结核杆菌的人因抵抗力低下，可能发生结核病。感染了结核菌一般约5%～10%的人会发生结核病。

657. 结核病遗传吗?

结核病是一种慢性传染性疾病，而不是遗传性疾病，所以结核病是不会遗传的；有的家庭同时有几个结核病人，主要是由于家庭中存在传染性肺结核病人，是相互传染的结果，而不是遗传。

658. 结核病的传染源是什么?

结核病的传染源主要是痰中带有结核菌的肺结核病人，即痰菌阳性的肺结核病人。

659. 肺结核能治好吗?

绝大部分肺结核患者是可以通过规范治疗获得痊愈的，但是前提是医生要遵循合理配置、规范用药的治疗原则，患者也必须积极配合，严格按照医嘱服药及复查。

660. 肺结核患者可以结婚或者生育吗?

患了肺结核的青年人，应集中精力将病治好；如果尚无恋爱的对象，在未完全康复前，应该把恋爱的事暂时搁置，在传染期内尽量减少接触。

准备结婚的患者，应尽可能推迟婚期，待肺结核治愈后再考虑结婚，以避免因为婚后的夫妻生活、生儿育女、家务等一系列的问题，给治疗带来不利的影响，并给配偶造成传染。

育龄期妇女，如果患了肺结核，应暂时避孕，此时怀孕，可能会导致患者病情加重，胎儿也可能会出现发育不良或死胎；如果肺结核患者已经怀孕，最好终止妊娠。通常肺结核治愈半年后，可以正常妊娠，最好去医院咨询经治医生。

661. 所有的肺结核病人都有传染性吗?

由于结核杆菌主要是随着痰液排出体外而传播，因而痰里查出结核杆菌的患者才有传染性，才是传染源。传染性的大小取决于痰内菌量的多少。直接涂片法查出结核杆菌者属于大量排菌，直接涂片法检查阴性而仅培养出结核杆菌者属于微量排菌。由此可见只有处于活动期的肺结核患者才具有传染性。

662. 传染性肺结核病人正规治疗多长时间一般就不具有传染性了？

正规治疗2～3周后，传染性肺结核病人一般就不具有传染性了。

663. 结核菌在什么情况下容易生存？哪些方法可以杀灭结核菌？

结核菌的生存力较强，在室温和阴暗处、干燥的痰内结核菌可以存活6～8个月，黏附在飞扬的空气尘埃中的结核菌可以保持传染性8～10天。结核菌一般对低温比较耐受，在-6 ℃左右可以存活4～5年。

结核菌对于干热比较容易耐受，在阳光下曝晒2～7小时，或100 ℃下需4～5小时，结核菌才能被杀灭。因此结核患者用过的东西，可以放在强阳光下直晒半日，基本上可以达到消毒的目的。而当湿热情况下，结核菌更容易被杀死，在60℃30分钟、70 ℃ 10分钟、80 ℃ 5分钟及90 ℃ 1分钟，就可以杀死结核菌，因此煮沸和高压蒸汽消毒是最有效的杀灭结核菌的方法。

暴露的结核菌在与70%的酒精接触5～30分钟后可以被杀死，因此可以使用酒精来进行皮肤消毒。此外，常用的84消毒液，用0.5%的浓度，15分钟可以杀死结核菌。如果结核菌是混在痰液中的，则酒精或84消毒液的效果不佳。

664. 肺结核的潜伏期为多长时间？

人们将感染病菌到发病这个阶段叫作潜伏期，结核病也有这个过程，但结核病的潜伏期是无法统计和计算的，成年人90%都感染过结核菌，多数人一生也不发病，有个别人在短期内就可发病。发病与否取决于细菌的数量、毒力和被感染人抵抗力的强弱。所以，结核病没有固定的潜伏期。

665. 在《中华人民共和国传染病防治法》中，肺结核病被列为哪类传染病？

乙类传染病。

666. 现代结核病控制策略（DOTS策略）包括哪五项内容？

第一，政府承诺；第二，痰涂片检查发现肺结核病人；第三，医务人员直接面视下的短程督导化疗；第四，持续不间断的药品供应；第五，建立结核病的信息监测系统。

其中医务人员直接面视下的短程督导化疗是现代结核病控制策略的核心要素。

667. 为什么要实施"直接面视下短程化疗"？

"直接面视下短程化疗"英文缩写为"DOTS"，具体做法是在全程化疗期间（一般为6个月至8个月），病人每一剂抗结核药物均在医务人员（或经过培训的志愿督导人员）面视下服用。"DOTS"可以保证病人在不住院条件下得到规律的全疗程治疗，不但能提高治愈率，也能防止细菌产生耐药性，减少复发机会，从而阻断结核病的传播。

668. "结核病防治日"是哪一天？

每年的3月24日是世界结核病防治日。在"世界结核病防治日"前夕，全球各地都会举办系列倡导、宣传和社会动员活动，以呼吁各界人士关注结核病，向公众传播结核病知识。

669. 世界防治结核病日的由来？

1882年3月24日，世界著名微生物学家、德国医学家罗伯特·科霍在德国柏林生理学会上宣布了结核菌是导致结核病的病原菌。100年后，由国际防痨协会和世界卫生组织倡议、各国政府和非政府组织举办纪念罗伯特·科霍发现结核菌100周年活动，国际防痨协会的会员之一、非洲马里共和国的防痨协会提议，要像其他世界卫生日一样，设立世界防治结核病日。这个建议后来被国际防痨协会理事会采纳。1995年年底，世界卫生组织为了更进一步推动全球结核病预防控制的宣传活动，唤起公众与结核病做斗争的意识，与其他国际组织一起倡议，将3月24日确定为世界防治结核病日。1996年3月24日是第一个世界防治结核病日。

670. 出现结核病可疑症状后到哪里去检查？

当地的结核病防治定点（或指定的机构）提供免费的结核病诊断和抗结核药品；有结核症状者可到这些机构去咨询、检查、诊断和治疗。

671. 到专业的结核病防治机构诊疗肺结核，有哪些项目可以给予免费检查？

第一项，肺结核可疑症状者可免费痰涂片检查。
第二项，肺结核可疑症状者或疑似肺结核病人可免费胸部X线检查。
第三项，病人在免费抗结核治疗期间，可以免费痰涂片复查并提供一次免费

X线检查。

672. 哪些肺结核病人可给予免费抗结核药品治疗？

初治涂阳病人、重症涂阴病人、活动性涂阴肺结核病人、复治涂阳病人（只提供一次免费化疗机会）。

免费治疗仅限于病人采用指定化疗方案治疗的抗结核药物、注射器及注射水费用，病人自购的抗结核药品、其他需要药品或住院治疗费用均不属于免费的范围。

673. 长期在外打工的人得了肺结核病应当如何就诊、接受治疗和管理？

外来打工的人口中，大多数年龄在二三十岁之间，处于结核病高发年龄段。他们常常因为经济问题、怕丢失工作而隐瞒病情，不按时就医，因而贻误治疗，甚至成为耐药结核病。提高治愈率最好的方法是到结核病防治机构就医，采取直接面视下的短程督导化疗，完成6个月至8个月的治疗，如不能在工作所在地完成全疗程治疗，应回到家乡坚持完成治疗。

674. 控制结核病最有效的两个措施是什么？

控制结核病最有效的两个措施是提高发现率和治愈率。

675. 什么是结核病的系统管理？

系统管理是指结核病防治机构对登记的肺结核患者，在治疗过程中均能按时查痰、督导服药和规范治疗。

676. 什么是全程督导化疗？

全程督导化疗指在肺结核患者治疗的全过程中，患者每次用药均在督导人员（医务人员，或家庭成员、志愿者）直接面视下进行，用药后记录，如病人未按时用药，应在24小时之内设法补上。涂阳患者和含有粟粒、空洞的新涂阴患者，应采用全程督导化疗的治疗管理方式。

677. 什么是结核病的强化期督导？

指在肺结核患者治疗强化期内，患者每次用药均在督导人员直接面视下进行，继续期采用全程管理。非粟粒、空洞的新涂阴肺结核患者及结核性胸膜炎患者，应采用强化期督导的治疗管理方式。

678. 什么是结核病的全程管理？

指在肺结核患者治疗全过程中，通过对患者加强宣教，定期门诊取药，家庭访视，复核患者服药情况（核查剩余药品量、尿液抽检等），误期（未复诊或未取药）追回等综合性管理方法，以保证患者规律用药。

679. 怀疑自己有了肺结核怎么办？

当你明白了结核病是怎么一回事，知道了肺结核都有些什么症状，那么如果你具有前述症状而怀疑自己患肺结核时，特别是咳嗽咯痰、痰中带血已经超过两周以上，你就应立即到所在地的结核病防治机构明确诊断，规则治疗，争取早日痊愈。另外，排菌肺结核的亲属（密切接触者），也应该及时进行健康体检。

680. 什么是结核病的筛查和预防性治疗？

由于结核病具有传染性，且更容易传染给与患者有密切接触的人，因此我国出台了政策，对具有传染性的肺结核患者（涂阳肺结核）的密切接触者进行筛查，以帮助更早地发现这些人中的肺结核患者。医生会询问涂阳肺结核患者的亲属或同事的情况，尤其是这些亲属或同事是否出现了咳嗽、咯痰超过2周的结核病可疑症状，如果已经出现可疑症状，国家有免费为他们进行检查的相关政策。对于未出现可疑症状的密切接触者，尤其是儿童，可以通过进行结核菌素试验来测试是否感染了结核菌。

对于一些特殊人群，如果经检查已经明确感染了结核菌的人，即使他们没有症状，也可以通过短期服药来进行预防性治疗。这些人群包括：艾滋病毒感染者；与涂阳肺结核患者接触密切，而且结核菌素试验阳性的幼儿和青少年；结核菌素试验结果阳性，并且是糖尿病、长期使用激素、长期使用免疫抑制剂的患者；结核菌素试验结果强阳性者。

681. 怎样预防结核病？

第一，早期发现传染源，及时治疗，减少传染性。

第二，新生儿、未被结核菌感染者或结核菌素试验阴性者要接种卡介苗。

第三，要养成良好的卫生习惯，不要随地吐痰；要注意教室和宿舍的开窗和通风。

第四，注意营养和休息，坚持锻炼身体，提高身体抵抗力。

682. 哪些人容易发生结核病?

传染性肺结核的密切接触者,尤其是婴幼儿;从未接触过结核菌的人群;肺部有陈旧性结核病灶或结核菌素试验呈阳性反应的年轻人和老年人;艾滋病感染者或患者;患有营养不良、矽肺、糖尿病、胃切除术后及较长时间应用激素或抗癌药物治疗者;打工者,长期处在有害气体或空调环境的工作者;有可能长期反复接触结核病患者的人群,主要包括医务人员,尤其是综合医疗机构中呼吸科门诊和呼吸科病房的医务人员。

683. 什么情况下结核病的传染性增高?

传染性肺结核病人出现下述情况时传染性增高:病人排菌量多,病人咳嗽频繁,与病人密切接触,病人居住房间的通风差,接触者的抵抗力弱等。

684. 减少结核菌传播的主要措施有哪些?

及时发现和规范治疗传染源,加强督导管理,家庭内房间及时通风,阳光照射,病人咳嗽时用手帕捂住嘴,不随地吐痰。

685. 肺结核在农民工群体中迅速传播的主要原因是什么?

一是生活条件较差、营养不足、身体抵抗力弱而容易感染结核杆菌;二是生活环境差,往往是多人共居一室,一人患病后会很快传染他人;三是无钱医治,造成大量病人流失,扩大传播范围。

686. 卡介苗接种的对象和目的是什么?

接种的对象是新生儿。接种卡介苗后可减少结核病的发病,特别是防止那些严重类型的儿童结核病,如结核性胸膜炎、急性血行播散性结核。

687. 卡介苗有什么作用和不足?

主要作用是提高儿童对结核杆菌的特异性抵抗力,减少儿童血行播散性肺结核和结核性脑膜炎的发生。不足之处是不能完全防止发生结核病,对预防成人结核无明显效果。

688. 什么是肺结核的密切接触者?

通常,与传染性肺结核患者有密切接触的人(如家属、办公室同事等),被称为肺结核密切接触者，这些人因与患者的近距离接触而被感染上结核菌，因此比其他的人更容易发病，应该引起高度重视。密切接触者应经常注意自己是不是出现长期咳嗽、咯痰的症状，一旦出现应尽快到结核病防治机构进行相关的检查，以免延误诊断和治疗的时机。

689. 密切接触者通常包括哪几类人员？

第一类是与患者共同居住的家属，或密集居住空间里共同居住的人，如民工宿舍、学生宿舍、监狱监舍等；第二类是与患者共用办公室的同事或处于同一教室的同学；第三类是与患者短期在密闭空间接触的人，如长程航空飞行中与患者距离很近的人。

690. 接触过肺结核患者的人就一定会得肺结核吗？

并非所有接触肺结核患者的人都会得肺结核病。这主要取决于以下几个因素：

第一，要看这个肺结核患者的痰中是否带有肺结核菌，有一部分患者是不带有结核菌的（称为菌阴肺结核），他们没有传染性。

第二，既使患者的痰中带有结核菌，也要看你接触时吸入的结核菌的量有多大；距离近或者患者正在咳嗽、打喷嚏时，如果你在他身边，你会吸入更多量的结核菌，因此应当避免这种情况的发生。

第三，即使你已经吸入了比较大量的结核菌，还要看你自身抵抗力的高低。如果你的抵抗力够高，就可以抑制结核菌在体内的繁殖，并杀死它们；如果抵抗力不高，则结核菌会大量繁殖生长，对肺部造成破坏，形成肺结核。因此，一些抵抗力较低的人，如老年人、服用免疫抑制剂的病人、抵抗力低下的艾滋病患者，都更容易患上肺结核。

691. 如何诊断肺结核？

肺结核的诊断，目前主要依靠两种手段，一种是痰结核菌的检查，另一种是胸部X光片。

当结核菌侵入人体后，往往会因为大量繁殖而造成肺部的病变，此时，繁殖的结核菌以及破坏后坏死的肺组织，会随着痰液被咳出来。对这些痰进行涂片，并经过染色，发现痰液中存在结核菌，可诊断为肺结核（被称为菌阳肺结核）。但是，也有相当一部分的患者，虽然也有肺部的病变，但由于痰液留取方法不正确、细菌量过少等各种原因，查不到结核菌，这部分患者可以通过拍摄胸部X光片，发现肺部被结核菌破坏的影像，从而诊断为肺结核（被称为菌阴肺结核）。

692. 为什么要查痰？

查痰对确诊肺结核极为重要。对肺结核病人应用抗结核药物治疗的目的就是为了杀死结核菌，治愈结核病。在治疗中，只有依靠反复查痰才能知道结核菌是否被杀死，医生根据查痰结果来了解病人的病情，判断治疗效果，从而决定治疗方案。因此，必须遵照医嘱，按时送痰检查。

693. 怀疑得了结核病要做哪些检查？

结核病可疑症状者（即咳嗽咳痰超过2周），要进行痰涂片检查抗酸杆菌并拍摄X线胸片，儿童要做结核菌素试验，必要时要做肺部CT扫描。

694. 可疑肺结核病人就诊时如何查痰？

应连续送3份痰标本，包括夜间痰、清晨痰和即时痰。即时痰为就诊当时咳出的痰液；清晨痰为清晨咳出的第二口或第三口痰液；夜间痰为送检前一日晚上睡前咳出的痰液。

695. 如何留取合格的痰标本？

肺结核病人痰中能否找到结核菌，除痰中含菌量大小外，留取的痰标本是否符合要求也是一个重要的因素。正确留取痰标本的方法是：病人留痰标本前用清水漱口；做深呼吸数次后收腹用力咳出来自支气管深部的脓样或黏液样痰液，痰量为3 mL～5 mL，避免留取唾液或鼻咽部分泌物；留痰标本要使用专用的痰盒，并及时送到结核病防治机构检查。

696. PPD试验的方法及其阳性结果的意义是什么？

（1）结核杆菌纯蛋白衍生物试验（PPD）方法：0.1 mLPPD稀释液于前臂内侧皮内注射，使局部形成直径约6～8 mm圆形橘皮样皮丘。72小时后观察并记录结果。以局部硬结（不宜用红晕做标准）平均直径（纵径和横径相加除以2）作为分度标准。

（2）PPD阳性意义：曾感染过结核杆菌或已接种卡介苗者；3岁以内儿童未接种卡介苗提示体内有活动性结核病灶；新近阳转表示有患结核病可能；PPD反应强弱与结核病的活动程度无直接关系。

697. 痰标本根据性状分为哪几类？哪种痰标本的检出率最高？哪种最低？

一般分为干酪痰、血痰、黏液痰、唾液四种，其中干酪痰的检出率最高，唾液的检出率最低。

698. 什么是诊断肺结核的金标准？

诊断肺结核的金标准是痰结核菌培养阳性。

699. 什么叫痰涂片阳性肺结核？

痰涂片抗酸杆菌检查两次阳性或一次阳性，胸部X线片符合结核病表现，或一次涂片阳性加上结核菌培养阳性。

700. 痰涂片镜检结果分级报告的标准是什么？

痰涂片镜检的结果报告，不仅为结核病的诊断提供依据，报告的数量也在一定程度上反映疾病严重程度和传染性的大小。痰涂片镜检结果的登记应按照镜检结果的分级报告标准，登记在结核病细菌学实验室登记本上和痰检验单上，不能只填写阴性、阳性或（-）、（+）等。

抗酸杆菌阴性 （-）：连续观察300个不同视野未发现抗酸杆菌。

报告抗酸杆菌条数：1～8条抗酸杆菌/300视野。

抗酸杆菌阳性（1+）：3～9条抗酸杆菌/100视野。

抗酸杆菌阳性（2+）：1～9条抗酸杆菌/10视野。

抗酸杆菌阳性（3+）：1～9条抗酸杆菌/每视野。

抗酸杆菌阳性（4+）：≥10条抗酸杆菌/每视野。

701. 老年结核病有哪些特点？

近年来的调查结果显示，老年结核病人的发病率在逐渐上升，因此应该特别注意。老年肺结核病人，除了会有一般肺结核病人常有的症状外，由于年龄较大，器官退化，常常合并有呼吸困难等症状，而且容易和老年人原有的肺部疾病症状重叠，导致诊断延误，一直到肺结核的症状非常严重才引起重视。在老年肺结核病人的治疗中，由于老年患者不仅仅有结核病，还可能存在糖尿病、高血压、肺心病、肺炎、肺癌等其他疾病，用药的选择会比较困难，容易出现药物的副作用。

702. 有关儿童肺结核你需要知道的有哪些？

由于儿童的器官对结核菌非常敏感，所以儿童结核往往发病都比较严重，除了肺结核外，常常发生结核性脑膜炎、全身结核（由于结核菌进入血液引起）。对于儿童而言，卡介苗具有较好的预防发生重症结核的效果，因此我国已将卡介苗的接种列为计划免疫项目之一。

儿童感染结核菌大多来源于患有传染性肺结核（涂阳肺结核）的家庭成员，因此，应密切观察和涂阳肺结核患者共同生活的儿童的表现，一旦出现异常，应尽快带孩子就诊，及早检查，及早治疗。

一般而言，儿童肺结核的早期症状不明显，不易被发现。对于幼儿，肺结核可能表现为不活泼、精神不振、脾气急躁或无故哭闹。也可能出现夜间盗汗、脸部潮红、消瘦、食欲减退和消化不良、疱疹性结膜炎或全身淋巴结肿大。

703. 得了结核病为什么要进行正规治疗？

如果得了结核病，应到专业结核病防治机构进行正规治疗。由于结核病治疗时间较长，为了避免漏服药而导致治疗失败，病人每次用药都要在医务人员的观察下进行。如果能够按照医生的要求用药，那么治愈的概率就能达到95%以上。治愈结核很重要的一条就是要规律用药，如果不能坚持规律服药，体内的结核菌就不能有效地被杀死，并且还会逐渐对以前用过的药物产生耐药，这就意味着结核病可能复发，这样一来在增加治疗费用的同时，也会把耐药的结核菌传播给周围的人。

704. 什么是初治涂阳肺结核病人？

指从未接受过抗结核药物治疗或虽接受过抗结核药物治疗，但不超过1个月，及治疗虽然超过1个月，但登记后仍按原方案治疗的痰涂片阳性的病人。

705. 什么是复治涂阳肺结核病人？

指以前曾经接受不规则的抗结核药物治疗超过一个月，现在痰涂片仍为阳性的病人。

706. 肺结核患者应何时进行复查？如何进行复查？

肺结核患者治疗期间的复查对治疗效果的判定以及是否需要调整治疗方案具有很重要的意义。医生在开始治疗前，会根据患者的情况，将其区分为初治肺结核患者和复治肺结核患者。初治患者应在服药满2、5、6个月时送痰进行复查，而复治肺结核患者则应在服药满2、5、8个月时送痰进行复查。

707. 什么是重症涂阴肺结核病人？

X线检查符合下述两种情况的初治涂阴肺结核病人称为重症涂阴肺结核病人。

第一，胸片显示有空洞的活动性肺结核病人。

第二，确诊为粟粒型肺结核病人。

708. 肺结核患者不规则治疗的后果是什么？

肺结核患者一旦不坚持规律治疗，会产生严重的后果。

（1）患者体内的结核菌会反复繁殖，导致疾病迁延不愈，形成慢性排菌。患者的排菌期延长，意味着他的传染期加长，将会传染更多的健康人。

（2）患者本人在这种慢性过程中，其体内的结核菌也很容易产生耐药，演变成耐药肺结核患者。

（3）一旦形成耐药，患者的治疗更加困难，治疗期将延长3～4倍，治疗花费将高100倍，会造成大量的资源浪费。

因此，肺结核患者一旦确诊，应遵从医嘱，坚持规律治疗，力争一次性治愈疾病。

709. 为什么结核病患者病情好转了还要继续用药？

在标准短程化学疗法中，经过强化期间用药后，结核中毒症状消失快，病情明显好转，痰菌阴转，X线显示病灶吸收明显，少数病人就自动中止治疗。事实证明，这种过早自动停药，治疗极不彻底，日后复发的机会很高。因此，病情虽然好转，但仍要坚持用药完成规定的6个月至8个月疗程。

710. 治疗肺结核遵循的"十字"原则是什么？

早期、联合、适量、规律、全程。

711. 肺结核的化学治疗需坚持联合用药的原则，其目的是什么？

联合用药的目的主要是延缓或防止耐药性的产生，发挥药物的协同作用。

712. 肺结核治疗过程中常出现哪些副反应？出现了副反应患者应怎么办？

服用抗结核药物后，最可能出现的副反应包括：胃肠道不适、恶心、皮肤瘙痒、关节疼痛、手足麻木等，严重时可能会出现呕吐、视物不清、皮疹、听力下降等。一旦出现上述情况，患者应该及时与负责治疗的医生联系，以便妥善处理；千万不要自行停药或任意更改治疗方案，否则会直接影响到治疗效果。在此需要了解的一点是，服用利福平后，患者的尿液会变红，这是由于利福平经尿液排出所引起的，属正常现象，患者不必紧张。

713. 在结核病治疗中，治愈的概念是什么？

涂阳肺结核患者完成规定的疗程，连续2次涂片结果阴性，其中1次为治疗末的涂片。

714. 在结核病治疗中，完成疗程指什么？

在结核病治疗中，以下两种情况均视为完成疗程：

涂阴肺结核患者完成规定的疗程，疗程末痰涂片检查结果阴性或未痰检者；涂阳肺结核患者完成规定的疗程，最近1次痰检结果阴性，完成疗程时无痰检结果。

715. 常用的抗结核药物有哪几种？

（1）异烟肼（INH）：对结核菌具有极强的杀灭作用，其价格低廉，是治疗结核病必不可少的药物。

（2）利福平（RFP）：对结核菌有很强的杀灭作用，是继异烟肼之后最为有效的抗结核药物，也是初治肺结核治疗方案中不可缺少的组成药物。

（3）链霉素（SM）：对结核杆菌有明显杀菌作用。该药对颅神经有损害，可引起眩晕耳鸣、听力减退甚至耳聋、口唇麻木等副作用，故孕妇、儿童及老人应禁用或慎用。

（4）乙胺丁醇（EMB）：对结核菌有抑制作用，特别是对已耐异烟肼、链霉素的结核菌仍有抑制作用，用药期间应注意视力变化。

（5）吡嗪酰胺（PZA）：对细胞内或静止状态下的结核杆菌具有特殊杀灭作用。

上述5种药物被称为一线药物，对80%以上新感染的肺结核患者治疗都有效，是当前治疗结核病最常用及最有效的药物，医生可根据病人的病情变化及用药情况组成合理的化疗方案进行治疗。

716. 二线抗结核药物有哪些?

二线抗结核药物包括卡那霉素、阿米卡星、卷曲霉素、氧氟沙星、左氧氟沙星、莫西沙星、丙硫异烟胺、环丝氨酸、对氨基水杨酸、阿莫西林/克拉维酸和克拉霉素。

717. 肺结核治疗的疗程一般是多长时间?

初次患病的肺结核患者一般治疗的疗程为6个月，复发的肺结核患者一般治疗的疗程为8个月，而耐药肺结核患者的疗程一般为24个月，广泛耐药肺结核患者的疗程为36个月。

718. 初治涂阳肺结核患者的治疗方案是什么?

FDC-$2H_3R_3Z_3E_3/4H_3R_3$ 强化期：异烟肼、利福平、吡嗪酰胺、乙胺丁醇，每日1次，共2个月，用药60次。继续期：异烟肼、利福平，每日1次，共4个月，用药120次。全疗程用药共计180次。

719. 复治涂阳肺结核患者的治疗方案是什么?

FDC-$2H_3R_3Z_3E_3S_3/6H_3R_3E_3$ 强化期：异烟肼、利福平、吡嗪酰胺、链霉素、乙胺丁醇，每日1次，共2个月，用药60次。继续期：异烟肼、利福平、乙胺丁醇，每日1次，共6个月，用药180次。全疗程用药共计240次。

720. 复治涂阳肺结核患者在治疗过程中因故不能使用链霉素者，应如何更改治疗方案?

因故不能使用链霉素的患者，可延长1个月的强化期，即$3H_3R_3Z_3E_3/6H_3R_3E_3$。

721. 哪些结核病人需要住院治疗?

一般结核病人不需要住院治疗，有以下情况时需要住院治疗：粟粒型肺结核、大咯血、自发性气胸等；合并肺外结核或有严重并发症，如合并肺心病、心力衰竭等；发生严重药物反应影响治疗者；重症糖尿病患者；需要手术治疗的病人；虽病情轻，但过集体生活，或理解力差、精神异常不能自理的人。

722. 结核病人怎样进行家庭护理？

家庭成员要在精神上给予病人关怀、关心，鼓励病人增强战胜疾病的信心；督促病人坚持按时、按量服药，完成规定疗程的治疗；经常开窗通风、晾晒被褥；加强病人的营养。

723. 结核病人治疗期间应该注意些什么？

保持乐观情绪，精神愉快；按照医嘱按时、按量服药，完成疗程；不随地吐痰，不近距离对他人咳嗽、打喷嚏、大声说话；生活有规律，早睡早起，劳逸适度，坚持锻炼；禁止烟酒，少吃刺激性食物；减少房事，节制性生活。

724. 肺结核患者服药时应注意什么？

（1）遵医嘱治疗，不能自行停药。肺结核患者一旦确诊，应尽早按照医嘱开始正规的治疗，且治疗期间不能轻易停药或自行调换药物。如果出现头晕、胃肠不适、恶心、视物模糊等不适症状时，应立即到医院或结防机构就诊，由医生通过检查判断是否这些症状是由于药物的毒副作用引起的，并给予相应的处理。

（2）按时复查。治疗期间应按照医嘱定期送痰复查，医生会根据痰结核菌检查的结果判断治疗是否有效，是否需要调整治疗。定期复查还可以帮助医生确定患者是否患有其他的疾病或是否是耐药肺结核，以便进行进一步检查或及时做出相应的治疗改变。

725. 肺结核患者治疗中应怎样调节自己的心态？

患者在治疗中，除了积极配合治疗、按时复查外，还应注意调整自己的心态，正确理解家人、邻居、同事是害怕得结核病而疏远你，而你如果积极配合治疗，一般1个月以后传染性就会消失。在治疗期间，可做些力所能及的、有意义的活动来分散自己的注意力，如打太极拳、钓鱼等。

726. 肺结核患者在治疗中应如何注意饮食调节？

肺结核患者治疗期间，应忌烟酒及注意营养和休息，饮食以高蛋白、高热量为主，以补充由于结核病所造成的蛋白损失和能量消耗。同时还应尽量多摄入蔬菜、水果，这些食物中含有大量的维生素和纤维素，可以帮助人体增强抵抗力，补充机体的消耗，并保持肠道通畅。

727. 肺结核病人为什么要戒烟？

因为吸烟可加重咳嗽、咳痰、咯血等症状；还能降低人体对药物的吸收和利用，影响抗结核药物的疗效；并且会影响病变愈合，延长治疗时间、增加用药剂量，不仅增加了病人痛苦，也增加了治疗费用。

728. 什么是耐药肺结核？

从肺结核患者的痰液中，分离培养出结核菌，通过药敏试验发现这种结核菌在一种或多种抗结核药物存在时仍能生长，则患者将被确诊为耐药肺结核。也就是说，这名患者在治疗肺结核时，有一种或多种抗结核药物已经不能起到杀灭结核菌的作用，需要更换不常用的二线药物进行治疗。耐药包括以下四种类型：

（1）单耐药：仅对一种抗结核药物耐药。

（2）多耐药：除对一种以上的抗结核药物耐药外，同时对异烟肼和利福平耐药。由于异烟肼和利福平是在一线抗结核药物中最重要的两种杀灭结核菌的药物，因此如果耐药试验的结果发现，这两种药物还没有同时出现耐药，则耐药的程度相对较轻，仍然可以考虑使用一线药物治疗。

（3）耐多药：至少对异烟肼和利福平同时耐药。这种情况就必须更换为二线的抗结核药物进行治疗。

（4）广泛耐药（即严重耐药结核）：除对异烟肼和利福平耐药之外，同时对任意一种氟喹诺酮类药物及对三种二线抗结核药物注射剂（卡那霉素和阿米卡星、卷曲霉素）中的至少一种耐药。

729. 耐药肺结核是怎么形成的？

耐药肺结核的发生往往是由多种因素造成的。

（1）医院使用药物不规范。在单一使用某一药物进行抗结核治疗时，结核菌很容易对这种药物产生耐药，使治疗效果明显下降。因此抗结核治疗时，要遵从联合用药的原则，开始治疗时至少4种药物联合应用，使用足够的治疗剂量；而一旦发生单药耐药，在更换药物时，也应该考虑，不能仅仅替换一种药物，以避免造成新替换药物的耐药。

（2）患者治疗不规范。肺结核的治疗过程中，患者的不适症状在1个月内会得到明显的改善，咳嗽、咳痰等症状消失，患者会误认为疾病已经痊愈，而自行停药，该情况很容易导致已经被抑制的结核菌重新大量繁殖并产生耐药性。此外，由于抗结核药物在治疗中必须采用联合治疗的方式，多种药物一起服用，副作用较大，如胃肠不适、恶心，呕吐、肝肾功能的异常等，这些都可能使患者不愿意遵从医嘱长期服药。这些都是导致耐药性结核菌产生的原因。

（3）感染的为原发耐药菌。随着耐药结核病患者的逐年增多，耐药结核菌的传播使受传染者吸入体内的结核菌本身就对某些抗结核药物耐药，治疗效果不佳，这种情况被称为原发耐药。

730. 耐药肺结核和非耐药肺结核有何不同？

耐药肺结核和非耐药肺结核比较有很大的不同：

（1）治疗的难度及时间不同：非耐药肺结核一般经6～8个月规律的抗结核治疗，80%以上的患者可以获得痊愈；而耐药结核菌则至少需要24个月的抗结核治疗，重者甚至需要36个月的治疗，且治愈率仅仅为50%～60%。

（2）治疗的药物不同：非耐药肺结核一般使用一线抗结核药物治疗，其治疗的副作用相对较少，患者容易耐受；而耐药肺结核则必须启用二线抗结核药物治疗，治疗的副作用往往较多、较大，患者不容易耐受。

（3）治疗的费用不同：非耐药肺结核患者整个疗程的治疗费用一般为500元，而耐药肺结核整个疗程的治疗费用一般是非耐药结核的100倍，将接近5万元；如果耐药患者出现其他的并发症，治疗费用将会更高。

（4）对社会的影响不同：非耐药肺结核患者一般在治疗后1个月左右，其痰内不再排结核菌，传染性消失；而耐药肺结核由于治疗比较困难，其传染期更长，容易传染更多的健康人，受到耐药肺结核患者传染的人，一旦发病就是耐药肺结核患者，其治疗较非耐药患者困难很多。

731. 耐药肺结核需要如何治疗？

耐药肺结核患者一旦确诊，需要尽早开始抗结核治疗。一般应先到指定的医疗机构住院治疗2个月，加用二线抗结核药物，观察患者对药物的反应以及是否出现了副作用等。如果治疗顺利，2个月后患者可携带药物回到家中，由社区服务站或村卫生室的医生负责为其打针及督导服药。患者除应遵照医嘱按时服药外，还应按照要求定期进行复查，以便了解治疗效果，及时调整治疗方案。

732. 什么是严重耐药结核？

严重耐药结核是除耐多药结核之外对任何氟喹诺酮类药物以及三种二线注射药物（卷曲霉素、卡那霉素和阿米卡星）中至少一种具耐药性的结核。严重耐药结核的这一定义于2006年10月得到世卫组织严重耐药结核全球专题小组的同意。

733. 严重耐药结核是如何感染的？

肺结核患者通常具有传染性，并可通过咳嗽、打喷嚏等传播该病，人只要吸入这些病菌，便会受到感染。如果这些细菌来自耐药结核患者，它们便具有了耐药性。形成耐多药结核或严重耐药结核的第二个途径是患者自身的结核菌产生了耐药性，在抗结核药物被滥用或管理不当时可出现这种情况。例如，当患者未获得适当支持以完成其全部疗程时，当卫生保健提供者给予错误治疗、错误剂量或治疗时间太短时，当分发药品的诊所药物供应不稳定时，或者当药物的质量低劣时。

734. 严重耐药结核是否常见？

世卫组织估计，2004年全世界有约50万耐多药结核病例，并且在产生严重耐药结核之前通常出现耐多药结核。在治疗耐多药结核的二线药物被滥用的任何地方，都有存在严重耐药结核的可能性。

735. 严重耐药结核能否被治愈？

具有良好结核病控制规划的国家已显示，有可能治愈多达30%的受感染者。但是，成功的结果极大地取决于耐药程度、疾病的严重程度以及患者的免疫系统是否受到损害。至关重要的是，临床医生要意识到耐药性的可能性，以准确的实验室数据为依据，尽快提供有效治疗。

736. 已接触已知或疑似严重耐药结核病例应怎么处理？

任何人已接触已知或疑似严重耐药结核患者，应向当地结核病防治机构咨询或筛检以确定是否罹患结核。如果这个人出现结核症状，这是极其重要的信息。要提供咳嗽时痰样本检验是否有结核，同时拍胸部X光照片。如果发现患有结核，就要分离培养结核菌，通过药敏试验，提出规范的药物治疗方案。对于有结核细菌感染的依据但不能诊断为结核病的，可给予预防性治疗（药物的选择取决于已知耐药性模式），并要求定期进行复查。

737. 如何迅速诊断严重耐药结核？

这取决于患者对卫生保健服务的可及性。如果在痰中发现结核细菌，即可做出结核病诊断，但是这一结果不能区分药物敏感结核与耐药结核。要评价药物敏感性，必须在合适的实验室对细菌进行培养和检测。以这种方式对结核尤其是严重耐药结核进行最后诊断，可能需要6～16周。

738. 世卫组织为抗击严重耐药结核开展了哪些工作？

首先，世卫组织正在确保负责结核控制的卫生当局获得关于严重耐药结核的准确信息。其次，世卫组织正在强调良好的结核控制首先可预防耐药性的出现，并且耐多药结核的正确治疗可预防严重耐药结核的出现。这完全符合2006年3月启动的新的控制结核战略。第三，世卫组织正在传播2006年5月发表的供国家结核控制规划管理人员使用的耐多药结核准则，以帮助各国建立有效规划抗击耐药结核。第四，世卫组织控制结核和艾滋病毒司正在通过世卫组织严重耐药结核全球专题小组协调国际应对，该专题小组于2006年10月首次举行会议。

739. 为什么艾滋病病人和艾滋病病毒感染者容易发生结核病？

感染结核菌并不一定发生结核病，只有在抵抗力降低的情况下才发病。艾滋病是由艾滋病病毒所引起的，艾滋病病毒所攻击的正是人体的免疫系统，致使人体免疫力低下，丧失抵抗能力，不能与那些对生命有威胁的病菌战斗，最终导致感染者死亡！因此，艾滋病病毒感染者，只要受到结核菌感染，就很容易发生结核病；另外，艾滋病病毒感染者一旦再感染结核菌，其发展成活动性肺结核的可能性比未感染艾滋病病毒者高30～50倍。结核病是艾滋病患者的最常见的机会性感染病原和杀手，结核菌与艾滋病病毒双重感染的致死性极高，蔓延速度极快。艾滋病病毒感染者，一旦与排菌的肺结核病人接触，就很容易感染结核，并迅速恶化、扩散。另外，因艾滋病病人的免疫功能严重受损，也可使体内潜伏的结核杆菌重新活跃，大量繁殖，致使病灶恶化进而发病。

740. 如何预防艾滋病病毒感染者并发结核病？

预防艾滋病病毒感染者发生结核病的最好方法是采用药物预防。艾滋病病毒感染者有以下一项者，应进行药物预防：结素皮肤试验阳性反应；肺内有陈旧病灶；来自结核病高发地区。预防方法是服用异烟肼12个月。在结核病高发地区，受艾滋病病毒感染但无症状的儿童可以用卡介苗预防；若母亲感染艾滋病病毒，其自身表现正常的儿童也应该接种卡介苗。

741. 艾滋病合并肺结核应如何治疗？

对患艾滋病的结核病人应给予积极的抗结核治疗，以控制病情恶化，减少传染源，最好采用包括利福平和吡嗪酰胺的强效化疗方案，必须重视耐药性问题，要采用敏感药物联合方案，总疗程应不短于9个月或在痰菌阴转后继续用药6个月。由于患艾滋病的结核病人治疗更困难，药物不良反应较多，任何的耐药性对艾滋病都可能更危险，因而对艾滋病病毒感染的结核病人一律实行直接面视下督导化疗。

742. 结核病人感染艾滋病的特点是什么？

结核病人感染艾滋病病毒后，症状会变得明显而快速，且比未感染艾滋病病毒者症状多。如具有下述的至少两条主要表现和一条次要表现，就可以诊断艾滋病。

主要表现：体重减轻超过体重的10%，1个月以上的慢性腹泻，长期发烧超过1个月。

次要表现：持续咳嗽超过1个月，反复性带状疱疹，白色念珠菌感染，全身性皮肤瘙痒、皮炎，慢性进行性或全身性单纯疱疹，全身淋巴结肿大。另外结核进展急剧并伴有血行淋巴播散者，有卡波西肉瘤或隐球菌性脑膜炎者也应考虑艾滋病的诊断。

第十一章

中医药健康管理服务规范

743. 中医药健康服务的概念和内涵是什么？

中医药健康服务是运用中医药理念、方法、技术维护和增进人民群众身心健康的活动，主要包括中医药养生、保健、医疗、康复服务，涉及健康养老、中医药文化、健康旅游等相关服务。

744. 老年人中医药健康管理服务的内容是什么？

每年为 65 岁及以上老年人提供 1 次中医药健康管理服务，内容包括中医体质辨识和中医药保健指导。

（1）中医体质辨识。按照老年人中医药健康管理服务记录表前 33 项问题采集信息，根据体质判定标准进行体质辨识，并将辨识结果告知服务对象。

（2）中医药保健指导。根据不同体质从情志调摄、饮食调养、起居调摄、运动保健、穴位保健等方面进行相应的中医药保健指导。

745. 老年人中医药健康管理服务具体有哪些要求？

（1）开展老年人中医药健康管理服务可结合老年人健康体检和慢性病患者管理及日常诊疗时间。

（2）开展老年人中医药健康管理服务的乡镇卫生院、村卫生室和社区卫生服务中心（站）应当具备相应的设备和条件。有条件的地区应利用信息化手段开展老年人中医药健康管理服务。

（3）开展老年人中医体质辨识工作的人员应当为接受过老年人中医药知识和技能培训的卫生技术人员。开展老年人中医药保健指导工作的人员应当为中医类别执业（助理）医师或接受过中医药知识和技能专门培训能够提供上述服务的其他类别医师（含乡村医生）。

（4）服务机构要加强与村（居）委会、派出所等相关部门的联系，掌握辖区内老年人口信息变化。

（5）服务机构要加强宣传，告知服务内容，使更多的老年人愿意接受服务。

（6）每次服务后要及时、完整地记录相关信息，纳入老年人健康档案。

746. 老年人中医药健康管理服务的工作指标是什么？

老年人中医药健康管理服务用老年人中医药健康管理率作为工作指标：

老年人中医药健康管理率 =

$$\frac{年内接受中医药健康管理服务的65岁及以上居民数}{年内辖区内65岁及以上常住居民数} \times 100\%$$

747. 平和质的特征有哪些？

（1）总体特征：阴阳气血调和，以体态适中、面色红润、精力充沛、不爱得病，吃得好、睡得好、心情好等为主要特征。

（2）占人群比例：32.75%。男性多于女性，年轻人多于老年人。

（3）常见表现：面色、肤色润泽，头发稠密有光泽，目光有神，鼻色明润，嗅觉通利，唇色红润，不易疲劳，精力充沛，耐受寒热，睡眠良好，胃纳佳，二便正常，舌色淡红，苔薄白，脉和缓有力。

（4）心理特征：性格随和开朗。

（5）对外界环境适应能力：对自然环境和社会环境适应能力较强。

748. 平和质者如何进行保健？

平和体质日常养生应采取中庸之道，吃得不要过饱，也不能过饥，不吃冷也不吃得过热。多吃五谷杂粮、蔬菜瓜果，少食过于油腻及辛辣之物。运动上，年轻人可选择一些强度大的运动比如跑步、打球，老年人则适当散步、打太极拳。

749. 气虚质的特征有哪些？

（1）总体特征：元气不足，以疲乏、气短、自汗等气虚表现为主要特征。

（2）占人群比例：12.71%。以西部和东北地区多见，无业和重体力劳动者多见。

（3）形体特征：肌肉松软不实。

（4）常见表现：平素语音低弱，气短懒言，容易疲乏，精神不振，易出汗，舌淡红，舌边有齿痕，脉弱。

（5）心理特征：性格内向，不喜冒险。

（6）发病倾向：易患感冒、内脏下垂等病，病后康复缓慢。

（7）对外界环境适应能力：不耐受风、寒、暑、湿邪。

750. 气虚质者如何进行保健？

多吃具有益气健脾作用的食物，如鸡肉、泥鳅、香菇、大枣、桂圆等。少食具有耗气作用的食物，如槟榔、空心菜、生萝卜等。

以柔缓运动，如散步、打太极拳等为主，不宜做大负荷运动和出大汗的运动，忌用猛力和长久憋气。平时可按摩足三里穴。

常自汗、感冒者，可服玉屏风散预防。

751. 阳虚质的特征有哪些？

（1）总体特征：阳气不足，以畏寒怕冷、手足不温等虚寒表现为主要特征。

（2）占人群比例：7.9%。以东北地区和女性多见。

（3）形体特征：肌肉松软不实。

（4）常见表现：平素畏冷，手足不温，喜热饮食，精神不振，舌淡胖嫩，脉沉迟。

（5）心理特征：性格多沉静、内向。

（6）发病倾向：易患痰饮、肿胀、泄泻等病，感邪易从寒化。

（7）对外界环境适应能力：耐夏不耐冬，易感风、寒、湿邪。

752. 阳虚质者如何进行保健？

（1）饮食方面：可多吃容易"发"（甘温益气）的食物，比如牛羊狗肉、葱、姜、花椒、鳝鱼、韭菜、辣椒、胡椒等。少食生冷寒凉食物，如冰糕、黄瓜、藕、梨、西瓜等。

（2）衣着方面：秋冬注意保暖，尤其是足下、背部及下腹部丹田部位的防寒保暖。夏季避免吹空调电扇。

（3）运动方面：可做一些舒缓柔和的运动，如慢跑、散步、打太极拳、做广播操自行按摩气海、足三里、涌泉等穴位，或经常灸足三里、关元，可适当洗桑拿、温泉浴。

（4）情绪方面：多与别人交谈，平时多听一些激扬、高亢、豪迈的音乐。

753. 阴虚质的特征有哪些？

（1）总体特征：阴液亏少，以口燥咽干、手足心热等虚热表现为主要特征。

（2）占人群比例：8.89%。以西部地区和年轻人多见。

（3）形体特征：体形偏瘦。

（4）常见表现：手足心热，口燥咽干，鼻微干，喜冷饮，大便干燥，舌红少津，脉细数。

（5）心理特征：性情急躁，外向好动，活泼。

（6）发病倾向：易患虚劳、失精、不寐等病，感邪易从热化。

（7）对外界环境适应能力：耐冬不耐夏，不耐受暑、热、燥邪。

754. 阴虚质者如何进行保健？

（1）饮食方面：多吃甘凉滋润的食物，比如瘦猪肉、鸭肉、龟、鳖、绿豆、冬瓜、芝麻、百合等。少食羊肉、狗肉、韭菜、辣椒、葱、蒜、葵花子等性温燥烈的食物。

（2）运动方面：中午保持一定的午休时间。避免熬夜、剧烈运动和在高温酷暑下工作。宜节制房事。只适合做中小强度、间断性的身体锻炼，可选择太极拳、太极剑等。锻炼时要控制出汗量，及时补充水分。不适合洗桑拿。

（3）情绪方面：平时宜克制情绪，遇事要冷静，正确对待顺境和逆境。可以用练书法、下棋来怡情悦性，用旅游来寄情山水、陶冶情操。平时多听一些曲调舒缓、轻柔、抒情的音乐，防止恼怒。

（4）用药：可酌情服用六味地黄丸、杞菊地黄丸等。女性用药剂量应该比男性要轻。

755. 痰湿质的特征有哪些？

（1）总体特征：痰湿凝聚，以形体肥胖、腹部肥满、口黏苔腻等痰湿表现为主要特征。

（2）占人群比例：6.28%。以生活安逸的中老年人多见。

（3）形体特征：体形肥胖，腹部肥满松软。

（4）常见表现：面部皮肤油脂较多，多汗且黏，胸闷，痰多，口黏腻或甜，喜食肥甘甜黏，苔腻，脉滑。

（5）心理特征：性格偏温和、稳重，多善于忍耐。

（6）发病倾向：易患消渴、中风、胸痹、高血脂等病。

（7）对外界环境适应能力：对梅雨季节及湿重环境适应能力差。

756. 痰湿质者如何进行中医保健？

饮食以清淡为原则，少食肥肉及甜、黏、油腻的食物。可多食葱、蒜、海藻、海带、冬瓜、萝卜、金橘、芥末等食物。平时多进行户外活动。衣着应透气散湿，经常晒太阳或进行日光浴。长期坚持运动锻炼。

可服用化痰祛湿方，常用药物有白术、苍术、黄芪、防己、泽泻、荷叶、橘红、生蒲黄、生大黄、鸡内金。

757. 湿热质的特征有哪些？

（1）总体特征：湿热内蕴，以面垢油光、口苦、苔黄腻等湿热表现为主要特征。

（2）占人群比例：9.88%。以南部和东部地区多见，学生和商人多见。

（3）形体特征：形体中等或偏瘦。

（4）常见表现：面垢油光，易生痤疮，口苦口干，身重困倦，大便黏滞不畅或燥结，小便短黄，男性易阴囊潮湿，女性易带下增多，舌质偏红，苔黄腻，脉滑数。

（5）心理特征：容易心烦急躁。

（6）发病倾向：易患疮疖、黄疸、热淋等病。

（7）对外界环境适应能力：对夏末秋初湿热气候、湿重或气温偏高环境较难适应。

758. 湿热质者如何进行保健？

饮食清淡，多吃甘寒、甘平的食物如绿豆、空心菜、苋菜、芹菜、黄瓜、冬瓜、藕、西瓜等。少食辛温助热的食物。应戒除烟酒。

不要熬夜，避免过于劳累。盛夏暑湿较重的季节，要减少户外活动。适合做大强度、大运动量的锻炼，如中长跑、游泳、爬山、各种球类、武术等。

日常可服六一散、清胃散、甘露消毒丹等。

759. 血瘀质的特征有哪些？

血瘀质的特征常见表现为：肤色晦暗，色素沉着，容易出现瘀斑，胸闷胸痛，口眼歪斜，半身不遂，口唇黯淡，舌黯或有瘀点，舌下脉络紫黯或增粗，脉涩。

760. 血瘀质者如何进行中医保健？

可多食黑豆、海藻、海带、紫菜、萝卜、胡萝卜、金橘、橙、柚、桃、李子、山楂、醋、玫瑰花、绿茶等具有活血、散结、行气、疏肝解郁作用的食物，少食肥猪肉等。保持足够的睡眠，但不可过于安逸。可进行一些有助于促进气血运行的运动项目，如太极拳、太极剑、舞蹈、步行等。保健按摩可使经络畅通，达到缓解疼痛、稳定情绪、增强人体功能的作用。血瘀体质的人在运动时如出现胸闷、呼吸困难、脉搏显著加快等不适症状，应去医院检查。

可服用桂枝茯苓丸等。

761. 气郁质的特征有哪些？

（1）总体特征：气机郁滞，以神情抑郁、忧虑脆弱等气郁表现为主要特征。
（2）占人群比例：8.73%。以年轻人和林黛玉式的女性多见；
（3）形体特征：形体瘦者为多。
（4）常见表现：神情抑郁，情感脆弱，烦闷不乐，舌淡红，苔薄白，脉弦。
（5）心理特征：性格内向不稳定、敏感多虑。
（6）发病倾向：易患脏躁、梅核气、百合病等。
（7）对外界环境适应能力：对精神刺激适应能力较差，不适应阴雨天气。

762. 气郁质者如何进行中医保健？

多吃小麦、蒿子秆、葱、蒜、海带、海藻、萝卜、金橘、山楂等具有行气、解郁、消食、醒神作用的食物。睡前避免饮茶、咖啡等提神醒脑的饮料。

尽量增加户外活动，可坚持较大量的运动锻炼，如跑步、登山、游泳、武术等。另外，要多参加集体性的运动，解除自我封闭状态。多结交朋友，及时向朋友倾诉不良情绪。

可以服用逍遥散、舒肝和胃丸、开胸顺气丸、柴胡疏肝散、越鞠丸等调节。

763. 特禀质的特征有哪些？

（1）总体特征：先天失常，以生理缺陷、过敏反应等为主要特征。
（2）占人群比例：4.91%。多为遗传所致。
（3）形体特征：过敏体质者一般无特殊；先天禀赋异常者或有畸形，或有生理缺陷。

（4）常见表现：过敏体质者常见哮喘、风团、咽痒、鼻塞、喷嚏等；患遗传性疾病者有垂直遗传、先天性、家族性特征；患胎传性疾病者具有母体影响胎儿个体生长发育及相关疾病特征。

（5）心理特征：随禀质不同情况各异。

（6）发病倾向：过敏体质者易患哮喘、荨麻疹、花粉症及药物过敏等；遗传性疾病如血友病、先天愚型等；胎传性疾病如五迟（立迟、行迟、发迟、齿迟和语迟）、五软（头软、项软、手足软、肌肉软、口软）、解颅、胎惊等。

（7）对外界环境适应能力：适应能力差，如过敏体质者对易致过敏季节适应能力差，易引发宿疾。

764. 特禀质者如何进行中医保健？

饮食宜清淡、均衡，粗细搭配适当，荤素配伍合理。少食荞麦（含致敏物质荞麦荧光素）、蚕豆、白扁豆、牛肉、鹅肉、鲤鱼、虾、蟹、茄子、酒、辣椒、浓茶、咖啡等辛辣之品、腥膻发物及含致敏物质的食物。保持室内清洁，被褥、床单要经常洗晒，室内装修后不宜立即搬入居住。春季减少室外活动时间，可防止对花粉过敏。不宜养宠物，起居应有规律，积极参加各种体育锻炼，避免情绪紧张。

可服玉屏风散、消风散等。

765. 0～36 个月儿童中医药健康管理服务的内容是什么？

在儿童 6、12、18、24、30、36 月龄时，对儿童家长进行儿童中医药健康指导，具体内容包括：向家长提供儿童中医饮食调养、起居活动指导；在儿童 6、12 月龄时给家长传授摩腹和捏脊方法；在 18、24 月龄时给家长传授按揉迎香穴、足三里穴的方法；在 30、36 月龄时给家长传授按揉四神聪穴的方法。

766. 0～36 个月儿童中医药健康管理服务的要求是什么？

（1）开展儿童中医药健康管理服务应当结合儿童健康体检和预防接种的时间。

（2）开展儿童中医药健康管理服务的乡镇卫生院、村卫生室和社区卫生服务中心（站）应当具备相应的设备和条件。

（3）开展儿童中医药健康管理服务的人员应当为中医类别执业（助理）医师，或接受过儿童中医药保健知识和技能培训、能够提供上述服务的其他类别医师（含乡村医生）。

（4）服务机构要加强宣传，告知服务内容，提高服务质量，使更多的儿童家长愿意接受服务。

（5）每次服务后要及时记录相关信息，并纳入儿童健康档案。

767. 0～36个月儿童中医药健康管理服务的工作指标是什么？

0～36个月儿童中医药健康管理服务率＝年度辖区内按照月龄接受中医药健康管理服务的0～36个月儿童数/年度辖区内应管理的0～36个月儿童数×100％

768. 什么是儿童中医药调养服务？

对0～36个月儿童中医药调养就是针对小儿的生理特点和发病机理，指导儿童监护人开展起居活动指导、饮食调养以及常见穴位的按揉，以达增强儿童身体健康的目的。儿童中医药调养服务由四部分组成：预约儿童监护人，儿童中医药调养指导，传授穴位按揉方法，记录并纳入健康档案。

第十二章

传染病及突发公共卫生事件报告和处理服务规范

769. 传染病和突发公共卫生事件报告和处理服务的内容是什么？

（1）传染病疫情和突发公共卫生事件风险管理

在疾病预防控制机构和其他专业机构指导下，乡镇卫生院、村卫生室和社区卫生服务中心（站）协助开展传染病疫情和突发公共卫生事件风险排查、收集和提供风险信息、参与风险评估和应急预案制（修）订。突发公共卫生事件是指突然发生，造成或者可能造成社会公众健康严重损害的重大传染病疫情、群体性不明原因疾病、重大食物和职业中毒以及其他严重影响公众健康的事件。

（2）传染病和突发公共卫生事件的发现、登记

乡镇卫生院、村卫生室和社区卫生服务中心（站）应规范填写分诊记录、门诊日志、入/出院登记本、X线检查和实验室检测结果登记本，或由电子病历、电子健康档案自动生成规范的分诊记录、门诊日志、入/出院登记、检测检验和放射登记。首诊医生在诊疗过程中发现传染病病人及疑似病人后，按要求填写"中华人民共和国传染病报告卡"，或通过电子病历、电子健康档案自动抽取符合交换文档标准的电子传染病报告卡；如发现或怀疑为突发公共卫生事件时，按要求填写"突发公共卫生事件相关信息报告卡"。

（3）传染病和突发公共卫生事件相关信息报告

1）报告程序与方式。具备网络直报条件的机构，在规定时间内进行传染病和/或突发公共卫生事件相关信息的网络直报；不具备网络直报条件的，按相关要求通过电话、传真等方式进行报告，同时向辖区县级疾病预防控制机构报送

"中华人民共和国传染病报告卡"和/或"突发公共卫生事件相关信息报告卡"。

2）报告时限。发现甲类传染病和乙类传染病中的肺炭疽、传染性非典型肺炎、埃博拉出血热、人感染禽流感、寨卡病毒病、黄热病、西尼罗病毒等新发输入传染病病人和疑似病人，或发现其他传染病、不明原因疾病暴发和突发公共卫生事件相关信息时，应按有关要求于2小时内报告。发现其他乙、丙类传染病病人、疑似病人和规定报告的传染病病原携带者，应于24小时内报告。

3）订正报告和补报。发现报告错误、报告病例转归或诊断情况发生变化时，应及时对"中华人民共和国传染病报告卡"和/或"突发公共卫生事件相关信息报告卡"等进行订正，对漏报的传染病病例和突发公共卫生事件，应及时进行补报。

（4）传染病和突发公共卫生事件的处理

1）病人医疗救治和管理。按照有关规范要求，对传染病病人、疑似病人采取隔离、医学观察等措施，对突发公共卫生事件伤者进行急救，及时转诊，书写医学记录及其他有关资料并妥善保管，尤其是要按规定做好个人防护和感染控制，严防疫情传播。

2）传染病密切接触者和健康危害暴露人员的管理。协助开展传染病接触者或其他健康危害暴露人员的追踪、查找，对集中或居家医学观察者提供必要的基本医疗和预防服务。

3）流行病学调查。协助对本辖区病人、疑似病人和突发公共卫生事件开展流行病学调查，收集和提供病人、密切接触者、其他健康危害暴露人员的相关信息。

4）疫点疫区处理。做好医疗机构内现场控制、消毒隔离、个人防护、医疗垃圾和污水的处理工作。协助对被污染的场所进行卫生处理，开展杀虫、灭鼠等工作。

5）应急接种和预防性服药。协助开展应急接种、预防性服药、应急药品和防护用品分发等工作，并提供指导。

6）宣传教育。根据辖区传染病和突发公共卫生事件的性质和特点，开展相关知识技能和法律法规的宣传教育。

（5）协助上级专业防治机构做好结核病和艾滋病患者的宣传、指导服务以及非住院病人的治疗管理工作，相关技术要求参照有关规定。

770. 传染病和突发公共卫生事件报告和处理服务的要求是什么？

（1）乡镇卫生院、村卫生室和社区卫生服务中心（站）应按照《中华人民共和国传染病防治法》《突发公共卫生事件应急条例》《国家突发公共卫生事件应急预案》等法律法规要求，建立健全传染病和突发公共卫生事件报告管理制度，协助开展传染病和突发公共卫生事件的报告和处置。

（2）乡镇卫生院、村卫生室和社区卫生服务中心（站）要配备专（兼）职人员负责传染病疫情及突发公共卫生报告管理工作，定期对工作人员进行相关知识和技能的培训。

（3）乡镇卫生院、村卫生室和社区卫生服务中心（站）要做好相关服务记录，传染病报告卡和突发公共卫生事件相关信息报告卡应至少保留 3 年。

771. 传染病和突发公共卫生事件报告和处理服务中具体工作指标有哪些？

$$传染病报告率 = \frac{网络报告的传染病病例数}{登记传染病病例数} \times 100\%$$

$$传染病疫情报告及时率 = \frac{报告及时的病例数}{报告传染病病例数} \times 100\%$$

突发公共卫生事件相关信息报告率 =

$$\frac{及时报告的突发公共卫生事件相关信息数}{报告突发公共卫生事件相关信息数} \times 100\%$$

772. 什么是传染病？

传染病是由病原微生物（细菌、病毒、立克次体、螺旋体等）和寄生虫（原虫和蠕虫）感染人体后产生的有传染性的疾病，由病原微生物和寄生虫引起的疾病都属于感染性疾病，但感染性疾病不一定都具有传染性。在感染性疾病中，具有传染性的疾病称为传染病。

773. 国家对传染病防治的方针是什么？

国家对传染病防治实行预防为主、防治结合、分类管理、科学指导、依靠群众的方针。

774. 《中华人民共和国传染病防治法》规定管理的传染病分哪几类？

《中华人民共和国传染病防治法》规定：传染病分为甲、乙、丙三类。

775.《中华人民共和国传染病防治法》规定的甲类传染病有几种，分别是哪些传染病？

甲类传染病共有两种：鼠疫、霍乱。

776.《中华人民共和国传染病防治法》规定的乙类传染病共有多少种，分别是哪些传染病？

乙类传染病共有 26 种，分别是：传染性非典型肺炎、艾滋病、病毒性肝炎、脊髓灰质炎、人感染高致病性禽流感、人感染 H7N9 禽流感、麻疹、流行性出血热、狂犬病、流行性乙型脑炎、登革热、炭疽、细菌性和阿米巴性痢疾、肺结核、伤寒和副伤寒、流行性脑脊髓膜炎、百日咳、白喉、新生儿破伤风、猩红热、布鲁氏菌病、淋病、梅毒、钩端螺旋体病、血吸虫病、疟疾。

777.《中华人民共和国传染病防治法》规定的丙类传染病共有多少种，分别是哪些传染病？

丙类传染病共有 11 种，分别是：流行性感冒，流行性腮腺炎，风疹，急性出血性结膜炎，麻风病，流行性和地方性斑疹伤寒，黑热病，包虫病，丝虫病，手足口病，除霍乱、细菌性和阿米巴性痢疾、伤寒和副伤寒以外的感染性腹泻病。

778.《中华人民共和国传染病防治法》中关于传染病的报告有哪些规定？

疾病预防控制机构、医疗机构和采供血机构及其执行职务的人员发现本法规定的传染病疫情或者发现其他传染病暴发、流行以及突发原因不明的传染病时，应当遵循疫情报告属地管理原则，按照国务院规定的或者国务院卫生行政部门规定的内容、程序、方式和时限报告。

军队医疗机构向社会公众提供医疗服务，发现前款规定的传染病疫情时，应当按照国务院卫生行政部门的规定报告。

任何单位和个人发现传染病病人或者疑似传染病病人时，应当及时向附近的疾病预防控制机构或者医疗机构报告。

779.各级疾病预防控制机构在传染病预防控制中履行哪些职责？

《中华人民共和国传染病防治法》第十八条规定，各级疾病预防控制机构在传染病预防控制中履行下列职责：

（1）实施传染病预防控制规划、计划和方案。

（2）收集、分析和报告传染病监测信息，预测传染病的发生、流行趋势。

（3）开展对传染病疫情和突发公共卫生事件的流行病学调查、现场处理及其效果评价。

（4）开展传染病实验室检测、诊断、病原学鉴定。

（5）实施免疫规划，负责预防性生物制品的使用管理。

（6）开展健康教育、咨询，普及传染病防治知识。

（7）指导、培训下级疾病预防控制机构及其工作人员开展传染病监测工作。

（8）开展传染病防治应用性研究和卫生评价，提供技术咨询。

国家、省级疾病预防控制机构负责对传染病发生、流行以及分布进行监测，对重大传染病流行趋势进行预测，提出预防控制对策，参与并指导对暴发的疫情进行调查处理，开展传染病病原学鉴定，建立检测质量控制体系，开展应用性研究和卫生评价。

设区的市和县级疾病预防控制机构负责传染病预防控制规划、方案的落实，组织实施免疫、消毒、控制病媒生物的危害，普及传染病防治知识，负责本地区疫情和突发公共卫生事件监测、报告，开展流行病学调查和常见病原微生物检测。

780.《中华人民共和国传染病防治法》中规定疾控机构和医疗机构在传染病防治中的职责是什么？

各级疾病预防控制机构承担传染病监测、预测、流行病学调查、疫情报告以及其他预防、控制工作。

医疗机构承担与医疗救治有关的传染病防治工作和责任区域内的传染病预防工作。城市社区和农村基层医疗机构在疾病预防控制机构的指导下，承担城市社区、农村基层相应的传染病防治工作。

781.疾病预防控制机构发现传染病疫情或者接到传染病疫情报告时，应当及时采取哪些措施？

（1）对传染病疫情进行流行病学调查，根据调查情况提出划定疫点、疫区的建议，对被污染的场所进行卫生处理，对密切接触者，在指定场所进行医学观察和采取其他必要的预防措施，并向卫生行政部门提出疫情控制方案。

（2）传染病暴发、流行时，对疫点、疫区进行卫生处理，向卫生行政部门提出疫情控制方案，并按照卫生行政部门的要求采取措施。

（3）指导下级疾病预防控制机构实施传染病预防、控制措施，组织、指导有关单位对传染病疫情的处理。

782.《中华人民共和国传染病防治法》中规定县级以上地方人民政府应当制定传染病预防控制预案，传染病预防控制预案主要包括哪些内容？

传染病预防控制预案主要包括以下内容：

（1）传染病预防控制指挥部的组成和相关部门的职责。

（2）传染病的监测、信息收集、分析、报告、通报制度。

（3）疾病预防控制机构、医疗机构在发生传染病疫情时的任务与职责。

（4）传染病暴发、流行情况的分级以及相应的应急工作方案。

（5）传染病预防、疫点疫区现场控制，应急设施、设备、救治药品和医疗器械以及其他物资和技术的储备与调用。

783. 对被传染病病原体污染的污水、污物、场所和物品应如何处理？

对被传染病病原体污染的污水、污物、场所和物品，有关单位和个人必须在疾病预防控制机构的指导下或者按照其提出的卫生要求，进行严格消毒处理；拒绝消毒处理的，由当地卫生行政部门或者疾病预防控制机构进行强制消毒处理。

784. 医疗机构发现传染病时，应当采取哪些措施？

医疗机构发现甲类传染病时，应当及时采取下列措施：一是对病人、病原携带者，予以隔离治疗，隔离期限根据医学检查结果确定；二是对疑似病人，确诊前在指定场所单独隔离治疗；三是对医疗机构内的病人、病原携带者、疑似病人的密切接触者，在指定场所进行医学观察和采取其他必要的预防措施；四是对拒绝隔离治疗或者隔离期未满擅自脱离隔离治疗的，可以由公安机关协助医疗机构采取强制隔离治疗措施。

医疗机构发现乙类或者丙类传染病病人，应当根据病情采取必要的治疗和控制传播措施。

785. 传染病暴发、流行时，县级以上地方政府可采取哪些措施？

传染病暴发、流行时，县级以上地方人民政府可采取下列紧急措施并予以公告：

第一，限制或者停止集市、影剧院演出或者其他人群聚集的活动；第二，停工、停业、停课；第三，封闭或者封存被传染病病原体污染的公共饮用水源、食品以及相关物品；第四，控制或者扑杀染疫野生动物、家畜家禽；第五，封闭可能造成传染病扩散的场所。

786. 患传染病死亡的，对其尸体应做如何处理？

患甲类传染病、炭疽死亡的，应当将尸体立即进行卫生处理，就近火化。患其他传染病死亡的，必要时，应当将尸体进行卫生处理后火化或者按照规定深埋。

为了查找传染病病因，医疗机构在必要时可以按照国务院卫生行政部门的规定，对传染病病人尸体或者疑似传染病病人尸体进行解剖查验，并应当告知死者家属。

787. 地方各级人民政府未履行《中华人民共和国传染病防治法》相关职责者，有何法律责任？

《中华人民共和国传染病防治法》第六十五条规定：地方各级人民政府未依照本法的规定履行报告职责，或者隐瞒、谎报、缓报传染病疫情，或者在传染病暴发、流行时，未及时组织救治、采取控制措施的，由上级人民政府责令改正，通报批评；造成传染病传播、流行或者其他严重后果的，对负有责任的主管人员，依法给予行政处分；构成犯罪的，依法追究刑事责任。

788. 县级以上人民政府卫生行政部门违反《中华人民共和国传染病防治法》有何法律责任？

《中华人民共和国传染病防治法》第六十六条规定，县级以上人民政府卫生行政部门违反本法规定，有下列情形之一的，由本级人民政府、上级人民政府卫生行政部门责令改正，通报批评；造成传染病传播、流行或者其他严重后果的，对负有责任的主管人员和其他直接责任人员，依法给予行政处分；构成犯罪的，依法追究刑事责任：

（1）未依法履行传染病疫情报告、通报职责，或者隐瞒、谎报、缓报传染病疫情的。

（2）发生或者可能发生传染病传播时未及时采取预防、控制措施的。

（3）未依法履行监督检查职责，或者发现违法行为不及时查处的。

（4）未及时调查、处理单位和个人对下级卫生行政部门不履行传染病防治职责的举报的。

（5）违反本法的其他失职、渎职行为。

789. 疾病预防控制机构违反《中华人民共和国传染病防治法》有何法律责任？

《中华人民共和国传染病防治法》第六十八条规定：疾病预防控制机构违反本法规定，有下列情形之一的，由县级以上人民政府卫生行政部门责令限期改正，通报批评，给予警告；对负有责任的主管人员和其他直接责任人员，依法给予降级、撤职、开除的处分，并可以依法吊销有关责任人员的执业证书；构成犯罪的，依法追究刑事责任：

（1）未依法履行传染病监测职责的。

（2）未依法履行传染病疫情报告、通报职责，或者隐瞒、谎报、缓报传染病疫情的。

（3）未主动收集传染病疫情信息，或者对传染病疫情信息和疫情报告未及时进行分析、调查、核实的。

（4）发现传染病疫情时，未依据职责及时采取本法规定的措施的。

（5）故意泄露传染病病人、病原携带者、疑似传染病病人、密切接触者涉及个人隐私的有关信息、资料的。

790. 医疗机构违反《中华人民共和国传染病防治法》有何法律责任？

《中华人民共和国传染病防治法》第六十九条规定：医疗机构违反本法规定，有下列情形之一的，由县级以上人民政府卫生行政部门责令改正，通报批评，给予警告；造成传染病传播、流行或者其他严重后果的，对负有责任的主管人员和其他直接责任人员，依法给予降级、撤职、开除的处分，并可以依法吊销有关责任人员的执业证书；构成犯罪的，依法追究刑事责任：

（1）未按照规定承担本单位的传染病预防、控制工作，医院感染控制任务和责任区域内的传染病预防工作的。

（2）未按照规定报告传染病疫情，或者隐瞒、谎报、缓报传染病疫情的。

（3）发现传染病疫情时，未按照规定对传染病病人、疑似传染病病人提供医疗救护、现场救援、接诊、转诊的，或者拒绝接受转诊的。

（4）未按照规定对本单位内被传染病病原体污染的场所、物品以及医疗废弃物实施消毒或者无害化处置的。

（5）未按照规定对医疗器械进行消毒，或者对按照规定一次性使用的医疗器具未予销毁，再次使用的。

（6）在医疗救治过程中未按照规定保管医学记录资料的。

（7）故意泄露传染病病人、病原携带者、疑似传染病病人、密切接触者涉及个人隐私的有关信息、资料的。

791.《中华人民共和国传染病防治法》共有几章多少条？主要内容有哪些？

《中华人民共和国传染病防治法》共有9章80条，主要内容有总则、传染病预防、疫情报告、通报和公布、疫情控制、医疗救治、监督管理、保障措施、法律责任、附则。

792. 我国已颁布的公共卫生法规主要有哪些？

主要有《中华人民共和国传染病防治法》《中华人民共和国食品安全法》《公共场所卫生管理条例》《突发公共卫生事件应急条例》《中华人民共和国职业病防治法》等。

793. 传染病有哪些基本特征？

（1）有病原体。传染病是由病原微生物引起的，任何传染病都有特异性病原体，传染病是病原体的生物体在一定环境条件下相互作用的结果。

（2）有传染性。传染病能够在宿主之间直接或通过媒介物相互传播，即具有传染性。

（3）有流行病学特征。不同的传染病在人群中流行也可以表现出不同的时间分布、人群分布和地区分布。

（4）人群感染后免疫。人体感染病原体后，无论是显性或隐性都能够产生针对病原体及其产物（毒素）的特异性免疫。在感染者的血液中可以检测到特异性的抗体。

794. 与非传染病相比，传染病具有哪些特点？

临床上一般都有发热和炎症表现，传染病易引起人群中的暴发和流行。一般来说，患病后能产生特异性免疫，在患者血清中能够检测到特异性抗体，策略和措施不同于一般疾病。

795. 传染病有哪些病期？

任何一种传染病都会经历发生、发展和转归等过程，传染病的病程可分为潜伏期、前驱期、症状明显期和恢复期。

传染病的潜伏期是指病原体进入机体至机体开始出现临床症状的时期，各种传染病的潜伏期有所不同，潜伏期的长短一般与感染病原体的数量和毒性有关。

传染病的前驱期是指从起病至症状明显开始的时期，在前驱期中感染者的临床表现一般为非特异性。

症状明显期是指某些急性传染病经过前驱期后，出现该传染病特有的症状和体征，并充分表现的时期，如麻疹病人出疹。

恢复期是指机体免疫力增长至一定程度，患者体内病理生理过程基本终止，患者病状体征基本消失的时期，感染者体内的病原体没有完全被清除，有些传染病的传染性还会持续一段时间，血清中抗体水平正在逐渐恢复。

796. 传染病的传染（感染）过程是什么？

传染过程是指病原体与机体相互作用、相互斗争的过程，即病原体侵入机体，作用于机体及机体对病原体做出反应的过程。

797. 人体感染传染性疾病后有哪些结局？

不同个体被传染后，可产生不同的结局，最轻的不出现任何症状，最重的发生严重型临床疾病而死亡，各个机体结局的轻重取决于病原体的致病力和机体免疫力，个体传染过程的结局包括：病原体被清除、隐性感染或不显性感染或亚临床感染，显性感染或临床传染病，病原携带状态、潜伏性感染。个体最严重的结局是，因发生严重型临床传染病而死亡。

798. 病原体在体内是如何被清除的？

病原体进入人体后，可被处于机体防御第一线的非特异性免疫屏障如胃酸所清除，也可由事先存在于体内的特异性被动免疫（来自母体的胎传抗体）所中和，或特异性主动免疫（预防接种获得的免疫）所清除。

799. 什么是隐性感染？

病原体侵入人体后，仅引起机体发生特异性免疫应答，而不引起或只引起轻微的组织损伤，在临床上不显出任何症状、体征，甚至生化改变，只是通过免疫学检查才能发现，但可以产生相应的抗体。隐性感染者虽然本身不发病，但其可以排出病原体传给他人，致他人发病，所以具有重要的流行病学意义。隐性感染过程结束后，大多数人获得不同程度的特异性主动免疫，病原体被清除，少数人转变为病原携带状态。

800.什么是显性感染或临床传染病？

传染病的病原体侵入机体后，在机体内发育、繁殖，出现临床上可以察觉的症状、体征。这类传染病称为显性感染或临床传染病。临床传染病可以分为轻型、中型、重型、严重型。

801.什么是病原携带状态？

病原携带者是指受到感染后无明显症状与体征，但能够排出病原体的人。体内携带细菌者叫带菌者，体内携带病毒者叫带毒者，体内携带寄生虫者叫带虫者。常因为其无症状与体征而未被发现、未被隔离，故其是更重要的传染源。

802.什么是潜伏性感染？

病原体感染人体后，寄生在机体中某些部位，由于机体免疫功能足以将病原体局限化而不引起显性感染，但又不足以将病原体清除，病原体便可长期潜伏下来，待机体免疫功能下降时，则可引起显性感染。潜伏性感染期间，病原体一般不排出体外，这是与病原携带状态的不同之处。

803.传染病流行的基本环节是什么？

传染病在人群中发生、传播的过程称为流行过程，即病原体从传染源排出，经过一定的传播途径，到达新的易感者，形成新的感染，并且不断发展的过程。传染病流行过程的形成必须具备三个环节，即传染源、传播途径、易感人群。只有这三个环节同时存在并相互联系，才能构成传染病的流行过程。

传染源是指体内有病原体生长繁殖，并能将其排出体外的人和动物，包括传染病病人、隐性感染者、病原携带者和动物宿主。

传播是指病原体从传染源体内排出后至入侵新的易感宿主前，在外界环境中停留，转移所经历的全过程，或病原体从传染源体内排出，经直接接触进入易感者体内的过程。

对某种传染病缺乏特异性免疫力的人就是这种传染病的易感人群。人群作为一个整体对传染病的易感程度称为人群易感性。人群易感性的高低取决于该人群中易感个体所占比例，与之相对应的是群体免疫力。

804. 什么是传染病的三"间"分布？

传染病的三"间"分布是指在不同时间、不同空间、不同人间某种传染病发生或死亡的频率。

时间分布是指不同时间人群中传染病发生的频率。传染病的发生频率随时间而改变，不是静止的，它由潜隐到散发，再到流行，经过控制达到消除或消灭。

空间分布是指不同地区的人群中传染病的发生频率。

人间分布是指传染病在不同特征的人群中发生的频率。如年龄、性别、职业等。

805. 什么是疫源地？

疫源地是指有传染源存在的地方，并在一定条件下，传染源向周围排出病原体所能波及的范围，即可能发生传染病新病例或新感染的地方，包括传染源停留过的场所，传染源周围区域。构成疫源地的条件：一是有传染源存在。二是传染源能向外播散病原体。

疫源地范围的大小取决于传染源的活动范围、传播途径及传播条件，把范围较小或单个疫源地称为疫点，范围较大的疫源地或若干疫源地连在一起称为疫区。

806. 疫源地消灭应具备哪些条件？

疫源地消灭应具备三个条件：传染源被移走（住院治疗死亡）或传染源不再排出病原体（治愈）；传染源散播在外界环境中的病原体已被彻底消除（经过终末消毒、杀虫）；所有的易感接触者经过该病一个最长潜伏期的观察，没有发生新病例或未被感染。

疫源地是流行过程的组成部分，一旦消灭了疫源地，传染病的流行过程即告中断。

807. 如何描述传染病的流行强度？

传染病流行过程中的强度和广度，可以根据其在一定时间、空间内人群中发生的频率和数量，采用不同的指标予以描述，一般用散发、暴发、流行、大流行等指标进行描述。

散发是指人群中的病例以散在形式零星发生，每个病例在发病时间与发病地区上没有明显的联系，通常是指该病发生频率保持在历年的一般水平。通常用于描述地域范围较大、人口较多地区的发病情况。

暴发是指一个小的局部地区或集体单位中，短时间内出现多例同一疾病的病例或症状相似的患者。这类病例多有共同的传染来源，或同一传播途径，多数病例出现在该病的最长潜伏期内，或可以找出一代与一代病例之间的联系。

流行是指某病在某个地区、一定时间内的发病率显著超过该病以往历年的发病水平。

大流行是指某病在一定时间内迅速蔓延，不但发病率超出当地的历年水平，而且跨越国界、洲界。

808. 传染病常见的传染源有哪些?

传染病的传染源主要有传染病患者、隐性感染者、病原携带者和受感染的动物。

809. 传染病、隐性感染者、病原携带者为什么是重要的传染源?

传染病患者是重要的传染源，因患者体内存在大量的病原体，从病原体侵入机体直至被清除，机体都可能排出病原体，而且患者的症状、体征，如咳嗽、喷嚏、腹泻，又有利于病原体的排出。患者作为重要传染源，取决于病原体在其体内存在时间的长短，患者处于病程的哪一期，何时排出病原体，通过何种途径排出。而那些隐性感染者，虽然没有可察觉的症状、体征，但同样，可以排出病原体。同时，因为他们没有症状，活动很少受限制，所以他们作为传染源的作用不容忽视。另外，病原携带者中健康携带者由于人数众多，可以成为重要的传染源。

810. 为什么动物也可以作为传染源?

人类的许多传染病来自动物，包括家畜和野生动物，我们把由动物传给人类的传染病称为动物源性传染病。许多种动物传染病可以传染给人，如牛型结核、布氏杆菌病、炭疽、狂犬病、森林脑炎、钩端螺旋体病、疯牛病等。这类传染病的病原体在自然界是通过动物传染动物，或动物经过媒介昆虫传染动物的形式传播，其传染性主要取决于人们与感染动物的接触机会，接触的密切程度，是否存在传播该病的适宜条件，以及动物传染源的种类、密度、携带病原体时间的长短。

811. 什么是病原体的传播机制?

病原体不断更换宿主的过程称为传播机制。虽然不同病原体的传播机制各异,但实现传播机制都包括三个阶段,即病原体从宿主体内排出,病原体在外界环境中停留,病原体入侵新的易感宿主。

812. 什么是传染病的传播途径?

病原体从传染源体内排出后至入侵新的易感宿主前,在外界环境中停留、转移所经历的全过程,或病原体从传染源体内排出,经直接接触进入易感者体内的过程,称为传播途径。

病原体在外环境中停留和转移,都需依附于环境中一定的物体(媒介),如空气、水、食物、苍蝇及日用品、手等,称为传播媒介或传播因素,传播途径实际上就是传播因素的综合。通常有介空气传播,或介水传播、介食物传播、介土壤传播,经媒介节肢动物传播、母婴传播、医源性感染,介血液传播等。

813. 经空气传播传染病具有哪些流行病学特征?

经空气传播传染病的流行病学特征为:(1)传播途径易于实现,传播范围广泛,易感者中常发生续发病例,如潜伏期短的传染病常可引起暴发、流行;(2)常见冬春季节发病升高;(3)儿童多发;(4)流行的发生常与居住拥挤、人群聚集、易感者比例高等因素有关;(5)如防护不当可发生医院感染。

814. 经饮水传播的传染病具有哪些流行病学特征?

经饮水传播的传染病的流行病学特征为:病例的分布与供水范围一致,均有饮用同一供水史;除哺乳婴儿外,各种年龄、性别、职业者均可发病,暴饮者发病更多;当地的水源如经常被污染,病例可长年不断,呈慢性地方性流行;如水源被一次性大量污染,可致肠道传染病暴发、流行;水源经净化、消毒后,暴发流行即可平息。

815. 经疫水传播的传染病有哪些流行病学特征?

经疫水传播是指易感者直接接触含病原体的疫水引起传染病的传播,其特征为:

(1)患者均有接触疫水的历史。

(2)病例的季节性、地区性、职业性分布特点,均与疫水接触机会有关。适于下水的季节（雨季、农渔产品收获时）多见，水网地区多见，农渔民多见，特别是洪水灾害后易发生暴发、流行。

（3）如大量人群进入流行区与疫水接触，可发生暴发、流行。

（4）对疫水采取措施或加强个人防护后，可控制病例的发生。

816. 经食物传播的传染病有哪些流行病学特征？

经食物传播的传染病的流行病学特征为：

（1）患者都有进食被污染食物的历史，不吃者不发病。

（2）如一次污染大量食物，在进餐者中可引起暴发、流行，潜伏期短者临床症状较重。

（3）停止供应该污染食物后，暴发、流行即可终止。

（4）经食物传播的传染病一般不会形成慢性流行，如果食物多次被污染，流行也可持续较长时间。

817. 经接触传播的传染病有哪些流行病学特征？

直接接触传播的传染病，一般只会散发，不易形成流行。

间接接触传播的传染病的流行病学特征为：

（1）病例以散发为主，很少造成流行。

（2）流行过程缓慢，无明显的季节性。

（3）在经济条件较差、卫生习惯不良的人群中多见。

（4）通过加强对传染源的管理，严格实施消毒、隔离制度，注意个人卫生，可以减少这类疫病的传播。

818. 经媒介节肢动物传播的传染病的流行病学特征有哪些？

经媒介节肢动物传播的传染病的流行病学特征为：

（1）病例呈现一定的地区性分布特点，病例的地区分布与媒介节肢动物分布一致。

（2）病例有一定的季节分布特点，其发病率高低与媒介节肢动物活动季节一致。

（3）病例分布有明显的职业、年龄特点，多见于从事特殊职业人群中成年男性多见。

（4）一般没有人传人的现象。

819. 哪些因素能使人群易感性降低?

能使人群易感性降低的因素为:第一,计划免疫。有计划地在易感人群中实施人工主动免疫,是降低人群对传染病易感性最积极的方法。第二,传染病流行。每次传染病流行后,都有相当数量的易感者因受到感染而获得免疫,使人群的免疫水平提高,易感性降低。第三,隐性感染。与传染源接触后,人群中许多人虽然没有出现临床症状,但可以通过隐性感染获得免疫。

820. 哪些因素能使人群易感性增高?

能使人群易感性增高的因素为:第一,新出生婴儿增加。出生6个月以上的婴儿,由于从母体获得的抗体逐渐消失,而自身的获得性免疫尚未形成,因而他们对许多传染病易感。第二,易感人口的大量迁入。第三,免疫人口的免疫力自然消退。第四,免疫人口大量死亡。

821. 传染病的预防和控制措施有哪些?

传染病的预防和控制措施包括:疫情未出现时的预防措施、疫情出现后的控制措施和治疗性预防措施。疫情未出现时的预防措施主要是指经常性的预防工作和保护易感人群而采取的免疫预防接种。疫情出现后的控制措施是发生疫情时针对传染病流行过程的三个环节和两个因素采取的紧急防疫措施。

822. 针对传染病病人应采取哪些措施?

对传染病病人应采取以下措施:

(1)加强疫情和疾病监测,做到早发现、早诊断。早期发现和诊断传染病病人,是尽快采取防疫措施、控制疫情、防止蔓延和尽快隔离治疗病人的前提。

(2)传染病疫情报告。迅速及时、准确完整的传染病报告,可使疾控部门掌握该地传染病分布特征,对疫情做出正确判断,从而制定控制、消灭传染病的对策与措施,而且可使疫源地得到处理。

(3)早隔离和早治疗。隔离病人是控制传染病传播的重要措施,将处于传染期内的病人安置于一定的场所,使其不与健康者或其他病人接触,以减少引起新感染者的机会。

823. 对病原携带者应如何进行管理?

病原携带者在治愈之前应受到职业限制,不得从事易使该传染病扩散的工作。霍乱病原携带者在病原体携带期间应强制对其隔离治疗，直至病原检查转阴之前，不得从事食品、饮用水的生产、管理及托幼机构的保育、保教工作。艾滋病病原携带者，不得从事生物制品、血站（库）、医疗、美容、整容、托幼机构、服务行业等工作。伤寒和副伤寒病原携带者，在停止排菌前，不准从事饮食行业生产、加工、服务和保管工作等。可经血液传播的病原携带者应禁止作为献血源。

824. 何谓检疫？检疫的方式有哪些？检疫的期限多长？

检疫是对传染病的接触者所采取的管理措施。接触者是指接触过病人、受染人员、动物或污染的环境并有可能受到感染的人，他们是潜在的传染源。检疫的目的在于早期发现病人，并给予相应的处置。

检疫的方式通常有医学观察、留验和集体检疫。

医学观察适用于乙类和丙类传染病的接触者，在接受医学观察时，接触者日常活动不受限制，可照常参加工作和活动。对接触者每日进行视诊、问诊和测量体温，当发病或疑似发病时应立即隔离。

留验也称隔离观察，是将与甲类传染病病人的接触者隔离于专门场所，限制其活动，不准与其他人员接触，并同时进行医学观察。

集体检疫又称集体留验，受检单位或社区全体人员不得与外界人员接触，在检疫期间，除对全体人员进行医学观察外，可在单位内进行日常活动。

检疫期限一般为该种传染病的最长潜伏期。

825. 对动物传染源应如何采取措施？

具体有经济价值的动物同时又不是患烈性传染病的，可以进行治疗，对绝大部分的野生动物、染病后失去经济价值的家畜，可采取杀死、消灭的措施。例如消灭狂犬、野犬、狼等，是消灭狂犬病的重要措施。患炭疽的家畜应采取杀死、焚烧或深埋等措施，严禁屠宰后食肉或剥皮。

826. 如何才能切断呼吸道传染病的传播途径？

首先要对病人进行隔离，防止病人与他人接触，在呼吸道传染病流行期间，应暂停聚会和集体娱乐活动，不串门。要保持室内通风、空气清新，必要时采取空气消毒措施，如紫外线照射、2%过氧乙酸喷雾消毒、食醋熏蒸等均有一定效果。另外，还可对病人的衣物和排泄物进行消毒处理。

827. 如何切断肠道传染病的传播途径？

首先，要加强饮用水的管理，尤其是对水源和出水口要严格防止污染，饮水必须消毒，要饮用开水，做到生活用水和饮用水分开。其次，要管好人畜粪便，粪便和排泄物要进行无害化处理，霍乱等传染病流行季节尤其要严格管理、消毒，无条件时深埋。最后，要加强食品管理，把好病从口入关，疾病流行季节禁止吃生冷食品，防蝇、防污染，炊事人员应定期体检，有可疑感染或带菌者要调离工作岗位。

828. 什么是预防性消毒（杀虫）？

在怀疑曾有传染源存在的情况下，认为外环境中有被污染的病原体存在，或在外环境中有传递病原体的媒介节肢动物存在时，所施行的消毒与杀虫措施，称预防性消毒（杀虫）。在人群进住某居室或某驻地前常采取此措施，来切断可能的传播途径。

829. 疫源地消毒杀虫的种类是什么？

疫源地清毒是指传染源存在的情况下，进行的消毒与杀虫措施，分为随时消毒（杀虫）和终末消毒（杀虫）两种。

随时消毒（杀虫）是指在传染源存在时，随时对其排泄物、分泌物以及其他被污染的物品进行消毒，称随时消毒；随时对可作为传染媒介的节肢动物进行杀灭称为随时杀虫。这在传染源存在的疫源地内是不容忽视的重要措施。

终末消毒（杀虫）是当传染源从疫源地被移走（住院、隔离）或死亡之后，在疫源地内进行的最后一次彻底的消毒（杀虫），以消灭传染源遗留在疫源地内传播媒介上的病原体，称为终末消毒（杀虫）。

830. 哪些传染病需要进行终末消毒？

需要进行终末消毒的传染病，其病原体能在外环境中存活一段时间，主要有：

（1）肠道传染病中的霍乱、伤寒、副伤寒、痢疾、病毒性肝炎、脊髓灰质炎等；

（2）呼吸道传染病中的肺鼠疫、白喉、肺结核、猩红热等；

（3）自然疫源性疾病中的炭疽、鼠疫、布鲁氏菌病等。

831. 对易感人群应采取哪些保护措施?

在传染病防控工作中,作为三个环节中的易感人群应采取包括免疫预防、药物预防和个人防护等综合措施。

免疫预防又称免疫接种,可分为人工被动免疫、人工自动免疫和被动自动免疫三种。另外,在传染病流行或暴发时,应对重点人群进行应急接种。

832. 传染病的潜伏期具有哪些流行病学意义?

潜伏期的流行病学意义为:

(1)潜伏期的长短影响疾病的流行特征。一般来说,潜伏期短的传染病常呈暴发型,来势凶猛,平息也快,如流感。潜伏期长的传染病流行持续时间也较长。

(2)根据潜伏期可以推断患者受感染的时间,并依次追踪传染源,确定传播途径。

(3)根据潜伏期的长短,可决定接触者的检疫期限,一般检疫期限按最长潜伏期确定。

(4)根据潜伏期可确定传染病发生流行时的应急接种时间。

(5)接触者在最长潜伏期内没有新病例发生,可以作为疫源地消灭的依据之一。

(6)实施某项干预措施后,经过一个潜伏期观察,如发病人数下降,提示该项干预措施有效。

833. 甲类传染病暴发、流行时,被封锁的疫区应实行哪些措施?

被封锁的疫区应实行下列检疫措施:

(1)严格隔离治疗病人,限制或停止集市、集会、影剧院演出以及人群聚集等活动。

(2)必要时停工、停业、停课,封锁被原体污染的公共饮用水源。

(3)实施彻底的消毒、杀虫和处理患病动物。

(4)认真追踪和登记所有接触者并实行留验。

(5)必要时对该区的易感人群开展应急免疫或药物预防。

(6)对必须离开封锁区的人员,在他们到达目的地后,立即接受就地医学观察。

(7)限制对该病易感者进入封锁区,必须进入者要接受人工自动免疫或药物预防等保护措施。

（8）封锁区内的物资和交通工具，经检查和卫生处理后，保证消灭了病原体、病媒昆虫和染疫动物时，方允许其离开。

（9）死亡者尸体不经严格处理，一律不得外运。

（10）当病人继续存在的情况下，要对其排泄物、分泌物及其污染物品进行随时消毒，当病人住院、死亡后应对疫区进行全面彻底的终末消毒。

834. 乙类、丙类传染病暴发、流行时，对疫区应采取什么措施？

当乙类、丙类传染病暴发、流行时，不对疫区进行封锁措施。对乙类传染病病人、需要住院治疗者都应动员其入传染病院（科）或临时隔离病房进行隔离治疗。对被病原体污染的环境和各种物品进行彻底的消毒。虫媒传染病和动物性疾病应彻底杀虫、灭鼠。丙类传染病病人，如无合并症，则不需住院治疗，均可在医务人员指导下进行自家隔离治疗，医务人员指导患者家属做好通风和食具消毒。

835. 甲类传染病和按甲类传染病管理的病人死亡后，如何对其尸体进行处理？

因鼠疫、霍乱，传染性非典型肺炎和肺炭疽病等传染病死亡的病人尸体、含有大量传染性极强的病原体，不经彻底处理，易造成环境污染或对接触人群的危害，引起续发病例，甚至可能造成这些疾病的暴发和流行。因此，这些病的死亡者尸体必须由医疗单位负责消毒处理后，运至火葬场立即火化，不得举行遗体告别等仪式。不具备火化条件的农村或边远地区，病人尸体可由治疗病人的医疗单位或当地疾病预防控制机构负责消毒后，在远离居民点（500米以外）和远离饮用水源50米以外的地方，将尸体深埋2米以下。

836. 疫区解除应具备哪些条件？

在疫区实施了一系列措施之后，同时具备下列三个条件，才能由原宣布机关宣布解除疫区。

（1）患传染病的病人已隔离、治愈、死亡或移至他处，病原携带者基本被查清并治愈，患传染病的动物被消灭或治愈、病死者尸体被焚化或深埋。

（2）被病人或患病动物所污染的环境以及各种物品被彻底消毒，疫区内的有关病媒昆虫被消灭。

（3）经过全面巡诊后，在其相应传染病的一个最长潜伏期内未再发生新的续发病例和病原携带者。

837. 预防传染病最重要应做好哪三方面的工作？

管理传染源、切断传播途径、保护易感人群。

838. 传染病在人群中发生、发展以及引起流行必备的条件是什么？

传染病在人群中发生、发展以及引起流行必备的条件是传染源、传播途径和易感人群。

839. 提高机体的抗病能力应怎么做？

提高机体的抗病能力主要是指保证一定的营养，改善生活环境。开展体育锻炼、增强体质等。

840. 什么是群体性不明原因疾病？

是指在短时间内，某个相对集中的区域内同时或者相继出现具有共同临床表现病人，且病例不断增加、范围不断扩大，又暂时不能明确诊断的疾病。

841. 新发现的传染病包括哪些？

（1）过去早已存在的疾病，但当时未认识是传染病，现今才确定为传染病。如消化性溃疡、胃炎、胃淋巴瘤由幽门螺杆菌引起。

（2）早已知道为传染病，当时未发现其病原体，近年来由于诊断技术提高发现其相应病原体。如丙肝、戊肝、流行性出血热。

（3）过去确实不存在、新近才出现的，如艾滋病（AIDS）。

（4）已知传染病的病原体，由于变异出现新症状或症状加重及病原学诊断发生变化，如霍乱弧菌O139、SARS、禽流感。

842. 什么是肠道传染病？

凡通过粪—口传播的疾病都叫肠道传染疾病。肠道传染病经过水、食物、日常生活接触和苍蝇等传播途径传播。

843. 肠道传染疾病中哪些为法定传染病？

肠道传染疾病主要有霍乱、伤寒、痢疾、感染性腹泻及甲型肝炎等疾病。这些疾病都是国家法律规定管理的疾病，而霍乱又是规定实施强制管理的甲类传染病。

844. 肠道传染病有哪些主要症状?

肠道传染病的主要症状有发热、腹痛、腹泻、恶心、呕吐、失水及全身不适等症状。但霍乱的主要表现为剧烈腹泻、呕吐,进而严重失水,甚至休克,大多不发烧,无腹痛及里急后重,如不及时就医治疗,极易死亡。

845. 季节性肠道门诊开设时间是什么?

季节性肠道门诊开设时间为每年5月1日至10月31日。

846. 肠道门诊必须落实的"五专"是指什么?

第一,专用诊断室和诊断桌。

第二,专人负责,做好腹泻病人的登记、报告、分析。

第三,专薄登记,"逢泻必登",凡24小时内腹泻3次以上者务必详细登记,要求完整、准确、住址清楚,对于分流病人必须及时归口登记,不得漏登。

第四,配备专用消毒药械,必须配备紫外线灯、84消毒液、漂白粉、喷雾器、痰盂等消毒药械,严格执行隔离消毒制度,认真落实随时消毒和终末消毒。

第五,实行腹泻病人"肠道门诊专用处方"。

847. 肠道传染病的传染源有哪些?

肠道传染病的传染源主要是现症病人和带菌者,他们都能向外排菌,有很强的传染性,对他们要进行隔离治疗,才能防止传染他人。

848. 常见的夏季肠道传染病主要有哪些?

(1)细菌性痢疾:由痢疾杆菌引起,病人有排便不尽的感觉,粪便可呈脓血状,常伴有发热,儿童患者可能会休克。

(2)阿米巴痢疾:由阿米巴原虫引起,粪便呈果酱样。

(3)病毒性肠炎:也叫流行性腹泻,病人常伴有感冒等症状。

849. 个人如何预防肠道传染病?

个人预防肠道传染病主要是养成良好的个人卫生习惯,做到:洗净手,吃熟食,不喝生水。

850. 预防痢疾的"三管一灭"是指什么?

管好水、粪、饮食卫生, 杀灭蝇蛆。

851. 什么是春季传染病?

春季传染病是指春季容易传播流行的一组传染病, 多为呼吸道传染病, 易在人群聚集的场所暴发流行, 常见的春季传染病有流感、麻疹、风疹、流行性腮腺炎、水痘等。

852. 春季传染病如何防控?

主要是针对传染病流行的三个基本环节, 采取有效措施进行预防:

(1) 控制传染源: 发现传染病及疫情时及时报告, 对传染源要严格按照传染病的隔离期予以隔离治疗。

学校加强晨检和因病缺勤缺课追踪, 尤其是对发热的学生进行重点排查, 对有传染病可疑症状的学生, 及时就诊。

(2) 切断传播途径: 加强通风换气, 搞好环境卫生, 养成良好的个人卫生习惯。勤洗手, 打喷嚏、咳嗽后要洗手。

(3) 保护易感人群: 预防接种, 积极参加体育锻炼, 提高免疫力, 在传染病流行期, 尽量少去人群聚集的公共场所。

853. 我国的突发公共卫生事件是按照什么分级的, 共分几级?

根据突发公共卫生事件性质、危害程度、涉及范围, 突发公共卫生事件划分为特别重大 (Ⅰ级)、重大 (Ⅱ级)、较大 (Ⅲ级) 和一般 (Ⅳ级) 四级。

854. 什么情形下构成特别重大突发公共卫生事件 (Ⅰ级)?

有下列情形之一的为特别重大突发公共卫生事件 (Ⅰ级):

(1) 肺鼠疫、肺炭疽在大、中城市发生并有扩散趋势, 或肺鼠疫、肺炭疽疫情波及2个以上的省份, 并有进一步扩散趋势。

(2) 发生传染性非典型肺炎、人感染高致病性禽流感病例, 并有扩散趋势。

(3) 涉及多个省份的群体性不明原因疾病, 并有扩散趋势。

(4) 发生新传染病或我国尚未发现的传染病发生或传入, 并有扩散趋势, 或发现我国已消灭的传染病重新流行。

(5) 发生烈性病菌株、毒株、致病因子等丢失事件。

（6）周边以及与我国通航的国家和地区发生特大传染病疫情，并出现输入性病例，严重危及我国公共卫生安全的事件。

（7）国务院卫生行政部门认定的其他特别重大突发公共卫生事件。

855. 什么情形下构成重大突发公共卫生事件（Ⅱ级）?

有下列情形之一的为重大突发公共卫生事件（Ⅱ级）:

（1）在一个县（市）行政区域内，一个平均潜伏期内（6天）发生5例以上肺鼠疫、肺炭疽病例；或者相关联的疫情波及2个以上的县（市）。

（2）发生传染性非典型肺炎、人感染高致病性禽流感疑似病例。

（3）腺鼠疫发生流行，在一个市（地）行政区域内，一个平均潜伏期内多点连续发病20例以上，或流行范围波及2个以上市（地）。

（4）霍乱在一个市（地）行政区域内流行，1周内发病30例以上，或波及2个以上市（地），有扩散趋势。

（5）乙类、丙类传染病波及2个以上县（市），1周内发病水平超过前5年同期平均发病水平2倍以上。

（6）我国尚未发现的传染病发生或传入，尚未造成扩散。

（7）发生群体性不明原因疾病，扩散到县（市）以外的地区。

（8）发生重大医源性感染事件。

（9）预防接种或群体预防性服药出现人员死亡。

（10）一次食物中毒人数超过100人并出现死亡病例，或出现10例以上死亡病例。

（11）一次发生急性职业中毒50人以上，或死亡5人以上。

（12）境内外隐匿运输、邮寄烈性生物病原体、生物毒素造成我境内人员感染或死亡的。

（13）省级以上人民政府卫生行政部门认定的其他重大突发公共卫生事件。

856. 什么情形下构成较大突发公共卫生事件（Ⅲ级）?

有下列情形之一的为较大突发公共卫生事件（Ⅲ级）:

（1）发生肺鼠疫、肺炭疽病例，一个平均潜伏期内病例数未超过5例，流行范围在一个县（市）行政区域以内。

（2）腺鼠疫发生流行，在一个县（市）行政区域内，一个平均潜伏期内连续发病10例以上，或波及2个以上县（市）。

（3）霍乱在一个县（市）行政区域内发生，1周内发病10~29例，或波及2

个以上县（市），或市（地）级以上城市的市区首次发生。

（4）一周内在一个县（市）行政区域内，乙、丙类传染病发病水平超过前5年同期平均发病水平1倍以上。

a.痢疾、甲肝、伤寒和副伤寒、麻疹：在一个县（市）行政区域内，同一事件累计发病100例以上；或者累计发病10例以上并出现死亡病例。

b.流脑、出血热：在一个县（市）行政区域内，同一事件累计发病10例以上，并出现死亡病例。

c.流感：在一个县（市）行政区域内，同一事件累计发病数500例以上。

（5）在一个县（市）行政区域内发现群体性不明原因疾病。

（6）一次食物中毒人数超过100人，或出现死亡病例。

（7）预防接种或群体预防性服药出现群体心因性反应或不良反应。

（8）一次发生急性职业中毒10～49人，或死亡4人以下。

（9）市（地）级以上人民政府卫生行政部门认定的其他较大突发公共卫生事件。

857. 什么情形下构成一般突发公共卫生事件（Ⅳ级）?

有下列情形之一的为一般突发公共卫生事件（Ⅳ级）：

（1）腺鼠疫在一个县（市）行政区域内发生，一个平均潜伏期内病例数未超过10例。

（2）霍乱在一个县（市）行政区域内发生，1周内发病9例以下。

（3）一次食物中毒人数30～99人，未出现死亡病例。

（4）一次发生急性职业中毒9人以下，未出现死亡病例。

（5）县级以上人民政府卫生行政部门认定的其他一般突发公共卫生事件。

858. 突发公共卫生事件报告范围与标准是什么?

（1）传染病

1）鼠疫：发现1例及以上鼠疫病例。

2）霍乱：发现1例及以上霍乱病例。

3）传染性非典型肺炎：发现1例及以上传染性非典型肺炎病例病人或疑似病人。

4）人感染高致病性禽流感：发现1例及以上人感染高致病性禽流感病例。

5）炭疽：发生1例及以上肺炭疽病例；或1周内，同一学校、幼儿园、自然村寨、社区、建筑工地等集体单位发生3例及以上皮肤炭疽或肠炭疽病例；或1

例及以上职业性炭疽病例。

6）甲肝/戊肝：1周内，同一学校、幼儿园、自然村寨、社区、建筑工地等集体单位发生5例及以上甲肝/戊肝病例。

7）伤寒和副伤寒：1周内，同一学校、幼儿园、自然村寨、社区、建筑工地等集体单位发生5例及以上伤寒（副伤寒）病例，或出现2例及以上死亡。

8）细菌性和阿米巴性痢疾：3天内，同一学校、幼儿园、自然村寨、社区、建筑工地等集体单位发生10例及以上细菌性和阿米巴性痢疾病例，或出现2例及以上死亡。

9）麻疹：1周内，同一学校、幼儿园、自然村寨、社区、建筑工地等集体单位发生10例及以上麻疹病例。

10）风疹：1周内，同一学校、幼儿园、自然村寨、社区等集体单位发生10例及以上风疹病例。

11）流行性脑脊髓膜炎：3天内，同一学校、幼儿园、自然村寨、社区、建筑工地等集体单位发生3例及以上流脑病例，或者有2例及以上死亡。

12）登革热：1周内，一个县（市、区）发生5例及以上登革热病例；或首次发现病例。

13）流行性出血热：1周内，同一自然村寨、社区、建筑工地、学校等集体单位发生5例（高发地区10例）及以上流行性出血热病例，或者死亡1例及以上。

14）钩端螺旋体病：1周内，同一自然村寨、建筑工地等集体单位发生5例及以上钩端螺旋体病病例，或者死亡1例及以上。

15）流行性乙型脑炎：1周内，同一乡镇、街道等发生5例及以上乙脑病例，或者死亡1例及以上。

16）疟疾：以行政村为单位，1个月内，发现5例（高发地区10例）及以上当地感染的病例；或在近3年内无当地感染病例报告的乡镇，以行政村为单位，1个月内发现5例及以上当地感染的病例；在恶性疟流行地区，以乡（镇）为单位，1个月内发现2例及以上恶性疟死亡病例；在非恶性疟流行地区，出现输入性恶性疟继发感染病例。

17）血吸虫病：在未控制地区，以行政村为单位，2周内发生急性血吸虫病病例10例及以上，或在同一感染地点1周内连续发生急性血吸虫病病例5例及以上；在传播控制地区，以行政村为单位，2周内发生急性血吸虫病5例及以上，或在同一感染地点1周内连续发生急性血吸虫病病例3例及以上；在传播阻断地区或非流行区，发现当地感染的病人、病牛或感染性钉螺。

18）流感：1周内，在同一学校、幼儿园或其他集体单位发生30例及以上流感样病例，或5例及以上因流感样症状住院病例，或发生1例及以上流感样病例死亡。

19）流行性腮腺炎：1周内，同一学校、幼儿园等集体单位中发生10例及以上流行性腮腺炎病例。

20）感染性腹泻（除霍乱、痢疾、伤寒和副伤寒以外）：1周内，同一学校、幼儿园、自然村寨、社区、建筑工地等集体单位中发生20例及以上感染性腹泻病例，或死亡1例及以上。

21）猩红热：1周内，同一学校、幼儿园等集体单位中，发生10例及以上猩红热病例。

22）水痘：1周内，同一学校、幼儿园等集体单位中，发生10例及以上水痘病例。

23）输血性乙肝、丙肝、人类免疫缺陷病毒（HIV）：医疗机构、采供血机构发生3例及以上输血性乙肝、丙肝病例或疑似病例或HIV感染。

24）新发或再发传染病：发现本县（区）从未发生过的传染病或发生本县近5年从未报告的或国家宣布已消灭的传染病。

25）不明原因肺炎：发现不明原因肺炎病例。

（2）食物中毒

1）一次食物中毒人数30人及以上或死亡1人及以上。

2）学校、幼儿园、建筑工地等集体单位发生食物中毒，一次中毒人数5人及以上或死亡1人及以上。

3）地区性或全国性重要活动期间发生食物中毒，一次中毒人数5人及以上或死亡1人及以上。

（3）职业中毒

发生急性职业中毒10人及以上或者死亡1人及以上的。

（4）其他中毒

出现食物中毒、职业中毒以外的急性中毒病例3例及以上的事件。

（5）环境因素事件

发生环境因素改变所致的急性病例3例及以上。

（6）意外辐射照射事件

出现意外辐射照射人员1例及以上。

（7）传染病菌、毒种丢失

发生鼠疫、炭疽、非典、艾滋病、霍乱、脊灰等菌毒种丢失事件。

（8）预防接种和预防服药群体性不良反应

1）群体性预防接种反应：一个预防接种单位一次预防接种活动中出现群体性疑似异常反应，或发生死亡。

2）群体预防性服药反应：一个预防服药点一次预防服药活动中出现不良反应（或心因性反应）10例及以上，或死亡1例及以上。

（9）医源性感染事件：医源性、实验室和医院感染暴发。

（10）群体性不明原因疾病：2周内，一个医疗机构或同一自然村寨、社区、建筑工地、学校等集体单位发生有相同临床症状的不明原因疾病3例及以上。

（11）各级人民政府卫生行政部门认定的其他突发公共卫生事件。

859. 突发公共卫生事件报告方式、时限和程序是怎样规定的？

获得突发公共卫生事件相关信息的责任报告单位和责任报告人，应当在2小时内以电话或传真等方式向属地卫生行政部门指定的专业机构报告，具备网络直报条件的同时进行网络直报，直报的信息由指定的专业机构审核后进入国家数据库。不具备网络直报条件的责任报告单位和责任报告人，应采用最快的通讯方式将"突发公共卫生事件相关信息报告卡"报送属地卫生行政部门指定的专业机构，接到"突发公共卫生事件相关信息报告卡"的专业机构，应对信息进行审核，确定真实性，2小时内进行网络直报，同时以电话或传真等方式报告同级卫生行政部门。接到突发公共卫生事件相关信息报告的卫生行政部门应当尽快组织有关专家进行现场调查，如确认为实际发生突发公共卫生事件，应根据不同的级别，及时组织采取相应的措施，并在2小时内向本级人民政府报告，同时向上一级人民政府卫生行政部门报告。如尚未达到突发公共卫生事件标准的，由专业防治机构密切跟踪事态发展，随时报告事态变化情况。

860. 突发公共卫生事件报告内容有哪些？

（1）事件信息报告主要内容

事件信息报告主要内容包括：事件名称，事件类别，发生时间、地点，涉及的地域范围、人数，主要症状与体征，可能的原因，已经采取的措施，事件的发展趋势，下步工作计划等。

（2）事件发生、发展、控制过程信息

事件发生、发展、控制过程信息分为初次报告、进程报告、结案报告。

1）初次报告

报告内容包括事件名称、初步判定的事件类别和性质、发生地点、发生时间、发病人数、死亡人数、主要的临床症状、可能原因、已采取的措施、报告单位、报告人员及通信方式等。

2）进程报告

报告事件的发展与变化、处置进程、事件的诊断和原因或可能因素、势态评估、控制措施等内容。同时，对初次报告的"突发公共卫生事件相关信息报告卡"进行补充和修正。

重大及特别重大突发公共卫生事件至少按日进行进程报告。

3）结案报告

事件结束后，应进行结案信息报告。达到《国家突发公共卫生事件应急预案》分级标准的突发公共卫生事件结束后，由相应级别卫生行政部门组织评估，在确认事件终止后2周内，对事件的发生和处理情况进行总结，分析其原因和影响因素，并提出今后对类似事件的防范和处置建议。

861. 公共卫生相关紧急突发事件的特征有哪些？

（1）突然发生的，不可预测的。

（2）原因是多样的。法定传染病的暴发，新发现传染病的进入，核物质与放射源污染事故，农药、有毒化学品污染事故，食物中毒，食源性疾患，饮用水污染事故，职业性中毒和自然灾害的次生危害等多种类型。

（3）危害是直接的。对健康的损害和影响达到一定的程度易造成社会的恐慌和混乱。

（4）发生是隐蔽的。在正常的公共场所活动中，经过人与人接触；通过饮食为载体和在日常工作中不知不觉受到侵害，不易引起人们的注意，用常规的手段也无法检查到，具有极大的隐蔽性和不确定性。

862. 传染病疫情责任报告单位及报告人有哪些？

《突发公共卫生事件与传染病疫情监测信息报告管理办法》第十六条规定：各级各类医疗机构、疾病预防控制机构、采供血机构均为责任报告单位；其执行职务的人员和乡村医生、个体开业医生均为责任疫情报告人。

863. 发现甲类传染病病人或疑似病人应当如何报告？

《突发公共卫生事件与传染病疫情监测信息报告管理办法》第十八条规定：

责任报告单位和责任疫情报告人发现甲类传染病和乙类传染病中的肺炭疽、传染性非典型肺炎、脊髓灰质炎、人感染高致病性禽流感的病人或疑似病人时，或发现其他传染病和不明原因疾病暴发时，应于2小时内将传染病报告卡通过网络报告；未实行网络直报的责任报告单位应于2小时内以最快的通信方式（电话、传真）向当地县级疾病预防控制机构报告，并于2小时内寄送出传染病报告卡。

864. 发现乙类传染病的哪些病种时应和甲类传染病一样进行报告？

乙类传染病中的肺炭疽、传染性非典型肺炎、脊髓灰质炎、人感染高致病性禽流感的病人或疑似病人。

865. 发现乙、丙类传染病病人或疑似病人时怎么报告？

乙、丙类传染病病人、疑似病人和规定报告的传染病病原携带者在诊断后，实行网络直报的责任报告单位应于24小时内进行网络报告；未实行网络直报的责任报告单位应于24小时内寄送出传染病报告卡。县级疾病预防控制机构收到无网络直报条件责任报告单位报送的传染病报告卡后，应于2小时内通过网络进行直报。

866. 如何规范填写传染病报告卡？

传染病报告卡统一格式用A4纸印刷，使用钢笔或圆珠笔填写，内容完整、准确，字迹清楚，填报人须签名。

867. 传染病卡片填写时应注意哪些事项？

传染病报告卡带*号为必填项目，14岁以下患儿要填写家长姓名，时间顺序无逻辑错误，患者住址必须详细到村。如为学生必须填写学校名称和班级，如为幼托儿童必须填写托幼机构名称和班级，如为工作人员必须填写工作单位。

868. 传染病报告病例分类有哪些？

传染病报告病例分为疑似病例、临床诊断病例、实验室确诊病例、病原携带者和阳性检测结果五类。

869. 哪些传染病须做分型报告？

炭疽、病毒性肝炎、梅毒、疟疾、肺结核须做分型报告。炭疽分为肺炭疽、皮肤炭疽和未分型三类，病毒性肝炎分为甲型、乙型、丙型、戊型和未分型五类，梅毒分为一期、二期、三期、胎传、隐性五类，疟疾分为间日疟、恶性疟和未分型三类，肺结核分为涂阳、仅培养阳性、菌阴和未痰检四类。

870. 哪些传染病报告须做急慢性分型？

乙型肝炎、血吸虫病应分为急性和慢性报告。

871. 传染病报告程序与方式是什么？

传染病报告实行属地化管理。传染病报告卡由首诊医生或其他执行职务的人员负责填写。现场调查时发现的传染病病例，由属地疾病预防控制机构的现场调查人员填写报告卡；采供血机构发现 HIV 两次初筛阳性检测结果，也应填写报告卡。

（1）传染病疫情信息实行网络直报，没有条件实行网络直报的医疗机构，在规定的时限内将传染病报告卡报告属地县级疾病预防控制机构。

（2）乡镇卫生院、城市社区卫生服务中心负责收集和报告责任范围内的传染病信息。

（3）军队医疗卫生机构向社会公众提供医疗服务时，发现传染病疫情，应当按照本规定向属地的县级疾病预防控制机构报告。

（4）新疆生产建设兵团传染病疫情报告工作管理按卫生部有关规定执行。

872. 传染病报告卡如何审核和录入？

传染病报告卡录入人员对收到的传染病报告卡须进行错项、漏项、逻辑错误等检查，对有疑问的报告卡必须及时向填卡人核实。

县级疾病预防控制机构疫情管理人员每日上网对辖区内报告的传染病信息进行审核，对有疑问的报告信息及时反馈报告单位或向报告人核实。

各级疾病预防控制机构每日进行报告信息审核时，对甲类传染病和乙类传染病中的肺炭疽、传染性非典型肺炎、脊髓灰质炎、人感染高致病性禽流感的病人或疑似病人以及其他传染病和不明原因疾病暴发的报告信息，应立即调查核实，于2小时内通过网络对报告信息进行确认，对误报、重报信息应及时删除。

对于其他传染病报告卡，由县级疾病预防控制机构核对无误后，于24小时内通过网络对报告信息确认。

873. 传染病报告卡如何订正？

在同一医疗卫生机构发生报告病例诊断变更、已报告病例死亡或填卡错误时，应由该医疗卫生机构及时进行订正报告，并重新填写传染病报告卡，卡片类别选择订正项，并注明原报告病名。对报告的疑似病例，应及时进行排除或确诊。

转诊病例发生诊断变更、死亡时，由转诊医疗机构填写订正卡并向病人现住址所在地县级疾病预防控制机构报告。

对于调查核实现住址查无此人的病例，应由核实单位更正为地址不详。

实行专病报告管理的传染病，由相应的专病管理机构或部门对报告的病例进行追踪调查，发现传染病报告卡信息有误或排除病例时应及时订正。由专病管理机构或部门订正过的病例需要再次订正的，应通知专病管理机构或部门再次进行订正。

874. 漏报传染病需要补报吗？

需要。责任报告单位发现本年度内的传染病漏报病例，应及时补报。

875. 传染病报告卡如何查重？

疾病预防控制机构及具备网络直报条件的医疗机构每日对报告信息进行查重，对重复报告信息进行删除。

876. 传染病报告卡、传染病资料如何保存？

（1）各级各类医疗卫生机构的传染病报告卡及传染病报告记录保存3年。不具备网络直报条件的医疗机构，其传染病报告卡由收卡单位保存，原报告单位必须进行登记备案。

（2）各级疾病预防控制机构应将传染病信息资料按照国家有关规定纳入档案管理。

877. 如何做好传染病报告信息系统安全管理？

（1）各级疾病预防控制机构负责辖区内信息报告系统用户权限的维护，制定相应的制度，加强对信息报告系统的账户安全管理。

（2）信息报告系统使用人员未经许可，不得转让或泄露信息报告系统操作账号和密码。发现账号、密码已泄露或被盗用时，应立即采取措施，更改密码，同时向上级疾病预防控制机构报告。

（3）各地应建立健全传染病疫情信息查询、使用制度。未经同级卫生行政部门批准，不得扩大系统使用的范围和权限，其他政府部门和机构查询传染病疫情信息资料，应经同级卫生行政部门批准。

878. 疾病预防控制机构发现传染病疫情或接到传染病疫情报告时，应当及时采取哪些措施？

（1）对传染病疫情进行流行病学调查，根据调查情况提出划定疫点、疫区的建议，对被污染的场所进行卫生处理，对密切接触者，在指定场所进行医学观察和采取其他必要的预防措施，并向卫生行政部门提出疫情控制方案。

（2）传染病暴发、流行时，对疫点、疫区进行卫生处理，向卫生行政部门提出疫情控制方案，并按照卫生行政部门的要求采取措施。

（3）指导下级疾病预防控制机构实施传染病预防、控制措施，组织、指导有关单位对传染病疫情的处理。

879. 什么是鼠疫？

鼠疫为《中华人民共和国传染病防治法》甲类传染病之首，属国际检疫传染病。鼠疫传染性强、死亡率高，是危害人类最严重的烈性传染病之一，它是由鼠疫耶尔森菌引起的自然疫源性疾病，也叫黑死病。

鼠疫是一种古老的传染病，人类历史上曾发生过三次世界鼠疫大流行。有记载的最早一次鼠疫大流行发生在6世纪（527—565年），几乎波及当时世界所有著名国家，死亡约1亿人；第二次大流行发生在14世纪（1347—1350年），欧洲最为严重，死亡近2500万人，在医学史上被称为"黑死病"；第三次鼠疫大流行发生于1894年，一直持续到20世纪中叶，波及亚洲、欧洲、大洋洲、美洲和非洲的60多个国家，1500万人死于本次鼠疫流行。

880. 鼠疫的传染源是什么？

鼠疫的传染源包括鼠疫染疫动物和鼠疫病人。自然感染鼠疫的动物较多，都可作为人间鼠疫的传染源，包括啮齿类动物（鼠类）、野生食肉动物（狐狸、狼、猞猁等）、野生偶蹄类动物（黄羊、马鹿等）、家畜（犬、猫等）。肺鼠疫病人在早期就具有传染性，腺鼠疫病人在形成菌血症或败血症后也具有一定的传染性。

881. 鼠疫有哪些传播途径？

最主要的传播途径是：鼠蚤叮咬，"啮齿动物→蚤→人"的传播是鼠疫的主要传播途径。呼吸道感染，经呼吸道飞沫传播，通过呼吸、谈话、咳嗽等方式传播。直接接触，人类通过猎捕、剥皮、宰杀及食肉等方式直接接触染疫动物时，也极易感染鼠疫；消化道传播，人吃了未彻底煮熟的染菌肉而感染。

882. 鼠疫的发病机理是什么?

鼠疫杆菌经过皮肤、黏膜侵入机体后，经淋巴管而侵入局部淋巴结，大部分被多核白细胞吞噬并杀死，但巨噬细胞吞噬的鼠疫杆菌仍然存活，在吞噬过程中获得了抗吞噬能力，使鼠疫杆菌得以快速繁殖。局部淋巴结发生以血管内皮损伤、出血、坏死以及肿胀为特征的急性炎症反应，成为原发性淋巴结炎。鼠疫杆菌破坏淋巴屏障后，通过血液循环和淋巴系统扩散，导致菌血症的产生，使许多器官受到鼠疫杆菌的侵袭，如肺、肝、脾等，偶尔波及脑膜，表现出特有的出血性炎症。

883. 鼠疫的临床类型有几种?

腺鼠疫、肺鼠疫、败血症型鼠疫、其他类型鼠疫。

884. 鼠疫的一般临床表现是什么?

临床上以发病急、进展快、病程短、病死率高为其特点，主要表现为严重的全身中毒症状。各型鼠疫的共同表现为突然发病，恶寒战栗，体温迅速升高至38 ℃以上，剧烈头痛，恶心呕吐，呼吸急促，心率增快，心律不齐，心音低。重症患者早期即出现表情淡漠、意识模糊、狂躁谵妄甚至昏迷等神经系统症状。

885. 鼠疫临床治疗原则是什么?

鼠疫的治疗应遵循以下原则：及时治疗，减少死亡；正确用药，提高疗效；精心护理，促进康复；消毒隔离，防治传播。

886. 鼠疫的经常性预防措施有哪些?

加强国境卫生检疫，开展预防接种，灭鼠、灭蚤，开展安全猎獭，开展流行病学监测。

887. 消灭鼠疫的根本性措施是什么?

消除鼠疫的自然疫源地是消灭鼠疫的根本性措施。

888. 什么是霍乱?

霍乱是由霍乱弧菌引起的急性肠道传染病,具有发病急、传播快、波及面广的特点,是《中华人民共和国传染病防治法》规定的两种甲类传染病之一,也是《国际卫生检疫条例》规定国际检疫的三种传染病之一。

889. 霍乱的传染源是什么?

霍乱病人或带菌者是霍乱的传染源。

890. 霍乱是怎么传播的?

霍乱可通过饮用或食用被霍乱弧菌传染而又未经消毒处理的水或食物,接触霍乱病人、带菌者排泄物污染的手和物品,以及食用经苍蝇污染过的食物等途经传播。

891. 霍乱的潜伏期和传染期多长?

潜伏期为数小时至5天,通常1~3天。粪便阳性期间有传染性,偶有病菌携带者传染期持续数月。对霍乱弧菌有效的抗菌药物可缩短传染期。

892. 什么时候容易感染霍乱?

我国的流行时间为3~11月份,6~9月份是流行高峰。

893. 什么人容易感染霍乱?

人群普遍易感,胃酸缺乏者尤其易感。

894. 感染霍乱后有哪些症状?

大多数情况下,感染只造成轻度腹泻或根本没有症状,典型的症状表现为剧烈的无痛性水样腹泻,严重的一天腹泻十几次。感染霍乱后,如果治疗不及时或不恰当,会引起严重脱水导致死亡。

895. 如何发现自己感染霍乱?

有腹泻症状,尤其是剧烈的无痛性水样腹泻,应马上到医院就诊,并做霍乱弧菌的培养检查。与霍乱感染者一起就餐或密切接触的人也应采集粪便或肛拭检查,以确定是否感染。在霍乱疫区内或近日去过霍乱疫区的人,如出现腹泻,应及时到医院就诊并留粪便做霍乱细菌学检查。

896. 如何预防霍乱?

预防霍乱主要是"把好一张口",预防病从口入。做到五要五不要。五要:饭前便后要洗手,买回海产要煮熟,隔餐食物要热透,生熟食品要分开,出现症状要就诊。五不要:生水未煮不要喝,无牌餐饮不光顾,腐烂食品不要吃,暴饮暴食不可取,未消毒(霍乱污染)物品不要碰。

897. 餐饮业如何预防霍乱?

选购新鲜的食物原材料,不要购买变质、变色、变味的食物;不要从流动熟食小贩或无牌食品店购买食物;注意个人卫生,保持双手清洁,处理食物前、处理生的食物后及如厕后,都应用消毒水或清水洗净双手;任何人如有腹泻或呕吐,不要处理食物;不要过早准备食物,尤其是海产品,最好即煮即用;生熟食物要用不同用具处理;食物要彻底煮熟,尤其是海水产品;生熟食物要分开存放;已煮熟的食物,如不是即时食用,应储存在4℃以下且保存时间不超过48小时。

898. 霍乱病人接触者如何处理?

与霍乱病人共同进餐或密切接触的人必须接受医学观察1周,如接触者是食物加工人员则必须暂离工作岗位,直至两次粪便培养均为阴性。医学观察期间如有腹泻症状必须立即报告当地疾病预防控制中心。接触者采便检查后,在医生指导下,选择服用抗菌药物进行预防。

899. 感染霍乱可以治愈吗? 通常如何治疗?

只要及早发现,及时补充水分与电解质溶液,合理使用抗生素,治疗霍乱并不困难。

霍乱病人要按甲类传染病隔离治疗。危重病人应先就地抢救,待病情稳定后在医护人员陪同下送往指定的隔离病房。确诊与疑似病例应分开隔离。

不同临床分型的病人治疗的方法不同:轻度脱水病人,以口服补液为主;中、重型脱水病人,须立即进行静脉输液抢救,待病情稳定、脱水程度减轻、呕吐停止后改为口服补液。在液体治疗的同时,给予抗菌药物治疗以减少腹泻量和缩短排菌期。可根据药品来源及引起流行的霍乱弧菌对抗菌药物的敏感性,选定一种常用抗菌药物,常用的抗生素为诺氟沙星、环丙沙星等。

900. 霍乱的疫点如何消毒?

对疫点的消毒是有效切断传播途径、控制疫情的措施之一。对可能被病人排泄物污染的厕所、餐具、地面、地拖、门拉手、衣物等要进行消毒。霍乱弧菌对一般的消毒剂均较敏感。漂白粉、漂白精、过氧乙酸、戊二醛等均有效。

901. 什么是人感染高致病性禽流感?

人感染高致病性禽流感是由禽甲型流感病毒某些亚型中的一些毒株如H5N1等引起的人类急性呼吸道传染病。《中华人民共和国传染病防治法》将其列为乙类传染病,但实行甲类管理,即一旦发生疫情,采取甲类传染病的预防控制措施。

902. 人感染高致病性禽流感的传染源和传播途径是什么?

人感染高致病性禽流感的传染源主要为患禽流感或携带禽流感病毒的鸡、鸭、鹅等家禽,特别是鸡。传播途径主要是经呼吸道传播,也可通过密切接触感染的禽类及其分泌物、排泄物、受病毒污染的物品和水,以及实验室直接接触病毒毒株被感染。目前尚无人与人之间传播的确凿证据。

903. 人感染高致病性禽流感的流行病学调查要点有哪些?

在出现人禽流感疫情时,应对所有人禽流感确诊病例和疑似病例进行流行病学个案调查,内容包括发病和就诊情况、临床表现、实验室检查、暴露因素及密切接触者情况和转归等。同时,应确定人禽流感病例或疑似病例的密切接触者、可疑病例、死禽的密切接触者,并进行追踪调查。

904. 人感染高致病性禽流感预防性防控措施有哪些?

(1)制定禽流感预防控制的预案。一旦发生禽流感流行时,应按禽流感的预警方案,设立发热门诊及定点医院,加强病例的鉴别与诊治,控制病人的转运。加强医院感染的控制。做好医护人员和疾病预防控制人员的培训。设立专家组,做好病例的诊断、救治和防控。储备必需的物资,加强禽流感防控工作的监督管理。

(2)加强禽类疾病监测,早发现、早报告、早控制、早隔离。

(3)提倡科学、卫生饲养禽类,减少与禽类接触机会,加强对宰杀工人的防护。严防禽流感病毒传入禽群。加强动物检疫、畜禽防疫机构建设。制定和完善防疫法规，依法进行防控。

（4）饲养禽类的人员应该采取防护措施，戴手套和口罩、穿防护服等，避免直接接触病禽、死禽及其排泄物，触摸生鸡蛋后要洗手。注意个人卫生及饮食卫生，鸡、鸭等家禽的肉、蛋一定要煮熟后再吃。

905. 人感染高致病性禽流感职业暴露的个人防护要点是什么？

职业暴露个人防护是各级医护人员、疾病预防控制机构及其他有关人员在医院或疫点、疫区进行禽流感防治工作时，应强化正确的洗手方法并遵循以下防护原则：

（1）二级防护：适用于进入医院污染区的人员，如采集疑似病例、确诊病例咽拭子的人员，处理其分泌物、排泄物的人员，处理病人使用过的物品和死亡病人尸体的人员，以及转运病人的医护人员及司机，对禽流感疑似或确诊病例进行流行病学调查的人员，在疫点内对禽流感染疫动物进行标本采集、捕杀禽类及无害化处理的人员，进行终末消毒的人员等。防护要求：穿普通工作服，戴工作帽，外罩一层防护服，戴防护眼镜和防护口罩（离开污染区后更换），戴乳胶手套和穿鞋套。进行家禽的宰杀和处理时，应戴橡胶手套，穿长筒胶鞋。每次实施防治处理后应立即进行洗手和消毒。

（2）三级防护：确定禽流感由人传染人时，对病人实施近距离高危操作者，如气管插管、气管切开等医护人员，应实施三级防护。防护要求：除按二级防护外，还要将口罩、防护眼镜换为全面型呼吸防护器（符合 N95 或 FFP2 级标准的滤料）。

906. 流行性乙型脑炎（简称乙脑）是哪一种病原体引起的急性传染病？

流行性乙型脑炎是乙型脑炎病毒引起的急性传染病。

907. 乙脑的流行病学特征有哪些？

乙脑是人畜共患的自然疫源性疾病，猪是乙脑的主要传染源。乙脑传播途径主要通过蚊虫叮咬而传播，其中三带喙库蚊是主要传播媒介。人群对乙脑病毒普遍易感，感染后多数呈隐性感染，感染后可获得持久免疫力。

908. 乙脑有哪几种临床类型？

乙脑临床上以高热、意识障碍、抽搐、病理反射及脑膜刺激征为特征。可分为轻型、普通型、重型、极重型（暴发型）。乙脑临床表现以轻型和普通型为多，约占总病例数的2/3。流行初期重型较多，后期则以轻型居多。

909. 流行性乙型脑炎最关键的预防措施是什么？

流行性乙型脑炎最关键的预防措施是防蚊和灭蚊。

910. 什么是甲型H1N1流感？

甲型H1N1流感是一种具有高度传染性的急性呼吸道疾病，由A型流感病毒其中的一种引起。发病率高，死亡率低。甲型H1N1流感病毒最常见的是H1N1亚型，但是也存在其他的亚型（如H1N2、H3N1、H3N2）。

911. 甲型H1N1流感的传染源与传播途径？

甲型H1N1流感病人为主要传染源，无症状感染者也具有传染性。目前尚无动物传染人类的证据。

主要通过飞沫经呼吸道传播，也可通过口腔、鼻腔、眼睛等处黏膜直接或间接接触传播。接触患者的呼吸道分泌物、体液和被病毒污染的物品亦可能引起感染。

912. 甲型H1N1流感潜伏期有多长？

甲型H1N1流感潜伏期一般为1~7天，多为1~3天。

913. 人感染甲型H1N1流感后有何症状和表现？

通常表现为流感样症状，包括发热、咽痛、流涕、鼻塞、咳嗽、咳痰、头痛、全身酸痛、乏力。部分病例出现呕吐和腹泻。少数病例仅有轻微的上呼吸道症状，无发热。体征主要包括咽部充血和扁桃体肿大。可发生肺炎等并发症。少数病例病情进展迅速，出现呼吸衰竭、多脏器功能不全或衰竭。并可诱发原有基础疾病的加重，呈现相应的临床表现。病情严重者可以导致死亡。

914. 哪些人群较易成为甲型H1N1流感重症病例的高危人群？

（1）妊娠期妇女；（2）伴有以下疾病或状况者：慢性呼吸系统疾病、心血管系统疾病（高血压除外）、肾病、肝病、血液系统疾病、神经系统及神经肌肉疾病、代谢及内分泌系统疾病、免疫功能抑制（包括应用免疫抑制剂或HIV感染等致免疫功能低下）、19岁以下长期服用阿司匹林者；（3）肥胖者（体重指数≥40

危险度高，体重指数在30～39可能是高危因素）；（4）年龄＜5岁的儿童（年龄＜2岁更易发生严重并发症）；（5）年龄≥65岁的老年人。

915. 甲型H1N1流感如何治疗？

（1）一般治疗：休息，多饮水，密切观察病情变化；对高热病例可给予退热治疗。（2）抗病毒治疗：甲型H1N1流感病毒目前对神经氨酸酶抑制剂奥司他韦、扎那米韦敏感，对金刚烷胺和金刚乙胺耐药。（3）其他对症治疗。（4）中医辨证治疗。

916. 学校未发现甲型H1N1流感疫情应采取哪些预防措施？

（1）制定应对学校甲型H1N1流感疫情的预案、工作方案。

（2）组织校医院、校医或负责学校卫生工作的人员参加甲型H1N1流感防控知识及技术的培训和演练。

（3）加强疫情应对物资准备。

（4）积极开展多种形式的健康宣教，普及甲型H1N1流感防治知识，倡导环境卫生、科学洗手等卫生行为，提高广大学生、教职员工对流感防治的正确认识和自我防护能力。

（5）加强教室、图书馆（阅览室）、教研室、宿舍等学生和教职员工学习、工作、生活场所卫生与通风，保持空气流通。

（6）落实晨检制度、因病缺课登记追踪制度，发现流感样疫情要在第一时间（2小时内）报告当地疾病预防控制机构和教育行政部门。

（7）建立健全校内有关部门和人员、学校与家长、学校与当地医疗机构及教育行政部门的联系机制，完善信息收集报送渠道，保证信息畅通。

（8）建立与卫生部门信息联动机制，及时收集所在地区甲型H1N1流感发生信息，及时准确地进行预警。

917. 学校出现校内感染甲型H1N1流感病例应采取哪些预防措施？

（1）学校停止举办校内各种大型师生集会和会议等活动。

（2）在卫生部门指导下，学校加强宣传教育工作。

（3）根据当地（县级以上）人民政府的决定，学校采取临时停课或暂时关闭措施。

（4）按照国家和当地政府有关规定，在卫生部门的具体指导下落实其他应急处置措施。

918. 防治甲型H1N1流感时孕妇应避免什么误区？

孕产期妇女感染甲型H1N1流感（甲流），可导致流产、早产、胎儿宫内窘迫、胎死宫内等不良妊娠结局。因此，关于妊娠和甲流的问题受到广泛关注。但有一些不太准确的观点和认识造成许多混乱现象，使人无所适从。

误区一：甲流流行期间最好别怀孕

《孕产期妇女甲型H1N1流感防治指南（试行）》中建议："准备怀孕的妇女最好在甲型H1N1流感流行期间采取避孕措施，推迟怀孕计划。"其实，大可不必推迟怀孕计划。准备怀孕的妇女先打甲流疫苗再怀孕就行了。打了甲流疫苗后，半个月左右就可以产生对甲流的免疫力，这时候再怀孕就很安全了。体内的抗体不仅能保护孕妇本人不得甲流，连宝宝也会受益。胎儿可以从母体内获得一定的先天免疫性，出生后一段时间内也不会受甲流病毒的侵扰。

误区二：接种疫苗后3个月才能怀孕

有专家建议，妇女接种甲流疫苗3个月后再怀孕。其实，这是一种误导。

接种甲流疫苗后，只要没有不良反应发生，随时都可以怀孕，不会对胎儿产生影响。因为从接种疫苗到产生抗体有一段时间，所以，接种1个月后再怀孕比较稳妥。如果打疫苗后即怀孕，只要孕妇本人没有被甲流感染，也没有必要打掉胎儿。

误区三：怀孕的前3个月别打疫苗

一些怀孕妇女经常咨询这样的问题：为什么有专家说怀孕的前3个月接种甲流疫苗应谨慎？的确，妊娠的前3个月有些疫苗是不能接种的，比如风疹疫苗、麻疹疫苗等。因为这些疫苗属于减毒活疫苗，病毒经处理后还活着，只是毒力减低了。这种疫苗接种后就有可能使孕妇感染，甚至导致胎儿畸形。而我国使用的甲流疫苗是灭活的死疫苗，是灭活裂解疫苗，不会造成孕妇感染，更不会影响胎儿，怀孕前、妊娠各期和哺乳期的妇女均可接种。

误区四：孕妇得了甲流不能随便用药

最近发现，感染甲流的孕妇病情加重的一个重要原因是不敢服药。这些准妈妈出现发热、咳嗽等甲流症状后不敢到医院去看病，也不愿意用药治疗，担心药物影响胎儿发育，这样往往会延误病情，导致病情进展。

达菲（奥司他韦）是世界卫生组织推荐的治疗甲流的药物。尽管没有太多的人类妊娠妇女使用的数据，但在动物实验中未发现达菲对胎儿产生不利影响。由于妊娠期患甲流可能有严重危险，所以用奥司他韦治疗对于孕妇或哺乳期妇女来说利大于弊，孕妇感染甲流后早期使用达菲治疗，不仅可以减轻妇女本身的症状，还可以防止胎儿感染甲流病毒。

919. 甲型H1N1流感疫苗怎么接种？

接种甲型H1N1疫苗后，可刺激机体产生针对甲型H1N1流感病毒的抗体，用于此型病毒所致流感流行的免疫预防。

接种剂量/剂次：15 μg/0.5 mL，1剂次。接种部位：上臂外侧三角肌。接种途径：肌肉注射。甲型H1N1流感疫苗要求于2～8℃避光保存和运输，严防冻结。

920. 哪些人群应该优先接种甲型H1N1流感疫苗？

医务人员、关键岗位的公共服务人员、学生及教师、慢性病患者等。

921. 哪些人群不能接种甲型H1N1流感疫苗？

以下人群不能接种甲型H1N1流感疫苗：对鸡蛋或疫苗中任何其他成分（包括辅料、甲醛、裂解液等）特别是卵清蛋白过敏者，患急性疾病、严重慢性疾病、慢性疾病的急性发病期、感冒和发热者，格林巴利综合征患者，未控制的癫痫和患其他进行性神经系统疾病者，严重过敏体质者，对硫酸庆大霉素过敏者，年龄小于3岁者，医生认为不适合接种的其他人员。

922. 甲型H1N1流感疫苗有哪些不良反应？

局部不良反应：常见疼痛，偶见红、肿、瘙痒。

全身不良反应：常见发热、疲劳乏力、头痛、头晕、恶心，偶见咽喉疼痛、肌肉疼痛、咳嗽、腹痛、关节疼痛、活动异常（活动减少/增多）、口干、食欲不振、腹泻、过敏、胸闷。

以上不良反应以轻度为主，主要发生在接种后24小时内。

923. 什么是伤寒？

伤寒是由伤寒杆菌引起的急性肠道传染病。临床表现以持续发热、相对缓脉、神情淡漠、脾大、玫瑰疹和血白细胞减少等为特征，肠出血和肠穿孔为其主要并发症。

924. 伤寒如何治疗？

一般治疗为隔离与休息，对症处理。病原治疗是关键，氟喹诺酮类为首选：

如氧氟沙星和环丙沙星，儿童、孕妇、哺乳期妇女可用头孢曲松或头孢噻肟，同时针对并发症治疗。

925. 伤寒如何预防？

预防控制措施为：隔离病人，经正规治疗临床症状完全消失后2周，或临床症状消失，停药一周后，粪便2次阴性（间隔2~3天），方可解除隔离；疫点消毒处理和进行医学观察、检疫、接触者及传染源的管理；开展卫生健康教育；加强饮用水卫生管理和污水处理；做好粪便管理和污物处理；疫苗接种。

926. 什么是炭疽？

炭疽是炭疽杆菌引起的人畜共患急性自然疫源性传染病。病原主要侵犯食草动物（牛、马、羊）。人类因接触病畜及其污染的产品或食用病畜的肉类而发病。炭疽杆菌从皮肤侵入，引起皮肤炭疽，使皮肤坏死形成焦痂溃疡与周围肿胀和毒血症，也可以引起肺炭疽或肠炭疽，可并发炭疽败血症。

927. 炭疽如何治疗和预防？

炭疽治疗有一般对症支持治疗和病原治疗（青霉素G首选药物）。炭疽的预防措施是严格管理传染源，隔离炭疽病病人至痊愈，其分泌物、排泄物及其污染的物品与场所，均应按杀灭芽孢的消毒方法进行彻底消毒；患病或病死动物应焚烧或深埋，严禁食用；检疫与防护及疫苗接种。

928. 什么是狂犬病？

狂犬病又叫疯狗病或恐水症，是由狂犬病病毒导致的人兽共患急性传染病。狂犬病特征性临床表现为恐水、畏光、吞咽困难、狂躁等，最后死于呼吸、循环和全身衰竭。人一旦发病，目前尚没有有效的临床治疗方法，几乎100%死亡，病死率是所有传染病中最高的。

929. 狂犬病是怎样感染的？

几乎所有的温血动物都可以感染狂犬病病毒，但最主要的为犬科和猫科动物，以及某些啮齿类动物和翼手类动物。感染了狂犬病病毒的动物咬伤、抓伤人，或舔了人的黏膜及破损的皮肤都可能导致狂犬病病毒的传播。

930. 狂犬病的潜伏期有多久？

潜伏期的长短受多种因素的影响，比如伤口的严重程度及其距头面部的远近、感染病毒的数量和病毒的毒力等。总的来说，和其他很多传染病相比，狂犬病的潜伏期相对较长，长可达数月，但也可短为数天。从我国现有的狂犬病病例来看，大多数病例的潜伏期为半年以内，一般为半个月至三个月。

931. 人患狂犬病后都有哪些症状？

根据狂犬病的临床特点和病程改变，一般将狂犬病分为狂躁型（脑炎型）和麻痹型（抑郁型、哑型狂犬病）两型。

（1）狂躁型，约占80％。早期唯一的特异症状是约有40％～80％的病人在伤口附近出现烧灼、麻木、针刺、瘙痒等异常感觉。病人随后进入高度兴奋状态，突出表现为恐惧不安、怕风、恐水、呼吸困难、胸痛、多汗、流涎等，50％～80％的患者有恐水这一狂犬病的典型症状，在吞咽时咽喉等部位的肌肉因痉挛而出现怕饮水的表现，有时甚至听见水声也可引起喉头痉挛，故又称恐水症。有的病人对光、噪音和感觉刺激格外敏感，出现肌张力增高和面部肌肉痉挛。兴奋期持续1～3天后，痉挛抽搐逐渐停止，患者出现各种迟缓性瘫痪症状，以肢体软瘫较多见，迅速进入昏迷状态，死于呼吸、循环和全身衰竭。

（2）麻痹型，约占20％。此型病程一般比狂躁型狂犬病要长，由蝙蝠咬伤者常见，无恐水、怕风、兴奋等症状。患者在前驱期后出现肌肉瘫痪、共济失调、麻痹症状，最终死于呼吸肌麻痹。

932. 被动物伤后，应采取什么措施预防得狂犬病？

按照世界卫生组织的推荐，首先要判断受伤的严重程度，然后再据此采取不同的处理措施：

与动物仅有普通的接触或喂养动物，以及被舔的皮肤部位完好时都不需要进行任何处理。

然而一旦有下列情况发生，应该立刻就医：

第一，如果皮肤被轻咬或者仅有轻微抓伤或擦伤而无出血时，属于Ⅱ度暴露，则需要对伤口进行处理，同时接种狂犬病疫苗。

第二，如果皮肤被咬伤或抓伤有出血、皮肤破损的伤口被舔、黏膜被动物体液污染时，属于Ⅲ度暴露，则在伤口处理之后、疫苗接种之前，还需要在伤口周围注射抗狂犬病的被动免疫制剂。

在进行预防狂犬病处置的同时，要进行预防伤口感染等治疗。

933. 被动物伤后，暴露伤口应如何正确进行处理？

伤口处理包括对伤口进行彻底冲洗、消毒处理及预防伤口感染，这对于预防狂犬病发生具有重要意义。首先，流水冲洗的机械力量能有助于减少伤口的病毒残留量；其次，狂犬病病毒对脂溶剂（肥皂水、氯仿、丙酮等）、75%酒精、碘制剂以及季胺类化合物较为敏感，采用肥皂水和消毒剂能够有效地杀灭伤口周围的大部分病毒。因此，彻底冲洗伤口和消毒可大大降低狂犬病发生的风险。

934. 什么是细菌性痢疾？

细菌性痢疾是由痢疾杆菌引起的急性肠道传染病。临床主要表现为发热、腹痛、腹泻、里急后重和黏液脓血便，严重者可发生感染性休克和（或）中毒性脑病。

935. 痢疾杆菌分几型？

痢疾杆菌属肠杆菌科志贺菌属，按其抗原结构和生化反应之不同，本菌可分为4群和47个血清型。分别是痢疾志贺菌（A群）、福氏志贺菌（B群）、鲍氏志贺菌（C群）、宋内志贺菌（D群）。

936. 预防细菌性痢疾关键措施是什么？

应采取以切断传播途径为主的综合措施。管理好传染源，应隔离治疗病人，直至至临床症状消失、粪便培养2次阴性。认真贯彻执行"三管一灭"：管好水源、食物、粪便和消灭苍蝇。

937. 细菌性痢疾的治疗原则是什么？

（1）一般对症治疗：进易消化饮食，注意水电解质平衡，可给口服补液盐（ORS），必要时ORS和静脉输液同时应用。

（2）病原治疗：细菌性痢疾可以是自限性的，一般情况下可以不使用抗生素。对症状比较严重的患者，抗生素治疗可缩短病程、减轻病情和缩短排菌期。

（3）休克型菌痢处理：抗感染、抗休克。

（4）脑型菌痢处理：抗感染、防治脑水肿和呼吸衰竭。

938. 什么是百日咳?

百日咳是由百日咳杆菌引起的急性呼吸道传染病。以阵发性痉挛性咳嗽、伴有深长的"鸡鸣"样吸气性吼声。多发于儿童,病程常迁延达2~3月,故称"百日咳"。

939. 百日咳的传染源、传播途径分别是什么?

患者是唯一的传染源。从潜伏期末至发病后3周内都有传染性,主要通过咳嗽、喷嚏时病原菌随飞沫传播,易感者吸入带菌的飞沫而被感染。

940. 百日咳的治疗原则是什么?

隔离病人自发病后40天,或至痉挛性咳嗽出现后30天,接触者观察21天。尽早给予抗生素治疗,如红霉素和氯霉素等。并对症治疗,防止并发症的发生。

941. 猩红热的病原体是什么? 其皮疹有什么特点?

猩红热是由A组β型溶血性链球菌感染引起的急性呼吸道传染病。

典型皮疹为均匀分布的弥漫充血性针尖大小的丘疹,压之褪色,伴有痒感。发热后24小时内开始发疹,早期出现在耳后、颈部及上胸部,然后迅速蔓及全身。"帕氏线"(在皮肤皱褶,皮疹密集或由于摩擦出血呈紫色线状,称为"线状疹"或帕氏线)、"杨梅舌""口周苍白圈"也是其重要特征。

942. 猩红热如何治疗与预防?

猩红热特异性治疗首选青霉素,一般用药1天后发热消退,皮疹很快消失。治疗须足量使用青霉素10天,也可以选用阿莫西林、红霉素、林可霉素等。

发现病人应早期隔离,隔离到咽部炎症消退为止,一般为7~10天。接触者医学观察7~12天。流行期加强宣传教育,不去公共场所,注意个人防护等。

943. 什么是血吸虫病?

血吸虫病是一种严重危害人类健康的寄生虫病。我国为日本血吸虫病流行区。血吸虫的传染源为人和哺乳类动物,传播途径是血吸虫的无性繁殖阶段在中间宿主钉螺体内完成,因此钉螺生态学研究对于血吸虫病流行病学有重大的意义。

944. 血吸虫病的发病机制是什么?

血吸虫生活史中,尾蚴、童虫、成虫和虫卵等阶段均可对人体产生不同程度的损伤和复杂的免疫病理反应。主要有尾蚴性皮炎、童虫移行所致的病变、成虫所致损害、虫卵所致损害(虫卵肉芽肿)、异位寄生日本血吸虫。

945. 血吸虫病预防控制措施有哪些?

血吸虫病防治策略主要有:健康教育、化疗、灭螺、防护、管理粪便、保护水源、管理感染动物和提供安全生活用水。

946. 什么是麻疹?

麻疹是由麻疹病毒引起的急性呼吸道传染病。临床症状有发热、咳嗽、流涕、眼结膜充血、口腔黏膜有红晕的灰白小点及皮肤出现斑丘疹表现。

947. 麻疹的传染源、传播途径是什么?

患者是唯一的传染源,自发病前2日至出疹后5日内,眼结膜分泌物,鼻、口咽、气管的分泌物中都含有病毒,具有极强的传染性。恢复期不带病毒。麻疹病毒主要通过飞沫直接传播,衣物、玩具等间接传播少见。

948. 典型麻疹的临床经过分几期? 如何治疗?

典型麻疹分三期:

(1)前驱期:从发病至出疹前一般3~5天。主要临床症状为发热、咳嗽等,口腔黏麻疹黏膜斑的出现对早期诊断有价值。

(2)出疹期:发病3~4日,皮疹自耳后、发际渐及耳前、面颊、前额、躯干及四肢,最后达手足心,2~5日布及全身。皮疹初为淡红色斑丘疹,疹间皮肤正常。

(3)恢复期:发热开始减退,全身症状减轻,皮疹按出疹的先后顺序消退,留褐色色素斑,1~2周消失、留有碎屑样脱皮。

麻疹治疗重点在于护理、对症治疗及预防并发症。一般治疗有隔离、休息、护理,其他治疗有对症治疗、中医中药治疗、并发症治疗。

949. 甲肝的传染源是什么?

甲肝的主要传染源是急性期病人和亚临床感染者、隐性感染者。

950. 甲肝的传播途径有哪些?

甲肝主要经粪、口途径传播，经食物传播，经水传播，以日常生活接触为主要方式及其他途径。通常引起散发性发病，如水源被污染或生食污染的水产品（贝类动物），可导致局部地区暴发流行。

951. 甲肝的临床表现有哪些?

甲肝临床上表现为急性起病，有畏寒、发热、食欲减退、恶心、疲乏、肝大及肝功能异常，部分病例出现黄疸。

952. 甲肝如何预防?

主要是管理好传染源。病人做到早发现、早报告、早隔离。密切接触者医学观察45天。加强饮食、水源及粪便的管理，养成良好的卫生习惯，饭前便后洗手等。接种甲肝疫苗可有效保护易感人群。

953. 乙肝的传染源是什么?

乙肝的传染源是乙肝病人和乙肝病毒携带者。其中以慢性乙肝病人和乙肝病毒携带者最为重要。

954. 乙肝的传播途径有哪些?

乙肝的传播途径包括：医源性传播（输血、血制品以及使用污染的注射器或针刺等），母婴垂直传播（主要通过分娩时产道血液，哺乳及密切接触），生活上的密切接触，性接触传播。此外，尚有经吸血昆虫（蚊、臭虫、虱等）叮咬传播的可能性。

955. 如何预防乙肝?

（1）管理传染源：做好乙肝病人的管理、HBsAg病毒携带者及献血人员管理。

（2）切断传播途径：重视环境卫生和公共场所卫生、防止医源性传播、阻断母婴传播，避免日常生活接触传播及其他。

（3）保护易感人群：主动免疫接种乙肝疫苗、被动免疫注射乙肝免疫球蛋白。

956. 丙肝的传染源是什么？

丙肝的传染源是急、慢性丙肝病人和无症状病毒携带者。

957. 丙肝的传播途径有哪些？

丙肝的传播途径和乙肝的传播途径类似，主要是经血及血制品传播为主，有医源性传播、性接触传播、母婴传播。

958. 丙肝如何预防？

丙肝的预防采取以切断传播途径为主的综合性防治措施，对献血者进行抗丙型肝炎病毒（HCV）筛查是目前降低输血后丙型肝炎传播的重要措施。同时要加强预防母婴传播，宣传丙型肝炎防治知识，遵守消毒隔离制度。

959. 丁型肝炎的传染源是什么？

丁型肝炎的传染源是急、慢性病人和病毒携带者。HbsAg病毒携带者是丁型肝炎病毒（HDV）的保毒宿主和主要传染源。

960. 丁型肝炎的传播途径有哪些？

丁型肝炎的传播途径与乙肝相似。主要有医源性传播、日常生活接触传播、母婴传播。

961. 戊型肝炎的传染源是什么？

戊型肝炎的传染源是潜伏期末和急性期病人。以潜伏末期和发病初期患者的粪便传染性最高。

962. 戊型肝炎的传播途径有哪些？

戊型肝炎通过粪、口途径传播。经水或食物传播，也可经日常生活接触传播。

963. 流行性出血热的主要传染源是什么？

流行性出血热的主要传染源是鼠类。

964. 流行性出血热传播途径有哪些?

（1）动物源性传播：经呼吸道、经破损皮肤及消化道传播。

（2）生物媒介传播：老鼠体表寄生的螨类叮咬人可引起本病的传播。

（3）母婴传播：孕妇患病后可经胎盘感染胎儿。

965. 流行性出血热的临床表现分几期?

典型临床表现分为五期：发热期、低血压休克期、少尿期、多尿期及恢复期。

（1）发热期。主要表现为感染性病毒血症和全身毛细血管损害引起的症状。起病急，有发热（38 ℃～40 ℃）、三痛（头痛、腰痛、眼眶痛）以及恶心、呕吐、胸闷、腹痛、腹泻、全身关节痛等症状，皮肤黏膜三红（脸、颈和上胸部发红），眼结膜充血，重者似酒醉貌。口腔黏膜、胸背、腋下出现大小不等的出血点或瘀斑，或呈条索状、抓痕样的出血点。

（2）低血压休克期。多在发热4～6日，体温开始下降时或退热后不久，主要为失血浆性低血容量休克的表现。患者出现低血压，重者发生休克。

（3）少尿期。24小时尿量少于400 mL，少尿期与低血压期常无明显界限。

（4）多尿期。肾脏组织损害逐渐修复，但由于肾小管重吸收功能尚未完全恢复，以致尿量显著增多。第8～12日多见，持续7～14天，尿量每天4000～6000 mL左右，极易造成脱水及电解质紊乱。

（5）恢复期。随着肾功能的逐渐恢复，尿量减至3000 mL以下时，即进入恢复期。尿量、症状逐渐恢复正常，复原需数月。

966. 流行性出血热的治疗原则是什么?

治疗流行性出血热的原则是强调三早一就（早发现、早休息、早治疗，就地隔离医治），把好五关（休克关、尿毒症关、高血压容量关、大出血关、继发感染关）。

967. 流行性出血热如何预防?

（1）管理传染源：防鼠、灭鼠是预防出血热的根本措施。

（2）切断传播途径：注意个人卫生、饮食及环境卫生，灭螨及防螨。

（3）提高人群免疫力：必要时候可开展疫苗的接种。

968. 什么是手足口病？

手足口病是由多种肠道病毒引起的常见传染病，以婴幼儿发病为主。大多数患者症状轻微，以发热和手、足、口腔等部位的皮疹或疱疹为主要特征。少数患者可表现为病毒性脑炎、神经源性肺水肿和心肌炎等，个别重症患儿病情进展快，易发生死亡。少年儿童和成人感染后多不发病，但能够传播病毒，肠道病毒传染性强，易引起暴发或流行，使住院病人急剧增加。

969. 手足口病病原体是什么？

引起手足口病的病毒属于小RNA病毒科肠道病毒属，包括柯萨奇病毒A组的2、4、5、7、9、10、16型等，B组的1、2、3、4、5型等，肠道病毒71型（EV71），埃可病毒等。其中以EV71及CVA16型较为常见。

970. 手足口病的传染源及传播途径？

人是人肠道病毒的唯一宿主，患者和隐性感染者均为本病的传染源，隐性感染者难以鉴别和发现。发病前数天，感染者咽部与粪便就可检出病毒，通常以发病后一周内传染性最强。

肠道病毒可经胃肠道（粪–口途径）传播，也可经呼吸道（飞沫、咳嗽、打喷嚏等）传播，亦可因接触患者口鼻分泌物、皮肤或黏膜疱疹液及被污染的手及物品等造成传播。尚不能明确是否可经水或食物传播。

971. 哪些人容易患手足口病？

人对人肠道病毒普遍易感。不同年龄组均可感染发病，以5岁及以下儿童为主，尤以3岁及以下儿童发病率最高。

972. 手足口病潜伏期多长？

手足口病潜伏期为2～10天，平均3～5天。

973. 手足口病的发病高峰是什么时间？

全年均可发生，一般5～7月为发病高峰。

974. 手足口病是不是新的传染病？

手足口病不是新传染病，它是一种全球性传染病，1957年首次认识并命名，世界各国每年均有病例发生。我国1981年发现手足口病，每年都有人患病。

975. 手足口病严重吗？

通常不严重。手足口病通常在7~10天内痊愈，并发症不常见。但当极少数患者并发无菌性或病毒性脑膜炎时，须住院治疗。

976. 手足口病普通病例临床表现有哪些？

急性起病，发热，口腔黏膜出现散在疱疹，手、足和臀部出现斑丘疹、疱疹，疱疹周围可有炎性红晕，疱内液体较少。可伴有咳嗽、流涕、食欲不振等症状。部分病例仅表现为皮疹或疱疹性咽峡炎。多在一周内痊愈，预后良好。部分病例皮疹表现不典型，如：单一部位或仅表现为斑丘疹。

977. 手足口病重症病例的临床表现有哪些？

（1）重型：出现神经系统受累表现。如：精神差、嗜睡、易惊、谵妄，头痛、呕吐，肢体抖动、肌阵挛、眼球震颤、共济失调、眼球运动障碍，无力或急性弛缓性麻痹，惊厥。体征可见脑膜刺激征，腱反射减弱或消失。

（2）危重型：出现下列情况之一者。频繁抽搐、昏迷、脑疝，呼吸困难、发绀、血性泡沫痰、肺部罗音等，休克等循环功能不全表现。

978. 如何诊断手足口病？

手足口病只是可引起口腔溃疡的许多种传染病中的一种，另一种常见的口腔溃疡的原因是口腔疱疹病毒感染，它使口腔和牙龈产生炎症（有时称口炎）。医生通常能根据病人的年龄、病人或家长诉说的症状，及检查皮疹和溃疡来鉴别手足口病和其他原因所致的口腔溃疡。可将咽拭子或粪便标本送至实验室检测病毒，但病毒检测需要2~4周才能出结果，因此医生通常不提出做此项检查。

979. 如何识别早期手足口病重症病例？

具有以下特征，尤其是3岁以下的患者，有可能在短期内发展为危重病例，应密切观察病情变化，进行必要的辅助检查，有针对性地做好救治工作。

（1）持续高热不退。
（2）精神差、呕吐、易惊、肢体抖动、无力。
（3）呼吸、心率增快。
（4）出冷汗、末梢循环不良。

（5）高血压。

（6）外周血白细胞计数明显增高。

（7）高血糖。

980. 手足口病如何治疗？

（1）普通病例。一般治疗：注意隔离，避免交叉感染。适当休息，清淡饮食，做好口腔和皮肤护理。对症治疗：发热等症状采用中西医结合治疗。

（2）重症病例。对于重症患者，应及早入院治疗。

981. 孩子出现手足口病可疑症状怎么办？

如果孩子出现发热、皮疹等症状，要及时到医疗机构就诊，同时要密切观察。不要去幼儿园和人群聚集的公共场所，避免与其他孩子接触玩耍。一旦出现突然发高烧或神志不清、昏睡、肌肉或身体抽动、呼吸困难等，应立即送孩子到医院就诊。

982. 什么是手足口病聚集性病例？

1周内，同一托幼机构或学校等集体单位发生5例及以上手足口病病例；或同一班级（或宿舍）发生2例及以上手足口病病例；或同一自然村发生3例及以上手足口病病例；或同一家庭发生2例及以上手足口病病例。

983. 一般家庭怎么预防手足口病？

预防手足口病的关键是注意家庭及周围环境卫生，讲究个人卫生。饭前便后、外出后要用肥皂或洗手液洗手；不喝生水，不吃生冷的食物；居室要经常通风；要勤晒衣被。流行期间不带孩子到人群密集、空气流通差的公共场所，要避免接触患病儿童。

流行期可每天晨起检查孩子皮肤（主要是手心、脚心）和口腔有没有异常，注意孩子体温的变化。

984. 托幼机构如何预防手足口病？

（1）每日进行晨检，发现可疑患儿时，要采取立即送诊、居家观察等措施；对患儿所用的物品要立即进行消毒处理。

（2）出现重症或死亡病例，或1周内同一班级出现2例及以上病例，建议病例所在班级停课10天；1周内累计出现10例及以上或3个班级分别出现2例及以上病例时，经风险评估后，可建议托幼机构停课10天。

（3）教育、指导儿童养成正确洗手等良好的卫生习惯，老师要保持良好的个人卫生状况。

（4）教室和宿舍等场所要保持良好通风，定期对玩具、儿童个人卫生用具（水杯、毛巾等）、餐具等物品进行清洗消毒。

（5）定期对活动室、寝室、教室、门把手、楼梯扶手、桌面等物体表面进行擦拭消毒。

（6）托幼机构应每日对厕所进行清扫、消毒，工作人员应戴手套，工作结束后应立即洗手。

（7）托幼机构应配合卫生部门采取手足口病防控措施。

985. 医疗机构如何预防手足口病？

（1）各级医疗机构应加强预检分诊，专辟诊室（台）接诊发热、出疹的病例。增加候诊及就诊等区域的清洁消毒频次，室内清扫时应采用湿式清洁方式。

（2）医务人员在诊疗、护理每一位病例后，均应认真洗手或对双手消毒，或更换使用一次性手套。

（3）诊疗、护理手足口病病例过程中所使用的非一次性仪器、体温计及其他物品等要及时消毒。

（4）对住院患儿使用过的病床及桌椅等设施和物品必须消毒后才能继续使用。

（5）患儿的呼吸道分泌物和粪便及其污染的物品要进行消毒处理。

986. 如果家里有孩子感染手足口病要特别注意什么？

要注意不让生病的孩子接触其他儿童；孩子的唾液、痰液等分泌物要用卫生纸包好丢到垃圾箱，孩子的粪便要收集好、消毒后丢入厕所，不要随意丢弃，同时要消毒便盆；看护人接触孩子前、替换尿布后或处理孩子粪便后都要洗手；生病孩子的衣服、玩具、餐具、枕头被褥等要保持卫生，孩子的日常用具要消毒；要勤开窗通风。如果上幼儿园的小朋友得病，还应及早告诉老师，并不要着急让孩子去幼儿园，要在全部症状消失一周后再去，防止传染其他孩子。一般症状轻不用住院治疗、居家治疗、注意休息即可，以减少交叉感染。

987. 什么是流行性感冒？

流行性感冒是流感病毒及其变异株引起的急性呼吸道感染，是一种传染性强、传播速度快的疾病。其主要通过空气中的飞沫、人与人之间的接触或与被污染物品的接触传播。典型的临床症状是：急起高热、全身疼痛、显著乏力和轻度呼吸道症状。

988. 什么是一般性感冒？

一般的感冒是指"鼻感冒"，对人体的影响通常只限于呼吸系统。所有症状都与鼻有关，如鼻涕、鼻塞和喉咙痛、咳嗽，甚至发烧等。一般数天后便可痊愈。

989. 流感有哪些临床分型？

（1）单纯型流感：急性起病，体温39～40 ℃，伴畏寒、乏力、头痛、肌肉关节酸痛等全身症状明显，呼吸道卡他症状轻微，可有流涕、鼻塞、干咳等。

（2）肺炎型流感：较少见，多发生于老人、小孩、原有心肺疾患的人群。表现为高热持续不退，剧烈咳嗽、咳血痰、呼吸急促、发绀，肺部可闻及湿啰音。胸片提示两肺有散在的絮状阴影。痰培养无致病细菌生长，可分离出流感病毒。可因呼吸循环衰竭而死亡，病死率高。

（3）中毒性流感：以中枢神经系统及心血管系统损害为特征。表现为高热不退、血压下降、谵妄、惊厥、脑膜刺激征等脑炎脑膜炎症状。

（4）胃肠炎型流感：少见，以腹泻、腹痛、呕吐为主要临床表现。

990. 流感有哪些并发症？

（1）细菌性肺炎发生率为5%～15%。流感起病后2～4天病情进一步加重，或在流感恢复期后病情反而加重，出现高热、剧烈咳嗽、脓性痰、呼吸困难，肺部湿性啰音及肺实变体征。外周血白细胞总数和中性粒细胞显著增多，以肺炎链球菌、金黄色葡萄球菌，尤其是耐甲氧西林金黄色葡萄球菌、肺炎链球菌或流感嗜血杆菌等为主。

（2）其他病原菌感染所致肺炎包括衣原体、支原体、嗜肺军团菌、真菌（曲霉菌）等，对流感患者的肺炎经常规抗感染治疗无效时，应考虑到真菌感染的可能。

（3）其他病毒性肺炎常见的有鼻病毒、冠状病毒、呼吸道合胞病毒、副流感病毒等，在慢性阻塞性肺部疾病患者中发生率高，并可使病情加重，临床上难以和流感病毒引起的肺炎相区别，相关病原学和血清学检测有助于鉴别诊断。

（4）Reye综合征（瑞氏综合征）偶见于14岁以下的儿童，尤其是使用阿司匹林等水杨酸类解热镇痛药物者。主要表现为退热后出现恶心、呕吐，继之嗜睡、昏迷、惊厥等神经系统症状，肝大，无黄疸，脑脊液检查正常。发病机制不清楚。

（5）心脏损害心脏损伤不常见，主要有心肌炎、心包炎。可见肌酸激酶升高、心电图异常，而肌钙蛋白异常少见，多可恢复。重症病例可出现心力衰竭。

（6）神经系统损伤包括脑脊髓炎、横断性脊髓炎、无菌性脑膜炎、局灶性神经功能紊乱、急性感染性脱髓鞘性多发性神经根神经病（格林巴利综合征）。

（7）肌炎和横纹肌溶解综合征在流感中罕见。主要症状有肌无力、肾衰竭、CK升高。

991. 预防流感常用措施有哪些？

室内经常开窗通风，保持空气新鲜。少去人群密集的公共场所，避免感染流感病毒。加强户外体育锻炼，提高身体抗病能力。秋冬气候多变，注意加减衣服。多饮开水，多吃清淡食物。注射流感疫苗。

992. 什么是流行性腮腺炎？

流行性腮腺炎是由腮腺炎病毒所引起的呼吸道传染病，多见于儿童和青少年，成人偶发。临床特征以发热和腮腺非化脓性肿痛为主，同时还可引起脑膜脑炎、睾丸炎、胰腺炎、卵巢炎等。

993. 流行性腮腺炎的传染源及传播途径？

流行性腮腺炎的主要传染源是早期患者和感染了腮腺炎病毒但未发病的隐性感染者。传播途径主要是患者喷嚏、咳嗽飞沫通过呼吸道传播。

994. 流行性腮腺炎的腮肿特点是什么？

发病1～2天腮腺肿胀，一般先见于一侧，2～4天后对侧肿胀。腮腺肿胀以耳垂为中心．向周围蔓延，边缘不清楚，局部皮肤不红，表面灼热，有弹性感及触痛，张口、咀嚼时更明显，进食酸性食物促使唾液腺分泌时疼痛加剧。

995. 流行性腮腺炎的治疗要点？

一般治疗，抗病毒治疗、对症治疗及并发症治疗。

996. 流行性腮腺炎怎么预防?

预防的重点是接种疫苗。儿童应按时完成预防接种。对流行性腮腺炎患者要按呼吸道传染病进行隔离。在流行期间,尽量减少到人员拥挤的公共场所,养成良好的个人卫生习惯,勤洗手、勤通风、勤晒衣被、勤锻炼身体、多喝水。

997. 什么是风疹?

风疹是风疹病毒感染引起的急性呼吸道传染病。风疹从接触感染到症状出现,潜伏期为14~21天,临床表现有低热,全身性皮疹,耳后、枕部及颈后淋巴结肿大伴有触痛,全身症状轻,病程短。

998. 风疹的传染源和传播途径是什么?

风疹患者和隐性感染者及先天性风疹患者为本病的传染源,经空气飞沫传播为主要方式,也可通过接触患者污染物品而感染,孕妇感染风疹病毒可通过胎盘传给胎儿。

999. 什么是水痘?

水痘是由水痘-带状疱疹病毒引起的急性传染病。以发热及成批出现周身性红色斑丘疹、疱疹、痂疹为特征。冬春两季多发,其传染力强,接触或飞沫均可传染。临床以皮肤黏膜分批出现斑丘疹、水疱和结痂,而且各期皮疹同时存在为特点。该病为自限性疾病,病后可获得终身免疫,也可在多年后感染复发而出现带状疱疹。

1000. 什么是感染性腹泻?

感染性腹泻是指各种急慢性的细菌、病毒、真菌、寄生虫感染引起肠道炎症所致的腹泻。除霍乱、细菌性和阿米巴性痢疾、伤寒和副伤寒以外的腹泻,称为感染性腹泻。

1001. 感染性腹泻的临床表现有哪些?

感染性腹泻的临床表现可分为:炎症性腹泻及分泌性腹泻。炎症性腹泻为病原体侵袭肠上皮细胞,引起炎症而致的腹泻。常伴有发热,粪便多为黏液便或黏液血便,粪便的显微镜检查见有较多的红、白细胞。分泌性腹泻指病原体或其产物作用于肠上皮细胞,引起肠液分泌增多或吸收障碍而导致的腹泻。病人多不伴有发热，粪便性状为稀便或水样便，粪便的显微镜检查多无细胞，或可见少许红、白细胞。

1002. 感染性腹泻如何治疗？预防措施有哪些？

感染性腹泻的治疗主要有一般、对症治疗（尤其是要注意改善中毒症状及纠正水电解质的平衡失调）和病原治疗（针对引起腹泻的病原体，必要时给予相应的病原治疗）。

预防措施主要有健康教育，加强以预防肠道传染病为重点的卫生宣传教育，搞好环境卫生，加强饮用水卫生，抓好饮食卫生，加强病人、接触者及其直接接触环境的管理。

第十三章

卫生计生监督协管服务规范

1003. 卫生计生监督协管服务的服务对象？

辖区内居民。

1004. 卫生计生监督协管服务的服务内容？

（1）食源性疾病及相关信息报告。发现或怀疑有食源性疾病、食品污染等对人体健康造成危害或可能造成危害的线索和事件，及时报告。

（2）饮用水卫生安全巡查。协助卫生计生监督执法机构对农村集中式供水、城市二次供水和学校供水进行巡查，协助开展饮用水水质抽检服务，发现异常情况及时报告；协助有关专业机构对供水单位从业人员开展业务培训。

（3）学校卫生服务。协助卫生计生监督执法机构定期对学校传染病防控开展巡访，发现问题隐患及时报告；指导学校设立卫生宣传栏，协助开展学生健康教育。协助有关专业机构对校医（保健教师）开展业务培训。

（4）非法行医和非法采供血信息报告。协助卫生计生监督执法机构定期对辖区内非法行医、非法采供血开展巡访，发现相关信息及时向卫生计生监督执法机构报告。

（5）计划生育相关信息报告。协助卫生计生监督执法机构定期对辖区内计划生育机构计划生育工作进行巡查，协助对辖区内与计划生育相关的活动开展巡访，发现相关信息及时报告。

1005. 学校卫生服务包括什么？

卫生计生监督执法机构定期对学校传染病防控开展巡访，发现问题隐患及时报告；指导学校设立卫生宣传栏，开展学生健康教育。协助有关专业机构对校医（保健教师）开展业务培训。

1006. 如何开展卫生计生监督协管服务？

（1）要建立健全各项协管工作制度和管理规定，加强监督执法培训、考核评估工作，为开展卫生计生监督协管工作创造良好的条件。

（2）乡镇卫生院、社区卫生服务中心配备专（兼）职人员负责卫生计生监督协管服务工作，明确责任分工。

（3）要按照国家法律、法规及有关管理规范的要求提供卫生计生监督协管服务，及时做好相关工作记录，记录内容应齐全完整、真实准确、书写规范。

1007. 什么是食源性疾病？

食源性疾病是以食物为传播媒介使致病因子进入机体引起的疾病，病人均有食用某种污染食物史，疾病流行波及范围与污染食物供应范围相一致，停止污染食物供应后，疾病流行终止。

1008. 发现疑似食源性疾病暴发事件后，如何报告？

（1）发现疑似食源性疾病暴发事件后及时报告当地卫生（卫生计生）行政部门。

（2）有疑似食源性异常病例或异常健康事件上报，医院应当及时组织院内会诊，会诊确认后，在1个工作日内将报告卡及该患者全部病历的复印件，报至所在地疾控中心。

1009. 卫生计生监督执法机构对饮用水进行安全巡查的内容与要求是什么？

卫生计生监督执法机构对各水厂和二次供水单位水样的余氯、pH值、浊度、色度等指标进行快速检测，并对水厂的水源水、出厂水、末梢水等监测点抽取水样，送往当地疾控中心做进一步检测。检测报告出来后，在网站上及时对外公布。此外除水质检测外，还重点对水厂、二次供水单位的卫生管理情况、索证情况等开展卫生监督检查，包括供管水人员是否经过卫生知识培训并持有效健康证明，制定和建立的各项卫生管理制度及措施有无落实到位，水厂配置的水质净化、消毒设施和水质检验室是否正常运行等。

1010. 卫生计生监督执法机构对饮用水进行安全巡查的目的是什么？

通过对集中式供水单位的卫生许可情况、从业人员健康检查和卫生知识培训情况、卫生设施是否符合规范、卫生管理制度是否健全、水质检测和水源防护情况等的监督检查，督促各供水单位按照相关法律法规的要求开展工作，并进行定期或不定期的巡查。规范了饮用水卫生管理工作，强化了城乡生活饮用水卫生安全工作，保障了居民生活饮用水的卫生安全。

1011. 与饮用水卫生安全相关的产品有哪些？

是指凡在饮用水生产和供水过程中与饮用水接触的止水材料、塑料及有机合成管材、管件、防护涂料、水处理剂、除垢剂、水质处理器及其他新材料和化学物质。

1012. 卫生计生监督执法机构对学校卫生工作有哪些监督职权？

（1）对新建、改建、扩建校舍的选址、设计实行卫生监督。

（2）对学校内影响学生健康的学习、生活、劳动、环境、食品等方面的卫生和传染病防治工作实行卫生监督。

（3）对学生使用的文具、娱乐器具、保健用品实行卫生监督。

1013. 拒绝或者妨碍学校卫生监督的，将受到何种处罚？

拒绝或者妨碍学校卫生监督的，由卫生行政部门对直接责任单位或者个人给予警告。情节严重的，可以建议教育行政部门给予行政处分或者处以二百元以下的罚款。

1014. 常见非法采供血的行为有哪些？

（1）未经批准，擅自设置血站，开展采供血活动的。

（2）已被注销的血站，仍开展采供血活动的。

（3）已取得设置批准但尚未取得血站执业许可证即开展采供血活动。

（4）血站执业许可证有效期满未再次登记仍开展采供血活动的。

（5）租用、借用、出租、出借、变造、伪造血站执业许可证开展采供血活动的。

1015. 我国血液管理"三统一"原则具体指什么？

是指以省、自治区、直辖市为区域实行"统一规划设置血站""统一管理采供血""统一管理献血者"的原则。

1016. 根据《生活饮用水卫生监督管理办法》第十一条的规定，生活饮用水供水单位直接从事供、管水的人员应多久进行一次健康检查？

每年1次。

1017. 非法行医主要包括哪些非法行为？

非法行医通俗地讲就是未取得合法行医资格的机构或人员从事医疗活动的行为。非法行医具体包括：任何单位和个人未取得医疗机构执业许可证擅自开展诊疗活动，未取得或者以非法手段取得医师资格人员从事医疗活动，被依法吊销医师执业证书期间从事医疗活动，未取得乡村医生执业证书从事乡村医疗活动，家庭接生员实施家庭接生以外的医疗行为。

1018. 如何监管非法行医和非法采供血行为？

（1）卫生计生监督协管单位定期对辖区非法行医、非法采供血开展巡访，了解责任区内非法行医情况，发现相关信息，向辖区卫生监督部门报告非法行医行为并协助查处非法行医行为。

（2）卫生计生监督机构接报告后，组织查处非法行为，并向协管单位通报查处结果，进行查处效果监测。

（3）卫生计生监督协管单位根据卫生监督机构通报情况，对责任区内被查处的非法行医点进行监测，向辖区卫生计生监督部门反馈监测结果。

（4）向辖区内居民宣传非法行医的危害，提高群众就医安全防范意识和举报意识；

（5）卫生计生监督协管单位定期向辖区卫生计生监督机构报告阶段性监测信息。

1019. 非法行医的危害有哪些？

从事无证行医的人员多无合法资质，诊疗技术低下，不遵守诊疗规范，经常会造成误诊、漏诊，甚至危及生命；使用的药品来源不明，存在使用假药、劣药的危害；使用的医疗设备质量参差不齐，就医环境恶劣，不具备消毒设施，极易造成交叉感染；无证行医租住房屋，居无定所，出了问题一跑了之，患者难以维权。

1020. 非法采供血的危害有哪些？

（1）因检测不准确而采集患有艾滋病、病毒性肝炎、梅毒等经血传播的传染病人员血液供临床或生物制品生产，易造成经血传播的传染病传播。

（2）产生的医疗废物处理不规范，存在传染病传播隐患。

1021. 流动人口计划生育管理的原则有哪些？

第一，共同管理原则。

第二，现居住地管理为主的原则。

1022. 流动人口计划生育管理的重点是什么？

流动人口计划生育管理的已婚育龄妇女。

1023. 计划生育中"一法三规一条例"的内容是什么？

"一法"是指《中华人民共和国人口与计划生育法》，"三规"是指《计划生育技术服务条例》《流动人口计划生育管理办法》和《社会抚养费征收管理办法》，"一条例"是指省、直辖市出台的《人口与计划生育条例》。

1024. 计划生育技术指导、咨询包括哪些内容？

第一，生殖健康科学宣传、教育、咨询。

第二，提供避孕药具及相关的指导、咨询、随访。

第三，对已经施行避孕、节育手术和输卵（精）管复通手术的，提供相关的咨询、随访。

1025. 基层计生协管"四有"是指什么？

"四有"是指：活动有阵地，工作有制度，年度有计划，年终有表彰。

1026. 基层计生协管"四条"是指什么？

"四条"是指组织健全、活动经常、搞好服务，形成风尚。

1027. 村级计生管理员要达到"三个熟悉一个增强"，其内容是什么？

"三个熟悉"是指熟悉人口和计划生育相关的政策法规，熟悉全村人口和计划生育工作情况，熟悉计划生育技术服务常识。"一个增强"是指：增强服务群众的意识。

1028. 村级计生管理员应做到哪"五清"？

"五清"是指：对本村育龄群众生育状况清，避孕节育情况清，生殖健康情况清，流动人口情况清，生育政策清。

1029. 村级计生管理员应做到"五及时"是什么？

"五及时"是指：对本村育龄群众做到生殖保健服务及时，"四术"随访及时，避孕药具发放及时，人口和计划生育政策法规宣传教育及时，各种台账记录整理、上报及时。

1030. 流动人口户籍所在地计划生育管理工作职责是什么？

帮助和指导已婚育龄妇女按规定落实避孕节育措施。与已婚育龄妇女签订计划生育合同。出具婚育证明，建立定期联系制度。为流出的育龄夫妻审批发放生育指标。对已婚育龄人口中独生子女的父母按有关规定进行奖励。

1031. 计划生育政务公开的主要内容是哪些？

（1）本年度出生情况。
（2）本年度和下年度持有二孩证（含换证的夫妇名单）。
（3）征收抚养费名单，征收数据，应征款项，累计上交款项。
（4）流出育龄妇女中流出未办理计划生育证明或未按要求时间寄回证明的夫妇名单。
（5）应参加检查而未参检的育龄妇女名单及原因，若进行了补检，则及时注明补检的时间。
（6）领取独生子女父母光荣证优扶优惠政策。

1032. 学校应当在学生中开展什么样的计划生育教育？

生理卫生教育、青春期教育和性健康教育。

1033. 学校卫生服务的主要目标是什么?

(1) 有效防范传染病疫情在校园内的发生,确保一旦发生疫情能做到早发现、早报告、早处置。

(2) 加强学校饮用水卫生的监督检查,防范介水传染病的发生。

(3) 加强学校教学卫生、生活设施卫生监督检查,对不符合学校基本卫生标准或存在的其他安全隐患及时整改建议,并通报上级教育部门。

(4) 开展突发事件卫生应急工作监督检查,及时发现风险隐患,督促排查,全力减少学校突发公共卫生事件危害。

1034. 学校和托幼机构传染病疫情报告时限是多少?

(1) 在同一宿舍或者同一班级,1天内有3例或者连续3天内有多个学生(5例以上)患病,并有相似症状(如发热、皮疹、腹泻、呕吐、黄疸等)或者共同用餐、饮水史时,学校疫情报告人应当在24小时内报出相关信息。

(2) 当学校和托幼机构发现传染病或疑似传染病病人时,学校疫情报告人应当立即报出相关信息。

(3) 个别学生出现不明原因的高热、呼吸急促或剧烈呕吐、腹泻等症状时,学校疫情报告人应当在24小时内报出相关信息。

(4) 学校发生群体性不明原因疾病或者其他突发公共卫生事件时,学校疫情报告人应当在24小时内报出相关信息。

1035. 谁是学校(托幼机构)传染病疫情等突发公共卫生事件报告的第一责任人?

学校校长或托幼机构主要领导是学校或托幼机构传染病疫情等突发公共卫生事件报告的第一责任人。

1036. 《中小学生健康体检管理办法》规定,在校学生多长时间进行1次常规健康体检?

《中小学生健康体检管理办法》规定,在校学生每年进行1次常规健康体检。

1037. 学校和托幼机构应当建立什么样的传染病疫情发现、信息登记与报告制度?

各类中小学校和托幼机构应当建立由学生到教师、到学校疫情报告人、到学校（托幼机构）领导的传染病疫情发现、信息登记与报告制度。

1038.《学校卫生工作条例》中学生每日学习时间（包括自习）是如何规定的？

学生每日学习时间（包括自习）：小学不超过6小时，中学不超过8小时，大学不超过10小时。

1039. 食源性疾病的监测对象有哪些？

医院所接诊的全部就诊患者，重点为年龄小于或等于14周岁的婴幼儿和儿童，年龄大于等于65周岁的老年人以及妊娠和哺乳期妇女，应当特别关注消化内科、肾内科、神经内科和儿科的就诊患者。

1040. 食源性疾病风险监测数据采用什么方式报送？监测数据的原始记录审核和数据录入有哪些要求？

风险监测数据报送方式为网络直报。监测数据的原始记录要求进行三级审核，即监测人员自核、其他监测人员校核、技术负责人审核，确保数据准确。数据录入要求为双录入和双审核，严格按照原始记录进行录入并及时异地硬盘备份，确保录入数据信息准确、完整、可追溯，如遇问题应与有关人员及时沟通、核对，不得擅自更改录入内容。

1041. 食源性疾病风险监测的抽样原则是什么？

根据监测目的，采样的对象不同而不同，但要具有代表性、典型性、适时性、适量性。

1042. 人口和计划生育信息报告单共分几张？每张内容是什么？

共分两张，第一张为计划生育信息报告单，内容为：上报新婚、妊娠、生育和报养、节育四种信息；第二张为全员人口信息计划生育信息报告单，内容为：全员人口信息、新增全员信息、全员注销信息、全员修改信息。

1043. 出生率、节育率如何计算？

$$出生率 = \frac{出生总数}{总人口} \times 1000‰$$

$$节育率 = \frac{已采取节育人数}{应采取节育人数 \times 100\%}$$

1044.《流动人口计划生育工作条例》的立法宗旨是什么？

为加强流动人口计划生育工作，寓管理于服务之中，维护流动人口的合法权益，稳定低生育水平，根据《中华人民共和国人口与计划生育法》制定此条例。

1045. 在什么情况下，应当办理婚育证明？

凡同时符合以下四个条件的公民，外出前必须办理统一格式的流动人口婚育证明。

（1）离开户籍所在县（市）的行政区域。

（2）拟异地居住30日以上。

（3）年龄在18周岁至49周岁之间。

（4）从事务农、经商等活动（探亲，访友、就医、上学、出差等除外）。

1046. 办理流动人口婚育证明需要提供什么材料？

应当填写办理流动人口婚育证明申请表，并提交以下材料：

（1）已婚育龄妇女需要提供本人的居民身份证或居民户口簿、结婚证；未婚的只需提供本人身份证号或户口簿。

（2）村（居）委会或所在单位的婚育证明。

（3）本人近期一寸正面免冠照片两张。

（4）已生育子女的，还应提交计划生育部门出具的避孕措施证明，计划外生育的，还应当提交处理执行情况证明。

1047. 拒绝和妨碍人口和计划生育行政部门及其工作人员依法执行公务的，怎么处理？

由人口和计划生育行政部门给予批评教育并制止；构成违反治安管理行为的，依法给予治安管理处罚；构成犯罪的，依法追究刑事责任。

1048. 上环后应在哪些时间接受随访？

上环后的第1个月、3个月、6个月、12个月应接受随访，以后每年一次定期接受随访。

附录

卫生部、财政部
国家人口和计划生育委员会
关于促进基本公共卫生服务逐步均等化的意见

卫妇社发〔2009〕70号

各省、自治区、直辖市卫生厅局、财政厅局、人口计生委，新疆生产建设兵团卫生局、财政局、人口计生委：

根据《中共中央、国务院关于深化医药卫生体制改革的意见》（中发〔2009〕6号）和《国务院关于印发医药卫生体制改革近期重点实施方案（2009—2011年）的通知》（国发〔2009〕12号），现就促进基本公共卫生服务逐步均等化提出以下意见。

一、工作目标

通过实施国家基本公共卫生服务项目和重大公共卫生服务项目，明确政府责任，对城乡居民健康问题实施干预措施，减少主要健康危险因素，有效预防和控制主要传染病及慢性病，提高公共卫生服务和突发公共卫生事件应急处置能力，使城乡居民逐步享有均等化的基本公共卫生服务。

到2011年，国家基本公共卫生服务项目得到普及，城乡和地区间公共卫生服务差距明显缩小。到2020年，基本公共卫生服务逐步均等化的机制基本完善，重大疾病和主要健康危险因素得到有效控制，城乡居民健康水平得到进一步提高。

二、主要任务

（一）制定和实施基本公共卫生服务项目。

国家根据经济社会发展状况、主要公共卫生问题和干预措施效果，确定国家基本公共卫生服务项目。国家基本公共卫生服务项目随着经济社会发展、公共卫生服务需要和财政承受能力适时调整。地方政府根据当地公共卫生问题、经济发展水平和财政承受能力等因素，可在国家基本公共卫生服务项目基础上增加基本公共卫生服务内容。

现阶段，国家基本公共卫生服务项目主要包括：建立居民健康档案，健康教育，预防接种，传染病防治，高血压、糖尿病等慢性病和重性精神疾病管理，儿童保健，孕产妇保健，老年人保健等。

（二）实施重大公共卫生服务项目。

国家和各地区针对主要传染病、慢性病、地方病、职业病等重大疾病和严重威胁妇女、儿童等重点人群的健康问题以及突发公共卫生事件预防和处置需要，制定和实施重大公共卫生服务项目，并适时充实调整。

从 2009 年开始继续实施结核病、艾滋病等重大疾病防控、国家免疫规划、农村孕产妇住院分娩、贫困白内障患者复明、农村改水改厕、消除燃煤型氟中毒危害等重大公共卫生服务项目；新增 15 岁以下人群补种乙肝疫苗、农村妇女孕前和孕早期增补叶酸预防神经管缺陷、农村妇女乳腺癌、宫颈癌检查等项目。

人口和计划生育部门继续组织开展计划生育技术服务，主要包括避孕节育、优生优育科普宣传，避孕方法咨询指导，发放避孕药具，实施避孕节育和恢复生育力手术，随访服务，开展计划生育手术并发症及避孕药具不良反应诊治等。

（三）提高服务能力。

大力培养公共卫生技术人才和管理人才。在农村卫生人员和全科医师、社区护士培训中强化公共卫生知识和技能，提高公共卫生服务能力。加强以健康档案为基础的信息系统建设，提高公共卫生服务工作效率和管理能力。切实加强重大疾病和突发公共卫生事件监测预警和处置能力。

转变公共卫生服务模式。专业公共卫生机构要定期深入工作场所、学校、社区和家庭，开展卫生学监测评价，研究制定公共卫生防治策略，指导其他医疗卫生机构开展基本公共卫生服务。城乡基层医疗卫生机构要深入家庭，全面掌握辖区及居民主要健康问题，主动采取有效的干预措施，做到基本公共卫生服务与医疗服务有机结合。

（四）规范管理。

完善基本公共卫生服务规范。根据城乡基层医疗卫生机构的服务能力和条件，研究制定和推广健康教育、预防接种、儿童保健、孕产妇保健、老年保健及主要传染病防治、慢性病管理等基本公共卫生服务项目规范，健全管理制度和工作流程，提高服务质量和管理水平。以重点人群和基层医疗卫生机构服务对象为切入点，逐步建立规范统一的居民健康档案，积极推进健康档案电子化管理，加强公共卫生信息管理。

在研究制定和推广基本公共卫生服务项目规范中，要积极应用中医药预防保健技术和方法，充分发挥中医药在公共卫生服务中的作用。

完善重大公共卫生服务项目管理制度。整合现有重大公共卫生服务项目，统筹考虑，突出重点，中西医并重。建立重大公共卫生服务项目专家论证机制，实行动态管理。

（五）转变运行机制。

进一步深化专业公共卫生机构和城乡基层医疗卫生机构人事管理和分配制度改革。建立岗位聘用、竞聘上岗、合同管理、能进能出的用人机制。实行岗位绩效工资制度，积极推进内部分配制度改革，绩效工资分配要体现多劳多得、优劳优得、奖勤罚懒，合理拉开差距，形成促进工作任务落实的有效激励机制，充分调动工作人员的积极性和主动性。

三、保障措施

（一）加强公共卫生服务体系建设。

基本公共卫生服务项目主要通过城市社区卫生服务中心（站）、乡镇卫生院、村卫生室等城乡基层医疗卫生机构免费为全体居民提供，其他基层医疗卫生机构也可提供。

重大公共卫生服务项目主要通过专业公共卫生机构组织实施。建立健全疾病预防控制、健康教育、妇幼保健、精神卫生、应急救治、采供血、卫生监督、计划生育等专业公共卫生服务网络。近期要重点改善精神卫生、妇幼保健、卫生监督、计划生育等专业公共卫生机构的设施条件，加强城乡急救体系建设。

优化公共卫生资源配置，完善以基层医疗卫生服务网络为基础的医疗服务体系的公共卫生服务功能。医院依法承担重大疾病和突发公共卫生事件监测、报告、救治等职责以及国家规定的其他公共卫生服务职责。社会力量举办的医疗卫生机构承担法定的公共卫生职责，并鼓励提供公共卫生服务。

加强专业公共卫生机构和医院对城乡基层医疗卫生机构的业务指导。专业公共卫生机构、城乡基层医疗卫生机构和医院之间要建立分工明确、功能互补、信息互通、资源共享的工作机制，实现防治结合。

（二）健全公共卫生经费保障机制

各级政府要根据实现基本公共卫生服务逐步均等化的目标，完善政府对公共卫生的投入机制，逐步增加公共卫生投入。基本公共卫生服务按项目为城乡居民免费提供，经费标准按单位服务综合成本核定，所需经费由政府预算安排。2009年人均基本公共卫生服务经费标准不低于15元，2011年不低于20元。地方政府要切实负起支出责任，中央通过一般性转移支付和专项转移支付对困难地区给予补助。政府对乡村医生承担的公共卫生服务等任务给予合理补助，具体补助标准由地方人民政府规定，其中基本公共卫生服务所需经费从财政安排的基本公共卫生服务补助经费中统筹安排。

专业公共卫生机构人员经费、发展建设经费、公用经费和业务经费由政府预算全额安排。按照规定取得的服务性收入上缴财政专户或纳入预算管理。合理安排重大公共卫生服务项目所需资金。人口和计划生育部门组织开展的计划生育技术服务所需经费由政府按原经费渠道核拨。

公立医院承担规定的公共卫生服务，政府给予专项补助。社会力量举办的各级各类医疗卫生机构承担规定的公共卫生服务任务，政府通过购买服务等方式给予补偿。

（三）强化绩效考核。

各级卫生、人口和计划生育行政部门要会同有关部门建立健全基本公共卫生服务绩效考核制度，完善考核评价体系和方法，明确各类医疗卫生机构工作职责、目标和任务，考核履行职责、提供公共卫生服务的数量和质量、社会满意度等情况，保证公共卫生任务落实和群众受益。要充分发挥考核结果在激励、监督和资金安排等方面的作用，考核结果要与经费补助以及单位主要领导的年度考核和任免挂钩，作为人员奖惩及核定绩效工资的依据。要注重群众参与考核评价，建立信息公开制度，考核情况应向社会公示，将政府考核与社会监督结合起来。

四、加强组织领导

（一）提高认识，加强领导。促进基本公共卫生服务逐步均等化关系广大人民群众的切身利益，关系千家万户的幸福安康。各级政府要把促进基本公共卫生服务逐步均等化作为落实科学发展观的重要举措和关注民生、促进社会和谐的大事，纳入当地经济社会发展总体规划，切实加强领导。

（二）科学规划，加强管理。各省、自治区、直辖市卫生、人口计生、财政等行政部门要根据本意见的要求，结合当地经济社会发展情况和人民群众健康需要，合理确定本地区基本公共卫生服务项目和重大公共卫生服务项目。要做好调查研究，广泛听取意见，制定具体实施方案，认真组织落实，加快促进基本公共卫生服务逐步均等化工作。在实施过程中，要不断总结经验，完善管理制度。

（三）加强宣传，督导落实。各级政府要采取多种方式，加强对促进基本公共卫生服务逐步均等化工作的宣传，提高群众的知晓率，接受社会监督。新闻媒体要加强对健康知识的宣传教育。各级地方政府要将促进基本公共卫生服务逐步均等化作为重大民生问题纳入政府任期考核目标，进行督导检查和考核评估，逐步使城乡居民平等地享有基本公共卫生服务，切实提高人民群众健康水平。

附件：国家基本公共卫生服务项目

卫生部财政部
国家人口和计划生育委员会
二○○九年七月七日

附件：

国家基本公共卫生服务项目

一、建立居民健康档案

以妇女、儿童、老年人、残疾人、慢性病人等人群为重点，在自愿的基础上，为辖区常住人口建立统一、规范的居民健康档案，健康档案主要信息包括居民基本信息、主要健康问题及卫生服务记录等；健康档案要及时更新，并逐步实行计算机管理。

二、健康教育

针对健康素养基本知识和技能、优生优育及辖区重点健康问题等内容，向城乡居民提供健康教育宣传信息和健康教育咨询服务，设置健康教育宣传栏并定期更新内容，开展健康知识讲座等健康教育活动。

三、预防接种

为适龄儿童接种乙肝疫苗、卡介苗、脊灰疫苗、百白破疫苗、白破疫苗、麻疹疫苗、甲肝疫苗、流脑疫苗、乙脑疫苗、麻腮风疫苗等国家免疫规划疫苗；在重点地区，对重点人群进行针对性接种，包括肾综合征出血热疫苗、炭疽疫苗、钩体疫苗；发现、报告预防接种中的疑似异常反应，并协助调查处理。

四、传染病防治

及时发现、登记并报告辖区内发现的传染病病例和疑似病例，参与现场疫点处理；开展结核病、艾滋病等传染病防治知识宣传和咨询服务；配合专业公共卫生机构，对非住院结核病人、艾滋病病人进行治疗管理。

五、儿童保健

为0~36个月婴幼儿建立儿童保健手册，开展新生儿访视及儿童保健系统管理。新生儿访视至少2次，儿童保健1岁以内至少4次，第2年和第3年每年至少2次。进行体格检查和生长发育监测及评价，开展心理行为发育、母乳喂养、辅食添加、意外伤害预防、常见疾病防治等健康指导。

六、孕产妇保健

为孕产妇建立保健手册，开展至少5次孕期保健服务和2次产后访视。进行一般体格检查及孕期营养、心理等健康指导，了解产后恢复情况并对产后常见问题进行指导。

七、老年人保健

对辖区65岁及以上老年人进行登记管理，进行健康危险因素调查和一般体格检查，提供疾病预防、自我保健及伤害预防、自救等健康指导。

八、慢性病管理

对高血压、糖尿病等慢性病高危人群进行指导。对35岁以上人群实行门诊首诊测血压。对确诊高血压和糖尿病患者进行登记管理，定期进行随访，每次随访要询问病情、进行体格检查及用药、饮食、运动、心理等健康指导。

九、重性精神疾病管理

对辖区重性精神疾病患者进行登记管理；在专业机构指导下对在家居住的重性精神疾病患者进行治疗随访和康复指导。